シリーズ編集
野村総一郎 防衛医科大学校病院・病院長
中村 純 産業医科大学医学部精神医学・教授
青木省三 川崎医科大学精神科学・教授
朝田 隆 筑波大学医学医療系精神医学・教授
水野雅文 東邦大学医学部精神神経医学・教授

てんかん診療
スキルアップ

編集
吉野相英
防衛医科大学校精神科学・教授

医学書院

〈精神科臨床エキスパート〉
てんかん診療スキルアップ
発　行　2014年5月15日　第1版第1刷©
シリーズ編集　野村総一郎・中村　純・青木省三・
　　　　　　　朝田　隆・水野雅文
編　集　吉野相英
発行者　株式会社　医学書院
　　　　代表取締役　金原　優
　　　　〒113-8719　東京都文京区本郷1-28-23
　　　　電話　03-3817-5600（社内案内）
印刷・製本　三美印刷

本書の複製権・翻訳権・上映権・譲渡権・公衆送信権（送信可能化権を含む）は（株）医学書院が保有します．

ISBN978-4-260-01958-3

本書を無断で複製する行為（複写，スキャン，デジタルデータ化など）は，「私的使用のための複製」など著作権法上の限られた例外を除き禁じられています．大学，病院，診療所，企業などにおいて，業務上使用する目的（診療，研究活動を含む）で上記の行為を行うことは，その使用範囲が内部的であっても，私的使用には該当せず，違法です．また私的使用に該当する場合であっても，代行業者等の第三者に依頼して上記の行為を行うことは違法となります．

JCOPY 〈（社）出版者著作権管理機構　委託出版物〉
本書の無断複写は著作権法上での例外を除き禁じられています．複写される場合は，そのつど事前に，（社）出版者著作権管理機構（電話 03-3513-6969，FAX 03-3513-6979，info@jcopy.or.jp）の許諾を得てください．

■執筆者一覧

原　　恵子	東京医科歯科大学大学院保健衛生学科生命機能情報解析学分野
渡辺　雅子	国立精神・神経医療研究センター病院精神科
宮島　美穂	東京医科歯科大学大学院医歯学総合研究科心療・緩和医療学分野
豊澤あゆみ	国立精神・神経医療研究センター病院精神科
渡辺　裕貴	国立精神・神経医療研究センター病院精神科・医長
柴岡　三智	国立精神・神経医療研究センター病院精神科
小林なほか	国立精神・神経医療研究センター病院精神科
齋藤　正範	北里大学医学部精神科・診療准教授
藤村　洋太	旭川医科大学医学部精神医学講座・准教授
千葉　　茂	旭川医科大学医学部精神医学講座・教授
吉野　相英	防衛医科大学校精神科学・教授
立澤　賢孝	防衛医科大学校病院精神科・指定講師
伊藤ますみ	上善神経医院・院長
足立　直人	医療法人社団武蔵屋・理事長
石井　良平	大阪大学大学院医学系研究科精神医学分野・講師(医学部)
岡崎　光俊	国立精神・神経医療研究センター病院精神科・第1精神診療部長

(執筆順)

■精神科臨床エキスパートシリーズ
　刊行にあたって

　近年，精神科医療に寄せられる市民の期待や要望がかつてないほどの高まりを見せている．2011年7月，厚生労働省は，精神疾患をがん，脳卒中，心臓病，糖尿病と並ぶ「5大疾患」と位置づけ，重点対策を行うことを決めた．患者数や社会的な影響の大きさを考えると当然な措置ではあるが，「5大疾患」治療の一翼を担うことになった精神科医，精神科医療関係者の責務はこれまで以上に重いと言えよう．一方，2005年より日本精神神経学会においても専門医制度が導入されるなど，精神科医の臨床技能には近時ますます高い水準が求められている．臨床の現場では日々新たな課題や困難な状況が生じており，最善の診療を行うためには常に知識や技能を更新し続けることが必要である．しかし，教科書や診療ガイドラインから得られる知識だけではカバーできない，本当に知りたい臨床上のノウハウや情報を得るのはなかなか容易なことではない．

　このような現状を踏まえ，われわれは《精神科臨床エキスパート》という新シリーズを企画・刊行することになった．本シリーズの編集方針は，単純明快である．現在，精神科臨床の現場で最も知識・情報が必要とされているテーマについて，その道のエキスパートに診療の真髄を惜しみなく披露していただき，未来のエキスパートを目指す読者に供しようというものである．もちろん，エビデンスを踏まえたうえでということになるが，われわれが欲して止まないのは，エビデンスの枠を超えたエキスパートの臨床知である．真摯に臨床に取り組む精神科医療者の多くが感じる疑問へのヒントや，教科書やガイドラインには書ききれない現場でのノウハウがわかりやすく解説され，明日からすぐに臨床の役に立つ書籍シリーズをわれわれは目指したい．また，このような企画趣旨から，本シリーズには必ずしも「正解」が示されるわけではない．執筆者が日々悩み，工夫を重ねていることが，発展途上の「考える素材」として提供されることもあり得よう．読者の方々にも一緒に考えながら，読み進んでいただきたい．

　企画趣旨からすると当然のことではあるが，本シリーズの執筆を担うのは第一線で活躍する"エキスパート"の精神科医である．日々ご多忙ななか，快くご執筆を引き受けていただいた皆様に御礼申し上げたいと思う．

本シリーズがエキスパートを目指す精神科医，精神科医療者にとって何らかの指針となり，目の前の患者さんのために役立てていただければ，シリーズ編者一同，望外の喜びである．

　2011 年 9 月

シリーズ編集　野村総一郎
中村　　純
青木　省三
朝田　　隆
水野　雅文

■序

　明日の精神医療を担う若手精神科医や後期研修医にとって，診療すべき対象はICD-10のFコードかDSM-5にリストアップされている病名がすべてです．したがって，どちらにも載っていないてんかんの診療に対する関心が低くなるのは必然かもしれません．しかしながら，実際問題として精神科医がてんかん学との関わりを断つことは不可能です．精神科外来には多種多様な「発作性エピソード」を主訴とする患者が訪れてきます．離人，健忘，遁走のエピソードを訴える患者では，解離症と診断する前にてんかん発作との鑑別が必須でしょう．鑑別のために神経内科を紹介する方法もあるでしょう．でも，その神経内科医は解離についても知識をもち合わせているのでしょうか．こうした精神医学と神経学の境界領域を誰が診療すればよいのでしょうか．てんかん学の知識も有する精神科医が重宝されるのにはこうした事情があるからです．非けいれん性の奇妙なエピソードを呈するてんかん発作に悩む患者が最初の受診先として精神科を選択することがいかに多いことか．そうした例は枚挙にいとまがありません．リエゾンで診察を依頼されたせん妄は非けいれん性発作重積かもしれません．治療抵抗性のパニック発作はてんかん発作かもしれないのです．たとえ，てんかん発作を直接診療することからは免れたとしても，精神症状を併発しているてんかん患者の診察を免れることはできません．てんかんはさまざまな精神障害を併発しやすく，そのなかにはてんかん特異的精神症候群と呼ぶべきものもあります．そのうえ，てんかんを併発しやすい精神障害も数多く存在することも認識しておかなくてはなりません．

　本書は「てんかんは神経疾患ではあるけれども，精神医学から切り離すことはできない」という視点に立ち，精神科医がもつべきてんかん診療技術のminimum requirementの提供を目指します．

　本書ではまず，発作性エピソードの診断を取り上げます．発作性エピソードとはいっても，けいれんを主訴に精神科を訪れる患者はまれでしょう．したがって，本書で扱う発作性エピソードは意識減損，健忘，異常行動が中核となります．とはいえ，それぞれの鑑別診断は多岐にわたりますので，鑑別についても最低限の知識が必要です．こうした観点から，第1章『精神科外来を初診するてんかん発作』と第2章『精神科領域における発作性エピソードの鑑別診断』を設けました．

　脳波も多くの精神科医が苦手とする領域のひとつですが，発作性エピソードの診断

には欠かすことができません．第3章を読んでいただければ，脳波判読の基礎を身につけられるだけでなく，苦手意識も薄れるにちがいありません．

　てんかん患者のQOLに影響を与えるのはてんかん発作だけでありません．抗てんかん薬の副作用と併発精神障害もQOLを大きく損なわせます．したがって，発作を抑制することだけでなく，より副作用の少ない薬物治療を心がけること，併発精神症状を見極めることもきわめて重要となります．第4章では日常臨床で必要となる抗てんかん薬の実践的知識が十二分に身につくはずです．第5章ではてんかんを併発することの多い精神疾患として自閉スペクトラム症，ADHD，アルツハイマー病を取り上げています．さらに第6章では発作後精神病などのてんかんに特異的に併発するさまざまな精神症候群について詳述してあります．

　本書ではできるだけ多くの図表や症例を組み入れ，読者が発作を「体感」できるわかりやすい教科書に仕上がるよう心がけたつもりです．また，各章の執筆者はそれぞれの臨床経験に裏打ちされた知見を示してくれているはずです．そして，本書が精神科を訪れる「発作性エピソード」の診療の手引きとして活用されるだけでなく，てんかんも診療できる精神科医を志す研修医がひとりでも多く誕生することに期待したいと思います．最後に，この春に厚生労働省より告示された精神医療指針の「多様な精神疾患・患者像への医療の提供」には児童・思春期精神疾患，自殺対策などとならんで「てんかん」が加えられていることを付記しておきます．

2014年3月

編集　吉野相英

■ 目次

第1章　精神科外来を初診するてんかん発作　　1

A. てんかん発作の基礎知識　……………………（原　恵子，渡辺雅子）　1

- 概要　………………………………………………………………………………　1
  1. てんかん発作とは　1
  2. てんかん原性領域と発作症状出現域　1
- てんかん発作型分類　……………………………………………………………　2
  1. 1981年てんかん発作型分類　2
  2. 2010年てんかん発作型分類（案）　4
- てんかん発作か否かの判別のポイント　………………………………………　5
- てんかん症候群ごとにみたてんかん発作　……………………………………　7

B. 夢様状態を含む"精神発作"　………………………（宮島美穂，渡辺雅子）　10

- 分類　………………………………………………………………………………　10
- 局在　………………………………………………………………………………　11
- 各発作の詳細　……………………………………………………………………　11
  1. 夢様状態　11
  2. 恐怖発作　12
  3. その他の精神発作　12
- 鑑別診断　…………………………………………………………………………　13
- 症例　………………………………………………………………………………　14

C. 複雑部分発作　………………………………………（原　恵子，渡辺雅子）　19

- 概要　………………………………………………………………………………　19
- 分類　………………………………………………………………………………　19
- 鑑別　………………………………………………………………………………　19
  1. 単純部分発作と複雑部分発作の鑑別　19
  2. 自動症を伴う欠神発作と複雑部分発作の鑑別　20

3. てんかん以外の疾患による症状との鑑別　20
- 各発作の詳細 …………………………………………………………………………… 21
　1. 側頭葉てんかん　21
　2. 前頭葉てんかん　22
- 症例と解説 ……………………………………………………………………………… 23
　1. 症例1の解説　23
　2. 症例2の解説　26

D.　非けいれん性てんかん重積状態 ………………………（宮島美穂，渡辺雅子）27
- 分類 ……………………………………………………………………………………… 28
- 各重積の詳細 …………………………………………………………………………… 30
　1. 欠神発作重積　30
　2. late-onset *de novo* absence status epilepticus　31
　3. 複雑部分発作重積　31
　4. 単純部分発作重積　32
　5. subtle GCSE（generalized convulsive status epilepticus）　32
- 鑑別診断 ………………………………………………………………………………… 32
- 症例 ……………………………………………………………………………………… 34

第2章　精神科領域における発作性エピソードの鑑別診断　39

A.　意識消失 ……………………………………………………（豊澤あゆみ，渡辺裕貴）39
- 失神 ……………………………………………………………………………………… 40
　1. 失神の定義　40
　2. 失神をきたす主な原因　40
　3. 診断のための問診・検査　41
　4. 失神の予後　44
　5. てんかんとの鑑別　44
- 日中の眠気（ナルコレプシーと睡眠時無呼吸症候群）………………………………… 45
　1. 日中の眠気　45
　2. 眠気の詳細な情報，評価　45
　3. ナルコレプシー　47
　4. 睡眠関連呼吸障害群　49
　5. てんかんとの鑑別　51
- 解離性障害 ……………………………………………………………………………… 51
　1. ヒステリーと解離性障害　51
　2. 解離性障害と意識　52

3. 解離性昏迷（ヒステリー性昏迷） 53
4. 解離性障害の対応 54

B. 健忘 ……………………………………………（柴岡三智，渡辺裕貴） 56

- 一過性全健忘 …………………………………………………………… 57
- 解離性健忘 ……………………………………………………………… 59

C. 異常行動 …………………………………………（小林なおか，渡辺裕貴） 64

- REM睡眠行動異常症 …………………………………………………… 64
  1. REM睡眠行動異常症の総論，疫学，臨床症状 64
  2. 診断基準 66
  3. 鑑別診断 66
- 心因性非てんかん性発作 ………………………………………………… 68
- パニック発作 …………………………………………………………… 72

第3章　最低限知っておくべき脳波判読 （齋藤正範） 76

脳波の基礎知識 …………………………………………………………… 76
1. そもそも脳波とは何か 76
2. なぜ心電図を同時に記録するのか 77
3. 検査法としての長所と短所 77
4. 脳波が役に立つ病態は何か 78
5. 脳波を賦活させるのはなぜか 79
6. 脳波のルーチン記録法と目的指向的記録法 80
7. 脳波の判読とは何をすることか 80
8. 脳波像の区別と個々の波形の区別 81
9. なぜ判読レポートを書くのか 81

てんかん性脳波異常 ……………………………………………………… 82
1. 脳波異常とは何か 82
2. てんかん性脳波異常とは何か 83
3. 発作間欠期のてんかん性突発波 84
4. 突発波が現れたらてんかんなのか 87
5. 突発波が現れなければてんかんではないのか 89
6. 発作時のてんかん性放電 90

誤りやすいアーチファクト ……………………………………………… 93
1. 突発波と誤りやすいアーチファクト 93
2. 基礎波と誤りやすいアーチファクト 97

脳波判読の練習法 ………………………………………………………… 99

1. 視覚的パターン認識の練習法　100
2. 言語化の練習法　102
3. 度胸の訓練法　103

第4章　てんかんの薬物治療　　（藤村洋太，千葉　茂）　106

- 治療導入における患者指導の原則　106
  1. 医師-患者関係と服薬　106
  2. 規則的な服薬を維持する対策　107
  3. 発作の誘因　107
- 抗てんかん薬の作用機序　109
  1. 実験てんかんモデル　109
  2. 神経細胞レベル　109
- 従来型の抗てんかん薬　110
  1. フェノバルビタール　110
  2. プリミドン　111
  3. フェニトイン　112
  4. カルバマゼピン　113
  5. ベンゾジアゼピン系薬剤　114
  6. バルプロ酸　115
- 新規抗てんかん薬　116
  1. ゾニサミド　116
  2. ガバペンチン　117
  3. トピラマート　118
  4. ラモトリギン　119
  5. レベチラセタム　120
- 難治てんかん（治療抵抗性てんかん）への対応―外科治療を中心に　121
  1. 難治てんかんとは何か　121
  2. 難治てんかんの診断をめぐる問題点　123
  3. 難治てんかんに対する外科治療　124
  4. 難治てんかんのための包括医療　128
- 妊娠，てんかん発作，および抗てんかん薬　132
  1. 妊娠がてんかん発作に及ぼす影響　133
  2. 妊娠がAEDに及ぼす影響　134
  3. 発作が母体と胎児に及ぼす影響　134
  4. AEDと催奇形性　134
  5. 胎児の発育，新生児仮死，児の神経発達障害　136
  6. 出産時，産褥期，出産後の注意点　137

- 抗てんかん薬は自殺を招くのか……………………………………………………………138
  1. てんかんにおける自殺率　138
  2. てんかんにおける自殺とその要因　138
  3. てんかん性脳機能障害　138
  4. AED　139
  5. 心因　140
  6. まとめ　141

第5章　てんかんを併発しやすい精神疾患　　　　　　　　　　　　（吉野相英）　149

- 自閉スペクトラム症……………………………………………………………………149
  1. 自閉症概念の変遷　149
  2. 自閉スペクトラム症のてんかん有病率　151
  3. 自閉スペクトラム症のてんかん発症年齢　152
  4. 結節性硬化症　153
  5. 自閉スペクトラム症と関連するてんかん症候群　153
  6. 自閉症児のてんかん診療　156
  7. まとめ　157

- 注意欠如・多動症（ADHD）…………………………………………………………157
  1. ADHD概念の変遷　157
  2. ADHDのてんかん有病率　159
  3. ADHD併発てんかんの治療　160
  4. ADHD治療薬をめぐる問題　160
  5. まとめ　162

- アルツハイマー病………………………………………………………………………162
  1. アルツハイマー病の概要　162
  2. 高齢初発てんかん　164
  3. アルツハイマー病とてんかん　165
  4. アルツハイマー病の病態生理とてんかん発作　169
  5. まとめ　170

第6章　てんかん特異的精神症候群　　　　　　　　　　　　　　　　　　　　175

- A.　発作間欠期不快気分症………………………………………………（立澤賢孝）　175

- Kraepelinの周期性不機嫌症，てんかん性人格変化………………………………175
- Blumerの発作間欠期不快気分障害……………………………………………………176
- Mulaらの発作間欠期不快気分障害と発作後不快気分症状…………………………179

- 不快気分の精神病理学史……………………………………………………………………183
- 不快気分の鑑別手順………………………………………………………………………184
- てんかんに関連する精神症状との鑑別点………………………………………………184
    1. 発作時精神症状　184
    2. 発作前・発作後精神症状　184
    3. 発作間欠期精神症状　185
- 一般的な精神障害との鑑別点……………………………………………………………185
    1. 月経前不快気分障害　185
    2. 間欠性爆発性障害　186
- 治療…………………………………………………………………………………………186
- まとめ………………………………………………………………………………………187

B.　発作後精神病　………………………………………（伊藤ますみ，足立直人）189

- 症例…………………………………………………………………………………………189
- 歴史的経緯…………………………………………………………………………………192
- 臨床症状……………………………………………………………………………………193
- 発症要因と発症機序………………………………………………………………………194
- 治療…………………………………………………………………………………………195
- まとめ………………………………………………………………………………………195

C.　発作間欠期精神病　………………………………………（石井良平，足立直人）197

- 症例…………………………………………………………………………………………197
- 歴史的経緯…………………………………………………………………………………200
- 臨床症候と発症関連要因…………………………………………………………………201
    1. 臨床症候　201
    2. 発症関連要因　202
    3. 統合失調症とてんかん発作　202
- 発症機序……………………………………………………………………………………203
- 治療と予後…………………………………………………………………………………204
    1. 治療　204
    2. 予後　205
- まとめ………………………………………………………………………………………205

D.　術後精神病　………………………………………………（伊藤ますみ，足立直人）208

- 症例…………………………………………………………………………………………208
- 歴史的経緯…………………………………………………………………………………209
- 臨床症状，発症要因と機序………………………………………………………………210
- 治療と予後…………………………………………………………………………………211

参考：精神病既往例とてんかん外科治療　211
- まとめ……………………………………………………………………212

E. Geschwind 症候群 ………………………………（岡崎光俊，足立直人）214
- 症例………………………………………………………………………214
- 歴史的経緯………………………………………………………………216
- 臨床症状，発症要因と機序……………………………………………216
- 治療………………………………………………………………………217
- まとめ……………………………………………………………………218

- 略語一覧……………………………………………………………………219
- 索引…………………………………………………………………………223

第 1 章

精神科外来を初診するてんかん発作

 てんかん発作の基礎知識

 概要

1 | てんかん発作とは

　てんかんの診断には，てんかん発作の既往があることが必須であり，てんかんの診断には発作を正しく把握することが重要である．2005年に国際抗てんかん連盟（International League Against Epilepsy；ILAE）から新しく出された定義によると「てんかん発作は，脳における過剰な，または同期した異常な神経細胞の活動による一過性の徴候および症状である」とされる[1]．てんかん発作は，一過性の神経細胞における異常な電気的発射の起始部と伝播領域によりさまざまな徴候や症状が出現しうる．さらに，通常，てんかん発作は患者ごとに呈する発作症状と型はほぼ決まっており，各てんかん症候群で典型的とされるてんかん発作症状と型があることから，発作症状からある程度てんかん症候群を類推することが可能である．発作症状を詳細に観察し記載すること，つまり発作の症候学（semiology）はてんかん発作の発生機序を理解し，てんかん症候群の診断を行ううえで非常に重要である．

2 | てんかん原性領域と発作症状出現域

　部分てんかんの「てんかん原性領域」と呼ばれるてんかん発作を起こす領域と，「発作症状出現域」と呼ばれる発作症状の起始を発生する領域を分けて考える（図1-1，表1-1）[2]．つまり，てんかん発作症状はてんかん原性領域から起こるとは限らず，最初に到達した「発作症状出現域」（ictal symptomatogenic zone）に関連した発作症状を呈する．そのため，急速に前頭葉に伝播する頭頂葉てんかんなど他の部分てんかんも前頭葉てんかんの発作症状を起こしうる．

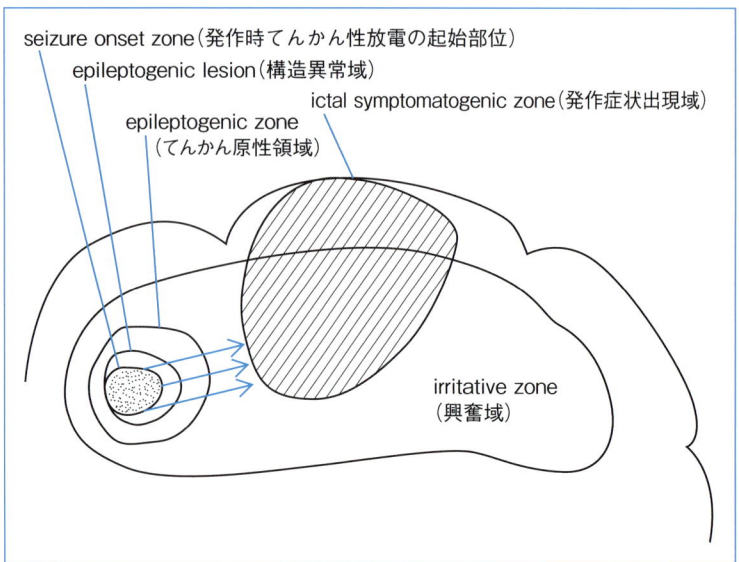

図 1-1 皮質の領域
てんかんの活動が seizure onset zone から ictal symptomatogenic zone に伝播すると発作症状を呈する.
〔Fisher RS, van Emde Boas W, Blume W, et al：Epileptic seizures and epilepsy：definitions proposed by the International League Against Epilepsy (ILAE) and the International Bureau for Epilepsy (IBE). Epilepsia 46：470-472, 2005 より〕

表 1-1 皮質領域の 7 つのゾーン

- epileptogenic zone（てんかん原性領域）：てんかん発作を起こす領域. 定義によると外科的な完全な切除が術後の完全寛解のために必要かつ十分である.
- irritative zone（興奮域）：脳波検査（EEG）や脳磁図（MEG）で発作間欠期のてんかん性異常波を発生させる領域
- seizure onset zone（発作時てんかん性放電の起始部位）：発作時のてんかん性異常波の起始となる領域
- epileptogenic lesion（構造異常域）：てんかんの原因に関連がある構造的領域
- ictal symptomatogenic zone（発作症状出現域）：発作症状の起始を発生させる領域
- functional deficit zone（機能異常域）：発作間欠期において神経学的検査などによって示される機能的に異常な領域
- eloquent cortex（機能的に重要な領域）：皮質の機能が明確にあり，必要不可欠な領域

てんかん発作型分類

1│1981 年てんかん発作型分類

1969 年に最初のてんかんに関する分類が ILAE から出された．その後，てんかん発作型分類は 1981 年に改訂[3]され，現在も世界的に最も広く使用されている（表 1-2）．

1981 年に ILAE から出されたてんかん発作型分類では，発作はまず全般発作と部分発作に二分される．全般発作はけいれん性の発作（強直間代発作，強直発作，間代

表 1-2　1981年てんかん発作型分類

I　部分（焦点，局所）発作

　A　単純部分発作
　　〔意識減損（意識障害）なし〕
　　1. 運動徴候を呈するもの
　　　　a　マーチを示さない焦点運動性
　　　　b　マーチを示す焦点運動性（Jackson型）
　　　　c　偏向性（方向性）
　　　　d　姿勢性
　　　　e　音声性〔発声あるいは言語制止・言語停止〕
　　2. 体性感覚あるいは特殊感覚症状を呈するもの（単純幻覚など）
　　　　a　体性感覚性
　　　　b　視覚性
　　　　c　聴覚性
　　　　d　嗅覚性
　　　　e　味覚性
　　　　f　めまい性
　　3. 自律神経症あるいは徴候を呈するもの（上腹部感覚，蒼白，発汗，紅潮，立毛，散瞳を含む）
　　4. 精神症状（高次大脳機能障害）を呈するもの
　　　〔これらの症状は，まれには意識減損（意識障害）を伴わずに起こることもあるが，多くは複雑部分発作として経験される〕
　　　　a　言語障害性
　　　　b　記憶障害性（たとえば既視感）
　　　　c　認識性（たとえば夢様状態，時間感覚の変容）
　　　　d　感情性（たとえば恐怖，怒りなど）
　　　　e　錯覚性（たとえば，巨視症，小視症など）
　　　　f　構造幻覚性（たとえば，音楽，風景）
　B　複雑部分発作〔意識減損（意識障害）を伴う〕
　　1. 単純部分発作で始まり，意識減損（意識障害）に移行するもの
　　　　a　単純部分発作（A1〜A4）で始まり，意識減損（意識障害）に移行し，自動症を伴わないもの
　　　　b　単純部分発作（A1〜A4）で始まり，意識減損（意識障害）に移行し，自動症を伴うもの
　　2. 意識減損（意識障害）で始まるもの
　　　　a　意識減損（意識障害）のみのもの
　　　　b　自動症を伴うもの
　C　部分発作から二次性全般化するもの（全般強直間代，強直，あるいは間代発作もありうる）
　　1. 単純部分発作が全般発作に進展するもの
　　2. 複雑部分発作が全般発作に進展するもの
　　3. 単純部分発作が複雑部分発作を経て全般発作へと進展するもの

II　全般発作（けいれん性あるいは非けいれん性）

　A-1　欠神発作
　　　　a　意識減損（意識障害）のみのもの
　　　　b　軽度の間代要素を伴うもの
　　　　c　脱力要素を伴うもの
　　　　d　強直要素を伴うもの
　　　　e　自動症を伴うもの
　　　　f　自律神経要素を伴うもの
　　　　　（b〜fは単独でも組み合わせでもありうる）
　A-2　非定型欠神発作
　　　　a　筋緊張の変化はA-1に比べよりはっきりしている
　　　　b　発作の起始および/もしくは終結は急激ではない
　B　ミオクロニー発作（単発あるいは連発）
　C　間代発作
　D　強直発作
　E　強直間代発作
　F　脱力発作（失立発作）
　　　（上記のものの重複，例えばBとF，BとDとの重複が起こりうる）

III　上記の分類に含まれていないてんかん発作

（the Commission on Classification and Terminology of the International League Against Epilepsy：Proposal for revised clinical and electroencephalographic classification of epileptic seizures. From the Commission on Classification and Terminology of the International League Against Epilepsy. Epilepsia 22：489-501, 1981 より）

表 1-3 単純部分発作，複雑部分発作，二次性全般化と対応する用語

発作時の障害の程度別の焦点発作の記述用語	対応する用語
1. 意識障害なし	単純部分発作の概念に一致
運動徴候または自律神経症状が観察される	「単純部分発作」の概念にほぼ一致
自覚的な感覚，精神的現象のみあり	「前兆」の概念に一致
2. 意識障害あり	複雑部分発作の概念に一致
精神運動発作	「複雑部分発作」の概念にほぼ一致
両側性けいれん性発作への進展	二次性全般化の用語にかわる

〔松浦雅人，原 恵子（編）：てんかん診療のクリニカルクエスチョン 200，改訂第 2 版．診断と治療社，2013 より〕

発作，ミオクロニー発作など）と非けいれん性の発作（欠神発作）に分けられる．また部分発作は，意識障害を伴わなければ単純部分発作（simple partial seizure；SPS），意識障害を伴うものは複雑部分発作（complex partial seizure；CPS）と二分される（てんかんの部分発作の意識障害の観察については，本章「複雑部分発作」の項，19 頁を参照されたい）．

一般的には単純部分発作，複雑部分発作，二次性全般化の順に脳の異常放電に巻き込まれる領域が大きくなるため，部分てんかんを呈する患者では，通常ひとつの発作の流れにおいて，発作は単純部分発作→複雑部分発作→二次性全般化の順で進展する[4]．この進展の途中（複雑部分発作や二次性全般化）から始まったり，途中で終わる（単純部分発作のみで発作が終結したり，複雑部分発作で発作が終結する）発作も一般的である．

小児期で発症するてんかんの一部の症候群〔新生児発作，Dravet（ドラベ）症候群，徐波睡眠時に持続性棘徐波を示すてんかん，Landau-Kleffner（ランドー・クレフナー）症候群〕と孤発発作や熱性けいれんといった特殊症候群と呼ばれるものを除き，我々が日常診療する患者は通常全般発作を呈する症例が部分発作を呈することはなく，同様に部分発作を呈する症例において二次性全般化以外で全般発作を認めることはない．

発作型分類と現在使用されている用語との対応を表 1-3 に示した．

2｜2010 年てんかん発作型分類（案）

意識障害の有無で部分発作を二分することへの疑問などから，2010 年に従来の「全般性」を発作が両側大脳半球ネットワークに関与しているもの，「焦点性」を一側の大脳半球あるいははっきりと限局するものと再定義する新しい分類が提案された．新しいてんかん発作分類では焦点性発作に下位分類が存在しないため，意識障害の有無を含めて症状別に記載するが，この分類には賛否両論あり，いまだ国際承認に至っていない．参考までに，2010 年てんかん発作型分類を表 1-4 に示した[5]．

表1-4 2010年てんかん発作分類（案）

全般発作
    強直間代発作
    欠神発作
        定型欠神発作
        非定型欠神発作
        特徴を有する欠神発作
            ミオクロニー欠神発作
            眼瞼ミオクロニー
    ミオクロニー発作
        ミオクロニー発作
        ミオクロニー脱力発作
        ミオクロニー強直発作
    間代発作
    強直発作
    脱力発作
焦点性発作
分類不明の発作
    てんかん性スパスム

（Berg AT, et al：Revised terminology and concepts for organization of seizures and epilepsies：report of the ILAE Commission on Classification and Terminology, 2005-2009. Epilepsia 51：676-685, 2010 より）

てんかん発作か否かの判別のポイント

　症状を十分聴取し，てんかんか否か，てんかんの場合にはどの症候群にあてはまりそうかを検討する．てんかんは誤診しやすい疾患ともいわれ，てんかん発作に似た症状を呈する疾患は多い．診察時にてんかん症候群や各てんかん症候群に典型的なてんかん発作の特徴を想定しながら，患者や家族に積極的に質問することは，より正確な診断につながる．たとえば，失神も，しばしば意識消失にけいれんを伴うことからてんかんを疑われて外来受診するが，状況・誘因（長時間の立位，排尿排便，疼痛，不安など），顔面蒼白，冷や汗，動悸，眼前暗黒感，めまいが聴取できればてんかんよりも失神がより疑わしく，不必要な長期の抗てんかん薬投与を避けることができる．

　ミオクロニー発作や欠神発作，嘔気などの単純部分発作などは，それがてんかん発作であることに患者や家族が気づいていないこともしばしばあり，一つひとつ発作症状の有無を確認する必要がある．また，本人や家族が「前兆」に気がついていても，いわゆる「前兆」を発作ではないととらえている患者が少なからずみられ，そのような症例では前兆があっても「発作なし」と申告することがある．前兆も部分発作であることに留意したい．

　そのほか，てんかん発作と鑑別を要するものに，不整脈などの循環器疾患，低血糖，低ナトリウム血症などの代謝性疾患，薬物関連，急性症候性発作，無呼吸，睡眠障害，片頭痛関連障害，チック，不随意運動，一過性全健忘，過呼吸症候群，パニック発作，高齢者では認知症や一過性脳虚血発作（TIA）などがあげられるだろう[6,7]．

表 1-5　てんかん発作の特徴

発作開始終了	突然開始し突然終了する
持続時間	重積や群発以外では長時間に及ぶこともあるが，通常数秒〜数分で終了する．2分以下が多い
発作時の症状	患者ごとにパターンや出現部位が決まっており常同性がある．てんかん発作症候に一致する
運動症状	両側の運動は通常同期性．前頭葉発作では，ばたつかせることもある．部分運動発作ではいつも同じ部位に出現
発声	叫ぶ，うなることもある．複雑部分発作ではさまざまな発声が生じうる
咬舌	舌の側方または頬粘膜を噛むことがある
眼	開眼
反応性	複雑部分発作や全身けいれんでは意識障害を伴い，発作中のことを後で想起できない．声掛けでは意識レベルは変化しない

　てんかんと鑑別が必要な疾患は数多くある．特に頻度が高いものに，心因性非てんかん発作（psychogenic non-epileptic seizures；PNES）や失神があげられるが，これらの詳細については第2章（39頁）を参照されたい．てんかん発作の症状はさまざまであるが，いくつか特徴的な点を表1-5にあげた．

　前述のように，十分に病歴情報を収集すること，および発作の現場を目撃することがてんかんの診断に最も有用であるとされる[7,8]．しかし，実際にはほとんどの症例において，外来で医療者が発作を見ることは困難であり，発作症状について詳細を聴取することになる．初診時の発作症状の聴取において工夫できる点を以下にいくつか示した．ただし，短い発作のときや発作の回数が少ない場合には詳細な情報を得ることが困難なこともある．

①症状聴取の基本は「ありのままに，自分の言葉で，できるだけ詳しく」伝えてもらうことである[3,6]．「大発作」，「小発作」と患者や家族が述べた場合，詳しくその内容を確認する．たとえば，本人にとって比較的小さい発作や短い発作を「小発作」と呼ぶ患者は多く，「小発作」と呼ばれるなかには全般発作も部分発作も含まれる可能性があり，意味する発作症状は患者ごとに異なる．また自動症などの発作症状についても目立つ場合には観察者から自発的に報告されるが，軽微な場合にはこちらから訊ねないと聞き落とすことがあり，積極的な問診が重要となる．

②問診票を作成し，診察前に患者や同伴者に症状について記載しておいてもらうとよい．患者や同伴者が，医療者に誘導されず「ありのままに，自分の言葉で」記録を残せるほか，限られた診察時間を有効に使うことができる．

③発作を目撃した近親者などがいる場合には，診察に同席してもらうことが望ましい．意識消失している間の症状について患者は想起できないためである．さらに，近年，容易にビデオ撮影ができるようになったことを利用し，発作頻度が高い患者や発作の持続時間が長い患者では，家族らに発作時のビデオを撮影してきてもらうのも非常に有用である．

表 1-6 発作の問診のポイント

患者および発作目撃者から発作の情報を得る
- 発作の頻度
- 発作の好発時間帯(睡眠中か覚醒時か,起きてすぐか)
- 発作の状況と誘因(体位,何をしていたか,光刺激,ストレス,生理や体調不良の有無)
- 発作の始まりの症状(周囲は何で発作に気づいたか)
- 発作の時間経過による変化(単純部分発作→複雑部分発作など)
- 症状の持続時間(発作中および発作後もうろう状態があればそれも含めて)
- 発作症状の左右差の有無
- 発作後の症状(麻痺や頭痛と筋痛の有無,意識もうろう状態の有無)
- 複数型の発作がある症例ではそれぞれの初発年齢,発作型に変化はないか
- 最終発作の日時

〔the Commission on Classification and Terminology of the International League Against Epilepsy：Proposal for revised clinical and electroencephalographic classification of epileptic seizures. From the Commission on Classification and Terminology of the International League Against Epilepsy. Epilepsia 22：489-501, 1981/Kaplan PW, Fisher RS(eds),吉野相英,立澤賢孝(訳)：てんかん鑑別診断学.医学書院,2010 より作成〕

発作症状聴取のポイントについて表 1-6 にまとめた[3,6].

発作に左右差がある場合には,しばしばてんかん焦点が左右どちらにあるのか(側方性)を知るヒントになり,側方徴候から得られた焦点側と脳波などの検査所見結果が合致するかは診断上重要となる.側方性について表 1-7 にまとめた[4,8,9].

てんかん症候群ごとにみたてんかん発作

発作はてんかん発作であると診断した場合,次にてんかん症候群の分類を行う.1989 年 ILAE てんかん症候群分類では,発作型と病因の 2 つの軸で大きく分け,その枠のなかでさまざまなてんかん症候群を分類している.発作型では,全般発作を呈する症例は「全般てんかんおよび症候群」,部分発作を呈する症例は「局在関連性(焦点性,局所性,部分性)てんかんおよび症候群」に分類される.さらに病因によって,遺伝素因以外に病因が見あたらない「特発性(本態性)てんかん(idiopathic)」,病因から既知の器質性病因を伴う「症候性てんかん(symptomatic)」,器質的病因があると推定されるがいまだ特定できない「潜因性てんかん(cryptogenic)」の 3 群に分類できる.分類により薬物治療の選択や発作予後が変わるため,これらを正しく把握することは重要である.

ひとつのてんかん発作から特定のてんかん症候群の診断を下すことはできないが,各てんかん症候群にはそれぞれ典型的とされる発作がある.特に部分発作ではてんかんの異常放電が巻き込まれた脳領域,つまりてんかん原性領域とその周辺の機能を発作症状に反映することから,発作型に一定のパターンが認められる.いずれの発作も,てんかんの異常放電が広がれば二次性全般化するため,二次性全般化する前の発作起始の症状が重要である.成人患者において日常の診療で比較的高頻度にみられる

表 1-7 側方徴候

発作中の側方徴候	焦点側
一側の感覚性または運動性発作	症状発現部位の対側
回旋	回旋している方向の対側
回旋ではない頭部の転向	転向している方向の対側
フェンシング姿位	伸展している上肢の対側
4の字徴候	伸展している上肢の対側
一側のジストニア	症状発現部位の対側
一側の強直けいれん	症状発現部位の対側
一側の間代けいれん	症状発現部位の対側
口部の偏位	偏位の対側
一側のしかめ顔	症状発現部位の対側
発作時の会話	言語優位半球の対側
発作中の嘔吐	言語優位半球の対側
尿意逼迫	言語優位半球の対側
一側の自動症	症状発現部位の対側
一側のまばたき	症状発現部位と同側
二次性全般化後の非対称	症状発現部位と同側
発作時のつば吐き	右側頭葉
発作後の側方徴候	
Toddの麻痺*	症状出現部位の反対側
発作後の失語症	言語優位半球と同側
発作後鼻をこする	手と同側

*：Toddの麻痺：発作後に身体の一部分または一側にみられる一過性・可塑性の麻痺
〔松浦雅人, 原 恵子(編)：てんかん診療のクリニカルクエスチョン200, 改訂第2版. 診断と治療社, 2013/Bonelli SB, Lurger S, Zimprich F, et al：Clinical seizure lateralization in frontal lobe epilepsy. Epilepsia 48：517-523, 2007/大槻泰介, 他(編)：難治性てんかんの外科治療―プラクティカル・ガイドブック. 診断と治療社, 2007より作成〕

てんかん症候群について下記に示した.

(1) 若年(性)欠神てんかん

数秒間ボーっとし, 動作が停止し, 速やかに回復する. まれに自動症を伴う. 過呼吸で賦活されるため, 運動時や合唱時などに起こりやすい.

(2) 若年(性)ミオクロニーてんかん

朝起きて1時間以内, または夕方に, 一瞬, びくっとするミオクロニー発作と, 全身けいれん(強直間代けいれん)を呈するが, 全身けいれんが出現してから医療機関を受診することが多い.

ミオクロニー発作は通常上肢優位で, 両側だが, 左または右に強くみられることもある. また, 利き手はミオクロニー発作の出現に気がつきやすいが, 反対側は患者自身があまり注意を払っていないこともあるため, 問診には注意が必要である.

(3) 側頭葉てんかん

内側側頭葉てんかんと外側側頭葉てんかんに分けられるが、発作症状から両者を鑑別することは必ずしも容易ではない。嘔気や既視感、人の言っていることや書いてある文字が理解できないといった感覚性失語の前兆(自覚症状のみの単純部分発作)の後、意識障害をきたし口部や手の自動症を伴う複雑部分発作に移行する(本章「複雑部分発作」の項、19頁を参照)。意識が完全に回復するまでに数分以上もうろう状態が持続する。

(4) 前頭葉てんかん

前頭葉は大脳で最も大きな脳葉であるため、症状もいくつかのパターンがある。

前頭葉てんかんは、意識消失は通常1分未満で、もうろう状態も少ない。前頭葉てんかんでは同期性ではない激しい両側の運動症状が起こりうる。局所の運動発作、フェンシング姿位(上肢の一側を伸展し、一側は屈曲。頭部は伸展した上肢の方向を見る)、4の字徴候(上肢の一側を伸展し、一側を屈曲し、腕が体の前で"4"の字をつくる)、自転車こぎのような自動症、過運動発作(hypermotor seizure)、大声を出すといった発作は、より前頭葉てんかんを疑う。

(5) 後頭葉てんかん

視野の一部が暗くなる、キラキラしたものが見えるといった比較的単純な要素性の視覚に関連した発作を呈する。一方、複雑な幻視(風景など)が見える場合には側頭葉てんかんを疑う。

●文献

1) Fisher RS, van Emde Boas W, Blume W, et al：Epileptic seizures and epilepsy：definitions proposed by the International League Against Epilepsy(ILAE)and the International Bureau for Epilepsy(IBE). Epilepsia 46：470-472, 2005
2) Luders HO, Awad I：Conceptual consideration. In：Luders HO(ed)：Epilepsy surgery. Raven Press, New York, pp 51-62, 1992
3) the Commission on Classification and Terminology of the International League Against Epilepsy：Proposal for revised clinical and electroencephalographic classification of epileptic seizures. From the Commission on Classification and Terminology of the International League Against Epilepsy. Epilepsia 22：489-501, 1981
4) 松浦雅人、原 恵子(編)：てんかん診療のクリニカルクエスチョン200, 改訂第2版. 診断と治療社, 2013
5) Berg AT, Berkovic SF, Brodie MJ, et al：Revised terminology and concepts for organization of seizures and epilepsies：report of the ILAE Commission on Classification and Terminology, 2005-2009. Epilepsia 51：676-685, 2010
6) Kaplan PW, Fisher RS(eds), 吉野相英、立澤賢孝(訳)：てんかん鑑別診断学. 医学書院, 2010
7) 日本神経学会(監)：てんかん治療ガイドライン2010. 医学書院, 2010
8) Bonelli SB, Lurger S, Zimprich F, et al：Clinical seizure lateralization in frontal lobe epilepsy. Epilepsia 48：517-523, 2007
9) 大槻泰介、三原忠紘、亀山茂樹、他(編)：難治性てんかんの外科治療—プラクティカル・ガイドブック. 診断と治療社, 2007

〔原 恵子、渡辺雅子〕

夢様状態を含む"精神発作"

　夢様状態(dreamy state)とは，Jacksonによって命名された，側頭葉てんかんの発作症状の一種である．見当識が保たれたまま周囲の認知の仕方が変容し，既知感，未知感，追想といった体験が出現する．意識障害を伴わない単純部分発作のうち，言語，記憶，感情，認識などの高次脳機能の障害や，錯覚および複雑な幻覚などの精神症状を主徴とするものは精神発作と呼ばれ，夢様状態も精神発作のひとつである．精神科外来を初診する可能性も高く，時に精神障害との鑑別が困難である．本項では，夢様状態を中心に，精神発作について解説する[1〜3]．

分類

　1981年のてんかん発作型国際分類[3]では，精神発作は言語障害性，記憶障害性(既視感など)，認知障害性(夢様状態，時間感覚の変容など)，感情性(恐怖，怒りなど)，錯覚性(巨視症)，構造幻覚性(音楽，光景など)に分類された(表1-8)[4]．
　この分類には問題もある．ひとつには，複数の亜型の症状が同時に，あるいは経時的に生じることも多く[5]，その場合，上記のカテゴリーにうまく当てはまらない．特に感情発作，記憶障害発作，構造幻覚発作，錯覚発作は複合して生じることが多く，経験性発作とも呼ばれる．夢様状態は，認知障害発作に分類されているが，記憶障

表1-8　精神発作と関連脳部位

種類	症状	脳部位
言語障害発作	言語理解の障害，喚語障害，錯語，同語反復など	左側Sylvius溝周辺領域
記憶障害発作*	既知感(既視感，既聴感)，未知感(未視感，未聴感)，予知夢，フラッシュバック，パノラマ様記憶撮影など	側頭葉内側および基底領域(特に右側)
認知障害発作	夢様状態，時間感覚の変容，離人感，非現実感など　思考障害発作(強制思考，思考促迫，保続思考)など　実行機能障害(発語，行為の開始，予測，選択)など	側頭葉内側領域と外側皮質，前頭連合野
感情発作*	恐怖，不安，抑うつ，恍惚，怒りなど	側頭葉内側領域と外側皮質
錯覚発作*	視覚領域(巨視症，小視症，遠視症，単眼性複視，変形視，倒錯視など)　聴覚領域(巨聴症，小聴症，遠聴症など)　四肢の大きさや重さの変容感，身体浮揚感，落下感，回転感，体外離脱体験など	外側上側頭回皮質(複雑な幻視の場合は右側)
構造幻覚発作*	複雑な情景の幻視，音楽や人の声の幻聴，自己像幻視(鏡像型，場面型，転移型)など	側頭葉内側領域と外側皮質

*経験性発作として同時に生じることがある．

(松浦雅人：てんかんの精神症状と行動．臨床精神医学 34：1521-1527, 2005より)

発作，感情発作の側面も有する．もうひとつは，意識障害の有無について，単純部分発作と複雑部分発作は実際は連続的であり，発作中の意識状態を客観的に評価することは困難な点である．上記の国際分類でも，精神発作の「多くは複雑部分発作として経験される」と附記されている．なお，2001年の新分類試案[6]では部分発作を複雑と単純に分ける二分法が棄却され，精神発作の語も削除された．焦点起始発作は発作症候学[7]に基づいて発作症状を記載することとなったが，この新分類はいまだ国際的に承認されていない．

局在

各発作の解剖学的局在を併せて表1-8に示した．夢様状態の責任部位については，Jackson以降議論の変遷が続いている．Jacksonは症例の死後剖検で扁桃体や海馬に隣接した鈎回に病変を見出し，原因病巣を側頭葉内側部と結論づけた．その後Penfield[8]が，局所麻酔下で脳表を電気刺激し，親近感の変容や，「経験的幻覚」と名付けた過去の体験の再現すなわち回想的体験が側頭葉上側頭回の刺激で生じたと報告した．1970年代以降になると，深部電極刺激や硬膜下電極刺激を用いた研究により[9,10]，海馬や扁桃体などの辺縁系の関与が大きいとされた．最近では，側頭葉の内側構造と外側皮質のネットワークにより夢様状態が生じるという仮説が提唱され[11]，嗅皮質の関与も示唆されている[12]．

各発作の詳細

夢様状態，恐怖発作を中心に述べる．

1│夢様状態

主要な症状は，既視感，未視感，過去の記憶がパノラマ様の幻影として追想される体験の3種類である．既視感とは，初めての場面に遭遇したにもかかわらず，過去にも同様のことがあったような気がして，何となく懐かしくなり，親近感をおぼえることである．自分の考えたことが実現される，という予知感覚として語られることもある[13]．一方，親しみのある場所や状況に対して，見知らぬところにいるような奇異な感じがすることを未視感という．既視感とパノラマ様の幻影は共通して懐かしさ，親近感を伴う一方，未視感は奇異な感じとともに不安，恐怖などの情動を伴うこともあり，Jacksonは多数のてんかん症例でこれらの状態を検討し，「あたかも夢を見ているような」という患者の表現から，"dreamy state"と命名した．その後Penfield[8]は夢様状態を，既視感と未視感に相当する解釈性錯覚(interpretative illusion)と，パノラマ様の追想に相当する経験性幻覚(experiential hallucination)に分けた．

夢様状態は，懐かしさあるいは奇異な感じという，親近性の変化，すなわち情動変

化を伴う点で，単純な錯覚や幻覚の発作と異なる．また，「あたかもそのように」曖昧に感じることも特徴であり，発作終了後にその体験内容の詳細を思い出せないことが多く，感覚的というより幻想的である．さらに，夢様状態では，患者は，奇妙な体験が生じていることに漠然と気づいている第一の意識と，既知感や懐かしさの感覚，鮮明な追想体験に没入する意識(第二の意識)を有しているという[14]．患者がdouble consciousness(二重意識)と表現したこの現象を，Jacksonは後にmental diplopia(精神的複視または心的二重視)[15]と言い換えた．

　Jacksonの功績は，症例の精緻な観察によって，健常者でも生じうるこうした体験が，側頭葉てんかんの発作症状として起こることを明らかにした点である．なお，夢様状態の症例として有名な「症例Z」は，左側頭葉てんかんを患った医師であった．自らの発作体験を詳述することで，Jacksonの学説の構築に大きく貢献した[16]．

2 | 恐怖発作(ictal fear)[17,18]

　感情発作のうち最も頻度が高い．発作時には対象のない突然の恐怖や不安が出現し，その強度は漠然とした不安感から極度の恐怖感まで幅がある．同時に散瞳，顔面蒼白あるいは紅潮，動悸，発汗，立毛，血圧上昇などの自律神経症状が生じることが多く，時に遁走などの行動化も生じうる．また，恐怖発作が二次性に予期不安や回避行動を惹起することもある．これらの特徴から，パニック発作との鑑別が必要である．また対象のない恐怖を心理的に外在化し，発作による意識の曇りもあいまって，「自分の後ろに誰かがいるような気配がする」と訴える，実体的意識性が出現することもある．小児期には性差がないが，成人期には女性に多いという報告がある[19]．

3 | その他の精神発作

(1)言語障害発作

　言語理解の障害，喚語障害，錯語(発音や単語を言い間違えること)，同語反復などの種々の言語障害が発作性に出現する．言語理解障害と発作性思考障害，錯語と親近感の変容は相互に関連が高いという[5]．似た発作症状に，言語理解の障害を伴わない単純な発語停止や構音障害があり，中心・側頭部に棘波をもつ良性小児てんかん(ローランドてんかん)でみられる．言語症状というよりは単純な運動症状の反映である[20]．

(2)記憶障害発作

　既視感は健常者でも生理的現象として多くみられ，てんかん患者における既視感も必ずしもてんかん性とは限らない．てんかん患者において，発作症状としての既視感は，そうでないものに比べ，予知体験，離人感，非現実感などの精神病理学的特性を有することが多く，また患者は，発作症状としての既視感に対しては，恐れ，不快

感, 動揺などの陰性感情をより抱く傾向にあるとの報告がある[21].

(3) 認知障害発作

夢様状態のほか, 一過性の時間感覚の変容, 離人感, 非現実感, 強制思考などの思考障害がある. 一過性の実行機能障害には, 発語や行為を開始することの障害, 予測や選択の障害などが含まれる.

(4) 感情発作

恐怖感以外はまれだが, 恍惚感, 無価値感や拒絶されている感覚を伴う抑うつ感, 怒りなどがあげられる. なお, 視床下部過誤腫の症状として特徴的な笑い発作は, 通常は感情を伴わず, 厳密には感情発作には属さない.

(5) 錯覚発作

実在する対象に対する誤った知覚である. 視覚領域では, 大きさの変化(巨視症, 小視症), 距離の変化(遠視症), 複視, 変形視など, 聴覚領域では, 巨聴症, 小聴症, 遠聴症などがある. 自分の身体から意識が離れて頭上に浮かび上がるという体外離脱体験も生じうる.

(6) 構造幻覚発作

視覚, 聴覚, 嗅覚, 味覚, 体性感覚のいずれにおいても生じうる. 一次性感覚野起源の幻覚発作は, 点滅する光の幻視, 水が流れる音の幻聴など, 要素性である. 視覚や聴覚の連合領域から生じて記憶痕跡と関連すると, より複雑な幻覚となり, 情景や人物が見えたり会話や音楽の幻聴が聴こえたりする. 特異なものとして自己像幻視がある.

● 鑑別診断(表 1-9)

精神疾患による精神症状との鑑別が必要になる. また, 発作後精神病, 発作間欠期精神病, 心因性非てんかん性発作など, てんかん関連の精神障害との鑑別も重要であ

表 1-9 精神発作の鑑別診断の例

発作の種類	鑑別すべき疾患・病態
精神発作一般	生理的現象, 心因性非てんかん性発作, 発作後精神病, 発作間欠期精神病
言語障害発作	小児:聴覚障害, 自閉症 成人:一過性脳虚血発作, 脳卒中
夢様状態	生理的現象, 大麻などの薬物使用
恐怖発作	パニック障害
幻覚発作	統合失調症などの精神病性障害

る．多くの精神発作の症状は，生理的現象としても生じうる．

　てんかん発作性の精神症状の特徴として，症状が突発性で数秒と短時間であること，常同的であることが重要である．ただし，持続時間については，まれに持続性前兆（aura continua）として長時間に及ぶことがある（本章「非けいれん性てんかん重積状態」の項，27頁参照）．また，意識障害などほかのてんかん発作症状の併存も手がかりになる．精神発作を疑えば，脳波検査，MRI検査などを行ってんかんの診断を進めることになるが，単純部分発作は頭皮上脳波では検出できないことが多く[22]，発作中の脳波所見に異常がなくても否定はできない．

● 症例

解離性障害として治療されていた側頭葉てんかんによる夢様状態

〈症例1：28歳，女性．看護師〉

　乳幼児期に，熱性けいれんを10回以上繰り返した．両親は不仲で，父親は本人と母親に暴力をふるうことがしばしばあった．7歳頃より，両親の喧嘩を止めるため，けいれんの真似をすることがあり，小児科で「心因性発作」と言われ，カウンセリングをしばらく受けていた．12歳時，両親が離婚し，母親に引き取られた．

　小学生の頃より，初めて見た風景に昔の懐かしい景色やたわいもない会話が重なってきて，昔見た場面が次々と浮かび上がり，前にも体験したような気持ちになることがあった．1回につき数〜10秒程度，週1〜2回の頻度で続いた．18歳時，看護学校に入学した．その頃，たびたび父親が自宅に訪ねてくるようになり，不安が強まった．19歳頃より，前述の既知感体験に続いて，周りと隔絶された感じになり，周りが何か言っていることはわかるが，内容はわからない，という症状が数分間出現するようになった．時によって，相槌を打つことはでき，その間の出来事はある程度想起できることも，全く憶えていないこともあった．20歳時，実習中にぼんやりしていることを指導教官に指摘され，精神科Aクリニックを受診した．解離性障害と診断され，カウンセリングを受けた．看護師資格を取得して病院勤務を始めてからも，ぼんやりする発作は月数回続いていたが，懐かしい感じの前兆を自覚したらすぐにトイレに入るなどしてやり過ごしていた．

　25歳時，夜勤明けで寝不足の状態で友人と買い物に行った際，既知感体験に続いて意識消失し，全身けいれん発作を起こして救急搬送された．ビデオ・脳波モニタリングでは，懐かしい感じに続いて意識減損，一点を凝視し，口をもぐもぐさせる口部自動症を呈する単純-複雑部分発作が捕捉された．単純部分発作の起始時点では，明らかな脳波変化を認めず，口部自動症が始まる約1.5秒前に，右前側頭部の律動性θ波が出現した（図1-2a）．頭部MRIでは，右の海馬硬化が認められた（図1-2b，矢印）．

　右側頭葉てんかんと診断され，カルバマゼピンによる治療が開始された．また看護

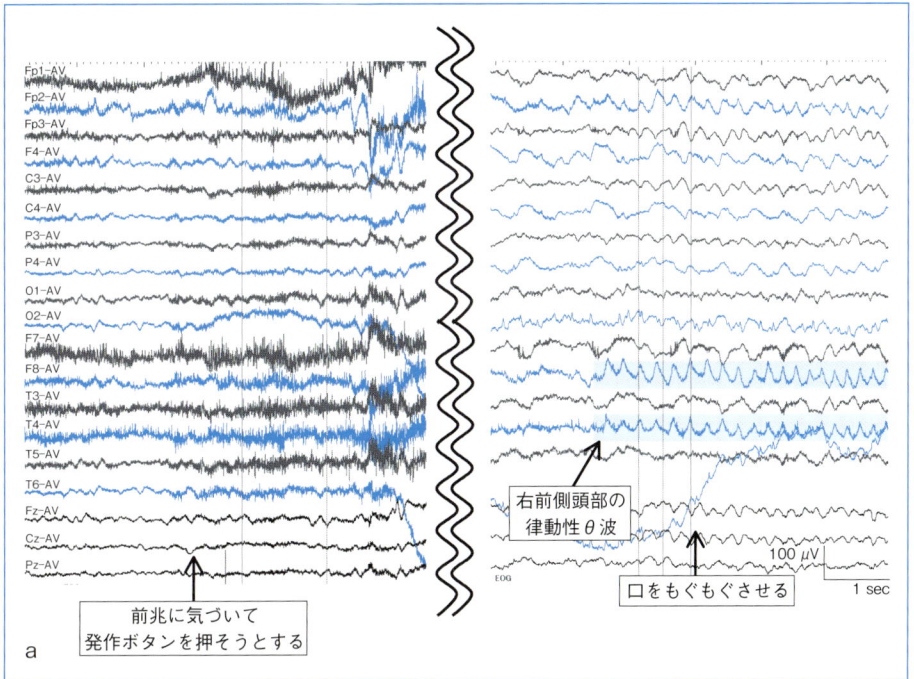

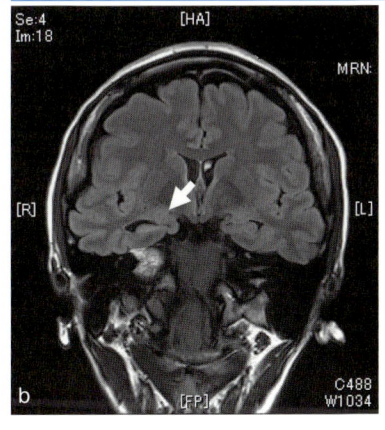

図 1-2 症例 1 の発作時脳波および頭部 MRI
a：発作時脳波．「懐かしい感じの前兆」を感じた単純部分発作の起始時点では，明らかな脳波変化を認めていない．その後，複雑部分発作に進展し，口部自動症が始まる約 1.5 秒前に，右前側頭部の律動性 θ 波が出現した．
b：頭部 MRI．右の海馬硬化を認める（矢印）．

業務による睡眠不足を防ぐため，病棟から外来に配置換えとなった．既知感体験は月1回程度あるものの，複雑部分発作，全身けいれんは起こらなくなり，看護師を問題なく続けている．

成育歴における父親からの暴力，心因性発作の既往，家族内葛藤の心因があったことから，側頭葉てんかんによる夢様状態が，解離性障害と誤診された．

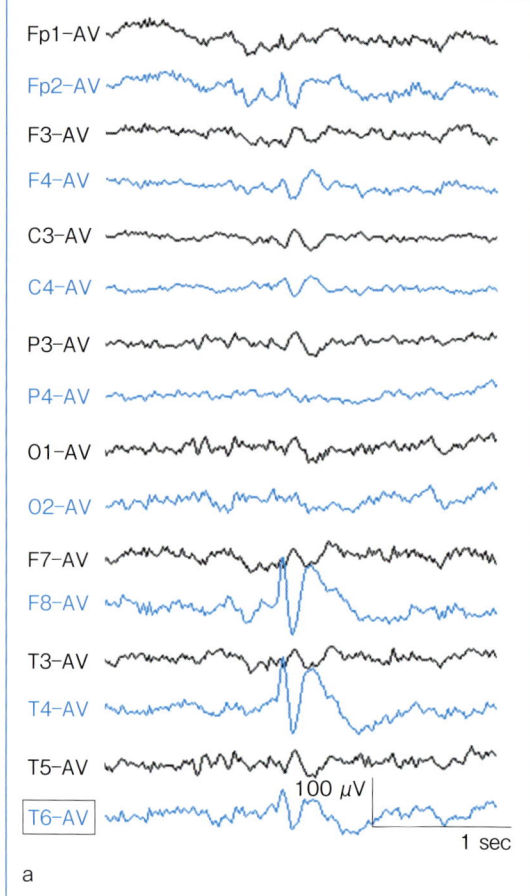
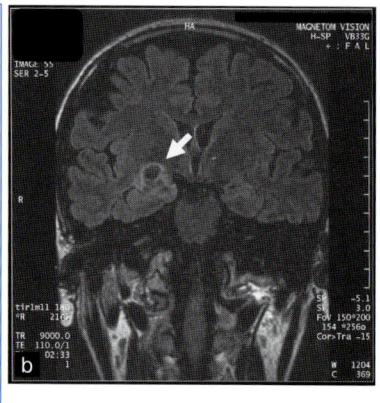

図 1-3　症例 2 の発作間欠期脳波お
　　　　よび頭部 MRI
a：発作間欠期脳波．右前側頭部に徐
　　波を伴う鋭波を認める．
b：頭部 MRI．右側頭葉内側の扁桃核
　　を中心に多嚢胞性病変を認める（矢
　　印）．

パニック障害として治療されていたてんかん性恐怖発作（山崎ら[23)]を改変）

〈症例 2：35 歳，男性〉

　29 歳時，シャワーを浴びている際，急に「現実と自分が切り離される感じ」と動悸，胸苦しさが出現した．症状は 30 秒ほど続き，「このまま死ぬのではないか」という恐怖感が伴った．以後，同様の発作が月 2〜3 回，家族との食事中，通勤中，友人と談笑中など，さまざまな場面で出現するようになった．「発作がいつ来るかわからない」という不安に苛まれ，集中力が低下し，外出を避けがちになった．精神科 B クリニックを受診し，「パニック障害」と診断され，パロキセチン，ロフラゼプ酸エチルを処方された．しかし発作は次第に週数回に増え，1 日に 3〜4 回起きることもあった．

　35 歳時，B クリニックで診察中，突然呼名に応答しなくなり，診察室より走り出るエピソードがあった．本人は発作が起こり，その場に居たくなくなったことは憶えていたが，走り去ったことについては記憶がなかった．このため精査目的で C 病院脳神経外科に紹介された．脳波にて右前側頭部に徐波を伴う鋭波が（図 1-3a），頭部

> MRIにて右側頭葉内側の扁桃核を中心に多嚢胞性病変が（図1-3b）認められた．胚芽異形成性神経上皮腫瘍（dysembryoplastic neuroepithelial tumor；DNT）による右側頭葉てんかんと診断され，離人感，動悸，恐怖感を伴う発作は側頭葉てんかんの単純部分発作，病室から走り出たエピソードは複雑部分発作と考えられた．カルバマゼピン，ラモトリギンによる薬物療法が行われたが，複雑部分発作が月数回起きるなどコントロール不良であり，38歳時に右側頭葉先端切除術および右扁桃体腫瘍全摘術が施行された．術中脳波記録ではてんかん性放電は扁桃体に限局しており，海馬からの発射は認められなかったため，海馬は温存された．以後，恐怖感の発作は全く起きなくなり，発作に対する不安も消失し，抗てんかん薬を減量中である．

・てんかん性放電が扁桃体に限局し，長期間恐怖感の単純部分発作のみで経過していたためにパニック障害と誤診されたが，複雑部分発作に至り，初めて側頭葉てんかんと診断された．
・発作症状，予期不安や回避行動を呈した点はパニック障害と酷似しているが，発作の持続時間が30秒と短い点はてんかんを示唆する．パニック発作は30分〜1時間程度持続することが多い．精神科診療において，側頭葉てんかんの恐怖発作とパニック障害との鑑別は特に重要である[23]．パニック障害として治療反応性が悪いときや，症状が非定型的なとき，ほかの発作症状の合併が疑われる場合は，家族などにも発作症状をよく確認し，側頭葉てんかんが疑われれば，積極的に脳波，MRIを施行するべきである[23,24]．
・DNTは大脳皮質内に多結節性病巣を形成する良性腫瘍であり，てんかんの合併が多いことが知られている．

● 文献
1）加藤昌明：夢様状態．日本てんかん学会ガイドライン作成委員会（編）：てんかん学用語辞典．pp 42-43, 2006
2）松浦雅人：精神発作．日本てんかん学会ガイドライン作成委員会（編）：てんかん学用語辞典．pp 127-128, 2006
3）Proposal for revised clinical and electroencephalographic classification of epileptic seizures. From the Commission on Classification and Terminology of the International League Against Epilepsy. Epilepsia 22：489-501, 1981
4）松浦雅人：てんかんの精神症状と行動．臨床精神医学 34：1521-1527, 2005
5）Kanemoto K, Janz D：The temporal sequence of aura-sensations in patients with complex focal seizures with particular attention to ictal aphasia. J Neurol Neurosurg Psychiatry 52：52-56, 1989
6）Engel J Jr：A proposed diagnostic scheme for people with epileptic seizures and with epilepsy：report of the ILAE Task Force on Classification and Terminology. Epilepsia 42：796-803, 2001
7）Blume WT, Lüders HO, Mizrahi E, et al：Glossary of descriptive terminology for ictal semiology：report of the ILAE task force on classification and terminology. Epilepsia 42：1212-1218, 2001
8）Penfield W, Perot P：The brain's record of auditory and visual experience. A final summary and discussion. Brain 86：595-696, 1963
9）Halgren E, Walter RD, Cherlow DG, et al：Mental phenomena evoked by electrical stimulation of the human hippocampal formation and amygdala. Brain 101：83-8117, 1978
10）Gloor P：Experiential phenomena of temporal lobe epilepsy. Facts and hypotheses. Brain 113：1673-1694, 1990

11) Bancaud J, Brunet-Bourgin F, Chauvel P, et al：Anatomical origin of déjà vu and vivid 'memories' in human temporal lobe epilepsy. Brain 117：71-90, 1994
12) Bartolomei F, Barbeau E, Gavaret M, et al：Cortical stimulation study of the role of rhinal cortex in déjà vu and reminiscence of memories. Neurology 63：858-864, 2004
13) 兼本浩祐：夢様状態"dreamy state"の精神病理―Jacksonの主体意識と対象意識をめぐって．臨床精神病理 16：37-46, 1995
14) Hogan RE, Kaiboriboon K. The "dreamy state". John Hughlings—Jackson's ideas of epilepsy and consciousness. Am J Psychiatry 160：1740-1747, 2003
15) Jackson JH, Stewart P：Epileptic attacks with a warning of a crude sensation of smell and with the intellectual aura (dreamy state) in a patient who had symptoms pointing to gross organic disease of the right temporo-sphenoidal lobe. Brain 22：534-549, 1899
16) 松浦雅人：てんかん―臨床的側面．松下正明，加藤　敏，神庭重信（編）：精神医学対話．pp 987-1001, 弘文堂, 2008
17) 西田拓司：側頭葉てんかんと大脳辺縁系．分子精神医学 11：39-47, 2011
18) 松浦雅人, 藤原建樹, 池田昭夫, 他：成人てんかんの精神医学的合併症に関する診断・治療ガイドライン．てんかん研究 24：74-77, 2006
19) Chiesa V, Gardella E, Tassi L, et al：Age-related gender differences in reporting ictal fear：analysis of case histories and review of the literature. Epilepsia 48：2361-2364, 2007
20) Goyal M, Zarkowski P, Swartz BE：3. Curious Epileptic Seizures That Don't Resemble Seizures. In：Kaplan PW, Fisher RS (eds)：Imitators of Epilepsy, 2nd ed. Demos Medical Publishing, New York, pp 45-60, 2005
21) Adachi N, Akanuma N, Ito M, et al：Two forms of déjà vu experiences in patients with epilepsy. Epilepsy Behav 18：218-222, 2010
22) Devinsky O, Sato S, Kufta CV, et al：Electroencephalographic studies of simple partial seizures with subdural electrode recordings. Neurology 39：527-533, 1989
23) 山崎まどか, 前原健寿, 大野喜久郎, 他：パニック障害として治療を受けていた扁桃体病変をもつ側頭葉てんかんの2例．精神科 9：178-182, 2006
24) 伊藤ますみ：パニック発作との鑑別法は？　松浦雅人, 原　恵子（編）：てんかん診療のクリニカルクエスチョン 200, 改訂第2版．診断と治療社, pp 150-151, 2013

〔宮島美穂，渡辺雅子〕

C 複雑部分発作

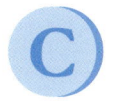

概要

　複雑部分発作(complex partial seizure；CPS)とは，意識減損(意識障害)を伴う部分発作をいう．

　現在のてんかん発作に関する臨床的分類は，国際抗てんかん連盟(International League Against Epilepsy；ILAE)の分類[1]に従い，まず部分発作と全般発作に大別される．部分発作は一般に発作の始まるときの臨床症状および脳波変化が一側大脳半球またはその一部に限局した大脳の神経細胞群の過剰な興奮を示す発作である．部分発作はさらに発作時に意識減損を伴うかどうかで単純部分発作(simple partial seizure；SPS)と複雑部分発作に分類される．すなわち，意識減損を伴わない発作が単純部分発作，意識減損を伴う発作が複雑部分発作である．

　複雑部分発作には自動症(automatism)を伴うことも多い．自動症とは身体の一部や全身の無目的または類目的性の奇妙な反復性の動作のことである．自動症は通常，複雑部分発作でみられるが，時に全般発作である欠神発作でもみられることがある．

　また，精神運動発作という用語があるが，これは国際分類が使用される以前の分類カテゴリーであり，意識障害に加えて自動症を伴う部分発作をいい，現在の分類では複雑部分発作に含まれる[2,3]．

分類

　複雑部分発作は単純部分発作から進展したか否か，また自動症を伴うか否かで次のように分類される．

①単純部分発作で始まり意識減損するもの
　　A　単純部分発作で始まり自動症を伴わないもの
　　B　単純部分発作で始まり自動症を伴うもの
②始まりから意識減損で始まるもの
　　A　意識減損のみのもの
　　B　自動症を伴うもの

鑑別

1｜単純部分発作と複雑部分発作の鑑別

　前述のように，意識減損(意識障害)の有無により単純部分発作と複雑部分発作の鑑

別をする．てんかんにおける意識減損の判定は，患者が外的事象と接触し，その後にそのことを想起できるかどうかといった「覚醒度」，単純な命令に従い意思的行動ができるかどうかといった「反応性」から評価される．意識減損は，覚醒度と反応性の一方または両方が変化したために外的刺激に正常に反応することができないことと定義される[1]．Glasgow Coma Scale (GCS)やJapan Coma Scale (JCS)による判定とは異なる．

発作による意識障害の判別のポイントをあげる．以下を組み合わせて総合的に判断する．

①患者の様子や行動：意識障害があると，ボーっとした様子であり，視線が合わない．

②刺激に対する反応：呼びかけや痛み刺激に反応しない．声掛けや痛み刺激にすみやかに，かつ的確に反応すれば意識障害はほぼ否定される．時に意識減損があり反応性が変化するものの，「ハイ…」といった単純な応答ができることがある．発作の際は，「大丈夫ですか？」などの「はい」，「いいえ」で答えられる質問ではなく，「ここはどこですか」などのopen questionを用いて反応を確認する．なお，昏迷状態では，意識障害がなくとも声がけ・痛み刺激に反応しないことがあるので，②のみで判断してはいけない．

③発作後に想起可能かどうか：複雑部分発作の場合には患者は通常発作後に発作中のことを想起できない．発作中にある言葉を記憶するよう患者に言い，発作後にその言葉を想起できるかを確認する．想起できれば意識障害は伴わないと判断する．

④てんかん発作時は多くの場合開眼している．開眼していることで意識の有無の確認はできない．

2 ｜ 自動症を伴う欠神発作と複雑部分発作の鑑別

①発作症状から，自動症を伴う欠神発作と，自動症を伴う複雑部分発作を鑑別するのは困難である．

②発作間欠期脳波を参考にする．特に，未治療の欠神発作であれば，過呼吸賦活によって脳波検査中に典型的な発作時脳波である3 Hz 棘徐波を高率に記録できることから，脳波検査時に過呼吸賦活を行い，症状を脳波所見を確認する．

③発症年齢などの臨床情報から判断する．小児期〜青年期までは欠神発作と複雑部分発作のいずれも発症しうるが，26歳以上で欠神発作を含めた特発性全般てんかんを初発することはほとんどない[4]．

3 ｜ てんかん以外の疾患による症状との鑑別

てんかん以外の原因による意識消失との鑑別が必要である．詳細は第2章(39頁)を参照されたい．

各発作の詳細

1 | 側頭葉てんかん

　側頭葉にてんかん原性領域をもつてんかんの総称を側頭葉てんかん（temporal lobe epilepsy；TLE）という．部分てんかんのひとつで，側頭葉は最もてんかん焦点を生じやすい大脳皮質領域である．部分発作群を呈し，複雑部分発作を主徴とする．側頭葉てんかんは，大きく内側型と外側型に二分されるが，内側型は外科治療可能なてんかん症候群として独立して内側側頭葉てんかんというひとつの症候群として扱い，側頭葉てんかん外側型は側頭葉外てんかんと合わせて，新皮質てんかんとしてまとめられるようになった（表 1-10）．ここでは特に内側側頭葉てんかんについて述べる．

　内側側頭葉てんかん（mesial temporal lobe epilepsy；MTLE）は海馬や扁桃体といった構造に焦点をもつが，側頭葉てんかんの80％を占め，特に頻度が高い．典型的な検査所見，症状と経過をたどり，難治な例では外科的治療が有効であることから，早期診断が重要となる．

　内側側頭葉てんかんの発作は，前兆（単純部分発作）から始まることが多い．前兆のみで発作が終結することもしばしばみられる．最も一般的な前兆は上腹部感覚で「嘔気」，「こみあげてくる感覚」などに表現され，この前兆は内側側頭葉てんかんを強く疑わせる．側頭葉てんかんでは，幻嗅，恐怖感，既視感，未視感，自律神経症状などの前兆もみられる．幻嗅は，心地よい幻嗅も起こりうるが，多くは不快な匂い（アンモニア臭や，ゴムの焼ける臭いなど）であり，扁桃体起源とされる．発作性の恐怖感はしばしばパニック発作と誤診される．扁桃体起源と考えられるが，深部に起源があることから，前兆のみのときには頭皮上脳波で異常が出現しにくく，また側頭葉てんかんではパニック発作の合併率も高いことから鑑別は容易ではない．既視感（déjà vu）とは，初めて見る風景に，以前自分が同じ場所にいたような懐かしさや親しみを感じる感覚，未視感（jamais vu）はよく知ったはずの場所を初めて見る感じや親しみのなさを感じる感覚であり，これらも内側側頭葉に関連しているとされる．

　複雑部分発作は内側側頭葉てんかんの主徴であり，典型的な内側側頭葉発作では，前兆に引き続いて意識減損，動作停止，凝視で始まる複雑部分発作がみられる．特に右側頭葉てんかんでは，複雑部分発作中に不完全ながら反応することがあるが，その場合でも，発作後に発作中のことを完全には想起することができない．しばしば口部

表 1-10　側頭葉てんかんおよび側頭葉外に焦点をもつてんかん新分類

	内側型	内側側頭葉てんかん
側頭葉てんかん	外側型	新皮質てんかん
側頭葉外に焦点をもつてんかん	前頭葉てんかん	
	頭頂葉てんかん	
	後頭葉てんかん	

自動症(oral automatism, oroalimentary automatism)を伴うことがあり，意識障害に伴い咀嚼するように口を動かす，つばを飲み込む，舌なめずりをする，口をぴちゃちゃさせるといった症状を認める．手の自動症を伴うこともあり，手探りするような動作や，服をまさぐるような動作を示す．発作発射反対側上肢の姿勢異常がみられることもある．持続時間は通常1～2分である．前兆を伴わず複雑部分発作から発作が始まることもある．

内側側頭葉てんかんの複雑部分発作から二次性全般化することは比較的まれであり，しばしば二次性全般化に移行する症例では，内側側頭葉てんかん以外のてんかんも念頭におく．発作後は見当識障害，近時記憶障害，健忘がみられ，優位側(通常左側)発作起始では，数分間の言語障害がみられることがある．

2 | 前頭葉てんかん

前頭葉にてんかん原性領域をもつてんかんの総称を前頭葉てんかん(frontal lobe epilepsy；FLE)という．部分てんかんのひとつであり，前頭葉は側頭葉に次いで，てんかん焦点を生じやすい大脳皮質領域である．前頭葉てんかんは難治に経過する症例も多いこと，発作が意識減損をきたすとは限らず，情動的あるいは激しい動きを伴う発作を示すことから，心因性非てんかん性発作と誤診されやすい．実際に前頭葉てんかんに関する報告には精神科治療を受けていた患者が時にみられる．前頭葉由来の複雑部分発作は複雑で激しい行動症状を呈することで知られる．奇妙で爆発的な行動症状が特徴的である．奇妙な，または激しい身振りなどを示す発作症状であっても，持続時間がいつも短い(1分以内)，突然始まって突然終わる，常同性がある(いつも同じ症状である)場合にはてんかんを疑うべきである．

前頭葉は最も大きな脳葉であり，複数の領域に分けられる．つまり解剖学的には，一次運動野・運動前野，補足運動野，前頭前野，辺縁系・傍辺縁系に分けられ，機能的には，運動皮質，補足運動野，弁蓋部，背外側部，前頭極部，帯状回，眼窩前頭部に区分される．一方，発作症状については，焦点性運動発作，補足運動発作，精神運動発作の3つのグループに分けられてきた．

(1) 焦点性運動発作

一側の身体部位に限局した間代(あるいは強直・間代)を主徴とする発作である．上肢や顔面によくみられる．発作部位が皮質の機能配列に対応し，ジャクソンマーチと呼ばれる発作症状の広がりを示すことがある．一次運動野(中心前回)を中心に局在が分布している．

(2) 補足運動発作

上下肢の近位側筋群の収縮による強直姿勢である．一側性のこともあるが通常は両側で，非対称なことが多い．上肢は肘で屈曲し肩の挙上を伴い，下肢は伸展または屈

曲し，頭部と眼球は偏位し，屈曲挙上した上肢のほうを見る．典型的なものはフェンシング姿位として知られる．意識は保たれる．運動症状だけではなく，しびれや熱感などの感覚症状も同じ領域から起こる．

(3)精神運動発作

さまざまな動きの自動運動症状がみられ，複雑な動きの自動症（complex motor automatism），前述の過運動発作（hypermotor seizure），両手両側の自動症（bimanual-bipedal automatism）などがある．発作中に極度の恐怖感を伴う症例では，帯状回前部が発作症状発現領域である可能性がある．発作発射起始が前頭葉であっても，眼窩面や下前頭回からネットワークを介して側頭葉に発作が伝播しやすく，側頭葉てんかんに類似した症状を呈することもあることがある[5]．

症例と解説

〈症例1：39歳，女性〉

元来活発な性格．既往歴：5歳ごろまでに3回の熱性けいれん，少なくともそのうち1回は複雑熱性けいれん①のほか，特にはない．

学童期から数分間の嘔気を認め，嘔気に既視感や未視感，眩暈②を伴うこともあったが未治療で経過した．20歳以降，発作は嘔気の前兆から数分間意識減損し，一点を見つめ，口部自動症や手の自動症を伴う複雑部分発作に進展③するようになった．複雑部分発作が出現したことから，医療機関を受診しカルバマゼピンを開始④した．薬物治療開始後に発作は減少したが，月数回の前兆と年1〜2回の複雑部分発作が出現していた．35歳時に複雑部分発作が週数回に増加したため，精査（図1-4, 1-5）の後に焦点切除術⑤が施行された．その後3年以上経過し，発作を認めていない．

診断：右側頭葉てんかん
発作症状：口部自動症を伴う複雑部分発作

1 | 症例1の解説

①内側側頭葉てんかんは，熱性けいれん，特に複雑熱性けいれんの既往の関与が知られている．熱性けいれんはILAEでは「生後1カ月以降の小児に起こる発作（seizure）で，発熱性疾患に関連しているが，中枢神経系感染症に起因せず，新生児けいれんや原因不明のけいれんの既往がなく，急性症候性けいれんを発症する他の疾患・状態の定義に当てはまらないもの」と定義した．表1-11の単純型熱性けいれんの特徴から1項目でも外れるものは複雑型熱性けいれんである[6,7]．

②嘔気，既視感，未視感，眩暈はいずれも側頭葉てんかんの単純部分発作の症状として矛盾しない．

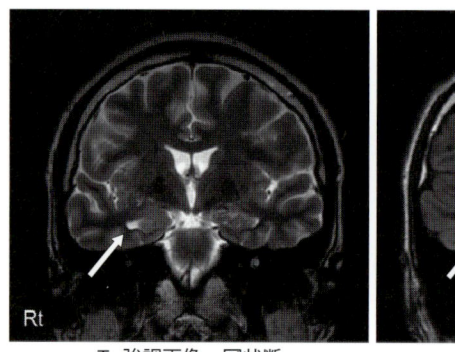

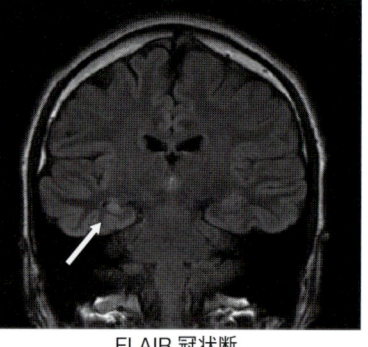

図 1-4 MRI 画像
左の T₂ 強調画像冠状断では海馬の萎縮(矢印),右の FLAIR 冠状断では海馬の高信号(矢印)が観察され,海馬硬化が疑われた.

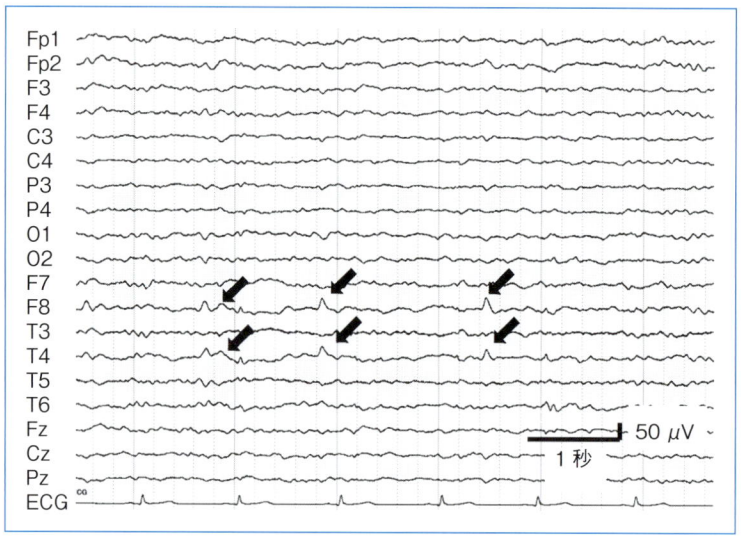

図 1-5 平均基準電極法(AV 法)による発作間欠期の脳波
F8 と T4 に位相逆転を認める鋭波(矢印)を繰り返し認めた.

表 1-11 単純型熱性けいれんの特徴

- 年齢は 6 カ月〜6 歳
- 38℃以上の熱発を伴う
- 全身性,左右対称(部分発作症状を示さない)
- 持続は 15 分以内
- 発作が 24 時間以内に反復しない
- 神経学的異常所見がない
- 発作後持続性の意識障害や麻痺がない
- 基礎に神経学的異常(分娩外傷,知能や性格障害)がない
- てんかんや無熱性けいれんの家族歴がない

③嘔気の前兆から意識減損し，口部自動症の複雑部分発作に進展する発作症状は側頭葉てんかんに典型的である．
④内側側頭葉てんかんは部分てんかんのひとつであり，第一選択薬はカルバマゼピンである．
⑤典型的な内側側頭葉てんかんでは，一時発作が軽快した後に発作が増悪，または再発しその後は難治に経過する．内側側頭葉てんかんの外科的治療は，約80％と高い術後の発作寛解率が期待でき，薬物治療のみよりも好成績であること，QOLの予後も薬物療法のみよりもよいとされることから[8〜10]，難治例では積極的な手術適応検討が勧められる．

〈症例2：25歳，男性〉

既往歴：特記すべきことはない．

21歳時①にけいれんを呈し②，近医を受診した．2回目のけいれんの後に，脳波に全般性の異常波を繰り返し認めたこと③，画像検査で特にてんかん焦点となるような所見を認めなかったことから，全般てんかんの診断でバルプロ酸が開始されたが，その後も左手指から始まり左肢に広がる間代けいれん④が日に数回みられるようになった．主に睡眠中⑤であったが，覚醒時にも発作が出現したことと，発作時に意識が減損することが多くなったことから当院を受診した．脳波検査を再度行ったところ（図1-6），発作間欠期に右前頭部(F4)の棘波から始まり，急速に全般化する波を繰り返し認めた．部分てんかん（右前頭葉てんかん）の診断で抗てんかん薬をバルプロ酸から

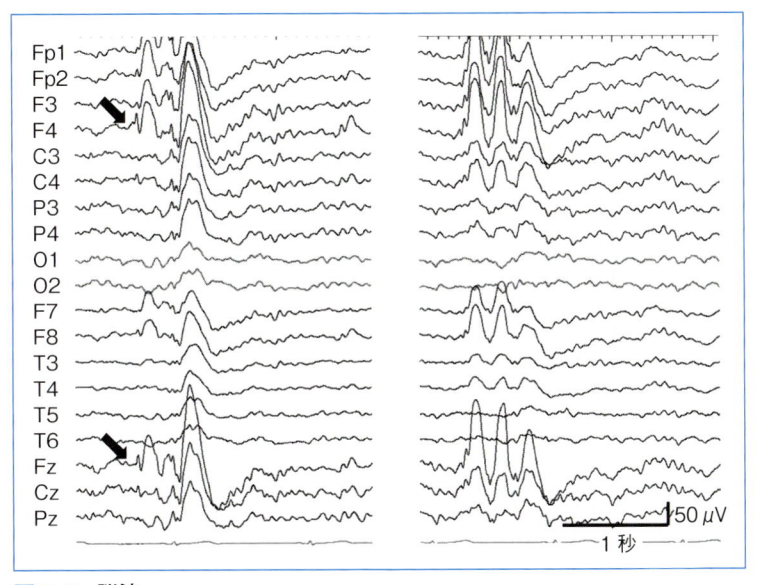

図1-6 脳波
発作間欠期に右前頭部(F4)の棘波から始まり，急速に全般化する波を繰り返し認めた．

カルバマゼピンに主剤を変更した．その後カルバマゼピン増量に伴い発作頻度は低下した．

2 │ 症例2の解説

①あらゆる年齢で発症する可能性がある．

②この症例では単純部分発作も，それから二次性全般化するものもすべて，家族は「けいれん」と表現していた．

③このときの脳波ですでに発作間欠期のてんかん性異常波の起始がF4にみられていた．前頭葉てんかんでは脳波上で急速に全般化し，全般性異常波にみえることがある．脳波上のてんかん性異常波の起始部が一定の部位であることを確認する．

④ジャクソンマーチと呼ばれる発作であり，発作発射が一次運動野内で広がったと考えられる．一次運動野に関連した発作は間代性が多く，補足運動野に関連した発作では強直性になることが多い．

⑤発作が頻発する．特に夜間（入眠期）に多い．

● 文献

1) the Commission on Classification and Terminology of the International League Against Epilepsy：Proposal for revised clinical and electroencephalographic classification of epileptic seizures. From the Commission on Classification and Terminology of the International League Against Epilepsy. Epilepsia 22：489-501, 1981
2) 日本てんかん学会：てんかん学用語辞典．日本てんかん学会，2006
3) 日本神経学会（監）：てんかん治療ガイドライン2010．医学書院，2010
4) 兼本浩祐：専門外の医師のための大人のてんかん入門．中外医学社，2011
5) Talairach J, Bancaud J, Geier S, et al：The cingulate gyrus and human behaviour. Electroencephalogr Clin Neurophysiol 34：45-52, 1973
6) Freeman JM：Febrile seizures：a consensus of their significance, evaluation, and treatment. Pediatrics 66：1009, 1980
7) Consensus statement. Febrile seizures：long-term management of children with fever-associated seizures. Pediatrics 66：1009-1012, 1980
8) Wieser HG；ILAE Commission on Neurosurgery of Epilepsy：ILAE Commission Report. Mesial temporal lobe epilepsy with hippocampal sclerosis. Epilepsia 45：695-714, 2004
9) Wiebe S, Blume WT, Girvin JP, et al：A randomized, controlled trial of surgery for temporal-lobe epilepsy. N Engl J Med 345：311-318, 2001
10) 三原忠紘，藤原建樹，池田昭夫，他：てんかん外科の適応に関するガイドライン．てんかん研究 26：114-118, 2008

（原　恵子，渡辺雅子）

D 非けいれん性てんかん重積状態

　非けいれん性てんかん重積状態（nonconvulsive status epilepticus；NCSE）は，目立ったけいれん症状を生じないてんかん発作が，長時間持続，または短時間で反復する状態である．てんかん患者に限らず，てんかんの既往のない患者において，薬剤や代謝障害，脳器質障害による機会発作としても生じうる．NCSE は，精神疾患に似た臨床像を呈する場合があることから，精神科医にとって重要な病態である．NCSE が精神科外来を初診するケースとして，以下のような場合が考えられる．
①幻覚妄想や，抑うつ，困惑，攻撃性，認知機能障害などの精神症状が前景となる場合．
②精神疾患患者に初発した NCSE．特に，ベンゾジアゼピンの離脱や抗精神病薬を原因とするもの．
③NCSE がてんかんの初回発作として起こった場合．または，ほかの発作型が主であったてんかん患者で，NCSE が初発した場合．

　NCSE の頻度は，年間 10 万人あたり 32〜85 人に上るとの推計もあり[1]，決してまれな病態ではない．全てんかん重積のうち，6 割以上が NCSE という報告がある[2]．高齢者においては，原因不明の困惑状態の原因として NCSE は約 16％ を占めるとの報告もある[3]．

　NCSE は従来，欠神発作重積（absence status epilepticus；ASE）として主にてんかん患者に生じる意識障害を中心に論じられてきたが，近年，てんかんの既往のない高齢者に初発する late-onset *de novo* absence status epilepticus[4]や，重篤な意識障害患者に生じる NCSE in coma が報じられる[5]など，その概念は徐々に拡大している[6]．包括的な定義は確立されていないが，Shorvon らが 2004 年に提唱した「電気的な発作活動が遷延することにより生じる，非けいれん性の多様な臨床症候」[1]という定義が，一定のコンセンサスを得ていると思われる[7]．持続時間の定義についても合意はないが，30 分以上とする文献が多い．

　発作症状は多彩であり，軽度のもうろう状態，言語障害，自動症，健忘などの比較的軽い症状から，一見すると睡眠や昏睡にみえることもある[8]．認知障害や幻覚妄想，攻撃性や恐怖などの情動症状，行動面の異常が前景となることも多く，困惑や活動性の低下などが目立つ場合，抑うつ状態様の臨床像を呈することもある．

　特異的な臨床症状が存在しないため，診断には脳波検査が必須となる．NCSE の脳波所見は，律動性波形の持続または頻発が基本であるが，局在性あるいは全般性の棘徐波，多棘徐波，律動性徐波など，非常に多彩である[8]．一方，単純部分発作重積の多くは頭皮上脳波では異常所見が出現しにくいことにも留意する必要がある．

　とはいえ，精神症状が遷延するすべての症例に脳波検査を行うのは不可能である．Drislane[9]は，神経学的機能変化が認められる場合に，原因として NCSE が強く疑わ

れる状態を6つあげている．①全身けいれん，またはけいれん重積の直後，②昏迷状態の患者でぴくつき，瞬き，眼振などの些細なサインがみられる場合，③特に高齢者における，原因不明の昏迷または困惑状態，④特にベンゾジアゼピン離脱後における，高齢者の精神状態の変容，⑤てんかん発作の既往を有する患者に，新規の疾患や外傷が生じたり，手術を受けた場合，⑥脳卒中からの回復が不良な場合，である．加えて，特に高齢者では，抗精神病薬，抗うつ薬，リチウムの増量後の精神症状の変化も重要である．

緊急脳波検査の対象となった患者を調査した研究[10]では，脳卒中，脳腫瘍，認知症，脳外科手術の既往などの発作の遠隔リスクファクター，重篤な精神症状，眼球運動の異常が，非NCSE群に比べNCSE群に有意に多く，特に眼球運動の異常と発作の遠隔リスクファクターの組み合わせによる診断はNCSEに対する感度が100%であった．このようにNCSEのリスクが高いと考えられる場合に，脳波検査をより積極的に行うのが現実的であろう．

原因には，代謝性/医原性，全身状態不良や昏睡に伴うもの，急性の脳障害，既存のてんかん，がある(表1-12)[11]．乳児期から小児期に発症するものは，年齢依存性のてんかん症候群の一症状としてのNCSEが主であるのに対し，成人期のNCSEは，急性症候性発作や状況関連性発作としてのNCSEと，てんかん患者に生じるNCSEとに大別できる[6]．代謝性/医原性には，電解質異常や代謝性疾患，悪性腫瘍，脳炎や髄膜炎，敗血症などの感染，薬剤性などが含まれる．特に精神科診療においては，抗精神病薬や抗うつ薬，リチウムなどによるてんかん閾値の低下や，ベンゾジアゼピンやアルコールの離脱によるNCSEが重要である(症例1，34頁を参照)．昏睡や重症患者については，昏睡患者の8%がNCSEの診断基準を満たしたと報じられるなど[12]，近年，NCSEが高頻度で存在することが注目されている．てんかんの一症状としては，部分てんかん，全般てんかんのいずれもがNCSEを生じうる．特にNCSEと関連が深い症候群として，Lennox-Gastaut(レンノックス・ガストー)症候群をはじめとした，小児のてんかん性脳症や，環状20番染色体症候群，Angelman(アンジェルマン)症候群，早発型の小児良性後頭葉てんかん〔Panayiotopoulos(パナエトポラス)症候群〕，Kojewnikow(コジェウニコウ)症候群，Rasmussen(ラスムッセン)症候群などがある．

NCSEの予後は，原因と合併症によるが，全身けいれん重積の終末期状態であるsubtle GCSE(generalized convulsive status epilepticus)以外のNCSEは，おおむね神経学的予後および生命予後は良好である．診断が遅延すると発作コントロールの程度が低くなり，予後が低下するばかりでなく，発作中の事故の危険性も高まる[11]．

● 分類

現時点では，先述した概念の変化もあり，NCSEの分類法は統一されていない．伝統的には，従来のてんかん発作型分類に準じた，電気生理学的所見に基づく分類が主

表1-12 NCSEの原因

代謝性/医原性		重症疾患および昏睡	
代謝障害 　低血糖 　高血糖 　低カルシウム血症 　低ナトリウム血症 　肝性脳症 　尿毒症 　高血圧性脳症 　橋本病における脳症 　急性ポルフィリア 　アルコール離脱 　MELAS 　セロトニン症候群 　悪性症候群	医薬品 　セファロスポリン 　イミペネム 　メロペネム 　ガチフロキサシン 　オフロキサシン 　向精神薬 　（抗精神病薬/抗うつ薬/ 　リチウム中毒，ベンゾ 　ジアゼピン離脱） 　免疫抑制薬（シクロスポ 　リン，タクロリスムス） 　抗癌剤（イホスファミ 　ド）	小児 成人 高齢者	周産期の脳梗塞 低酸素-虚血性脳炎 外傷 脳血管障害 低酸素/無酸素脳炎 抗てんかん薬の中断 代謝障害 脳腫瘍 低酸素/無酸素脳炎 敗血症 薬剤 低ナトリウム血症 脳血管障害
悪性腫瘍 　原発性または転移性脳腫瘍 　傍腫瘍症候群	有毒物質 　一酸化炭素中毒 急性脳障害	既存のてんかん	
感染症 　髄膜炎/脳炎 　敗血症	虚血性発作 　くも膜下出血 　脳内出血	欠神てんかん 若年ミオクロニーてんかん てんかん性脳症（Lennox- Gastaut症候群など）	
違法薬物 　コカイン 　アンフェタミン 　ヘロイン 　フェンサイクリジン	硬膜静脈洞血栓症 　脳腫瘍 　脳外傷 　SLEなどによる脳血管炎 　脱髄性疾患	環状20番染色体症候群 Angleman症候群 Panayiotopoulos症候群 Kojewnikow症候群 Rasmussen症候群 前側頭葉てんかん 前頭葉てんかんなど	

MELAS：ミトコンドリア脳筋症・乳酸アシドーシス・脳卒中様発作症候群，SLE：全身性エリテマトーデス．
(Maganti R, Gerber P, Drees C, et al：Nonconvulsive status epilepticus. Epilepsy Behav 12：572-586, 2008より改変)

であった[13]．すなわち，全般発作（欠神）-部分発作（単純/複雑），という構図に基づいた分類である（図1-7）．てんかん症候群との関連では，定型欠神が特発性全般てんかんに，非定型欠神が症候性全般てんかんに，単純/複雑部分発作が局在関連てんかんに，おおむね対応する．一方，NCSEの病態は，年齢や，医学的背景と密接に関連する．また年齢依存性の各てんかん症候群で，一定の症候群特異性を有するNCSEが出現する側面もある．このため，年齢層別の症候群としての視点を取り入れた包括的な分類も，近年提唱されている[1,14,15]．本項では，電気生理学的所見に基づく分類を中心に解説する．

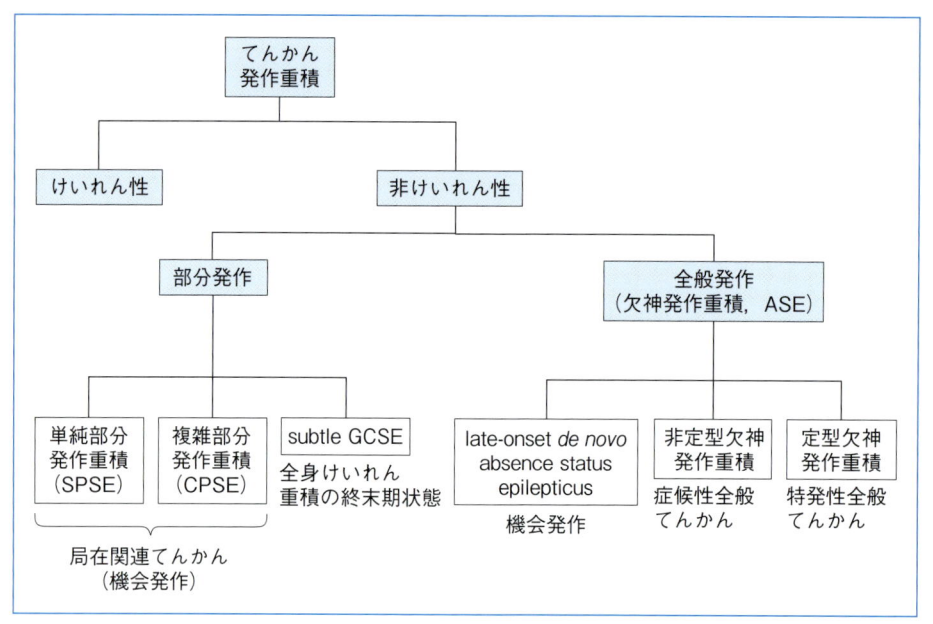

図 1-7 NCSE の分類
(Meierkord H, Holtkamp M：Non-convulsive status epilepticus in adults：clinical forms and treatment. Lancet Neurol 6：329-339, 2007 より改変)

各重積の詳細[13,16]

1 | 欠神発作重積（absence status epilepticus；ASE）

(1) 定型欠神発作重積

　主症状は，意識混濁および行動の変容であり，意識障害の程度により臨床像は多彩である．軽度の場合，飲食，疼痛刺激への反応，徘徊，簡単な従命が可能だが[17,18]，典型的には，反応はあるが，高次脳機能は侵されて混乱が目立ち，単純な動作も促してやっとできる状態である[16]．重篤例では無動・緘黙の昏迷様となる．開始と終了は明瞭で，期間は分単位から数時間，日単位，時には週単位で続く[9,17]．全身けいれんが定型欠神発作重積に移行したり，逆に定型欠神発作重積が全身けいれんで頓挫することもある[9,17]．

　発作時の脳波所見は，3 Hz 前後の全般性の棘徐波律動を主体とするが，多棘徐波を示すこともある．終盤では，より不規則かつ遅い周波数となることがある[19,20]．非発作時の背景活動は正常である．

　特発性全般てんかん，特に欠神てんかんや若年ミオクロニーてんかんでみられ，初回発作のこともある．カルバマゼピンなどの不適切な抗てんかん薬や，発熱，悲嘆，興奮，過労などで惹起される．初期治療はベンゾジアゼピンの静注，その後はバルプロ酸が用いられる．カルバマゼピン，フェニトイン，フェノバルビタールは発作を悪化させることもあるため，適さない[21]．予後は良好である．

(2) 非定型欠神発作重積

前述の定型欠神発作重積とほぼ同様の臨床像で，脳波では，2～3 Hz の遅棘徐波律動を主体とし，多棘徐波を示すこともある．定型欠神発作重積と比べ，しばしば発作の開始と終了が不明瞭，顔面，上肢のミオクローヌス，脱力など，運動性の症状がやや目立つ，意識混濁が重いといった傾向があり，非発作時の背景律動は徐波を示す．しかし，特に発作中は定型欠神発作重積との区別は困難である．

てんかん性脳症（特に Lennox-Gastaut 症候群，ミオクロニー脱力てんかん），環状20番染色体症候群，Angelman 症候群などに出現する．ジアゼパムの静注はあまり効果がなく，むしろ意識障害の増強，強直発作の誘発などを引き起こすことがあり，注意を要する．

2 | late-onset *de novo* absence status epilepticus[4,6]

中年以上の女性に好発する，機会発作としての NCSE である．発作の既往のない高齢者に生じる場合と，特発性全般てんかんが寛解して久しい患者に生じる場合がある．ベンゾジアゼピン離脱や向精神薬の中毒が最大の誘因で，SSRI や SNRI でも誘発されたとの報告がある[7,22]．代謝障害やほかの薬剤，血管造影なども原因となりうる[1]．困惑状態，昏迷状態または軽度の記憶障害のようにみえ，急性精神病状態や認知症と誤診されることがある．

発作時脳波所見は，1～4 Hz の不規則な棘徐波が一般的である．

治療は原因因子の除去が重要である．発作の頓挫にはジアゼパムの静注が奏効する．再発予防の治療が不要なケースと，再発を繰り返し，抗てんかん薬の継続が必要なケースがある．

3 | 複雑部分発作重積（complex partial status epilepticus ; CPSE）

時に前兆を伴って緩徐に発症する意識混濁が認められる．ASE と比較すると，恐怖，攻撃性，不安，易刺激性などの精神症状の頻度が高く，また，口部自動症，片側性の自動症，眼球偏位や眼振などの片側性のジストニアが特徴的である[23]．

大部分は側頭葉か前頭葉が起源である．側頭葉起源の頻度が高く，意識障害の程度は軽く，認知障害，行動異常，自動症を示すことが多いとされる．前頭葉起源のものは，発作発射が片側性で，気分，感情の障害が目立ち，認知障害が軽度のタイプと，両側を巻き込み，困惑と意識障害が強いタイプがあるとされる[24]．

発作時脳波は，局在性棘波，律動性徐波，全般性棘徐波などさまざまな形を示す．単純部分発作重積と同様，局在関連てんかんにおける一発作として，または中枢神経損傷の患者における機会発作として出現する[13]．

治療はけいれん重積と同様，ジアゼパムに続きホスフェニトインの点滴を行う．前頭葉起源では特に，ジアゼパム投与の効果は不良なことが多い[21]．発作は反復するこ

とが多く，維持療法は必須である．予後は原因によるが，遷延性のCPSEでは神経学的予後が不良という報告がある[25]．

4 | 単純部分発作重積（simple partial status epilepticus；SPSE）

aura continuaとも呼ばれ，発作発射の広がりが限局している場合に起こる．運動症状を呈するものでは，四肢の遠位筋や顔面筋など，身体の一部に限局した不規則なぴくつきが持続する持続性部分てんかん（epilepsia partialis continua；EPC）が代表的である．非進行性持続性部分てんかん（Kojewnikow症候群）と，慢性進行性部分てんかん（Rasmussen症候群）で認められる．その他，遷延性発作性麻痺[26]，てんかん性眼振[27]などの報告がある．情動症状では恐怖発作が比較的多い[28]．早発型の小児良性後頭葉てんかん（Panayiotopoulos症候群）では，嘔気，嘔吐などの消化器症状に眼球偏位を伴う自律神経発作の重積が特徴的である[1]．精神発作領域の，夢様状態の持続，音楽性幻聴，また言語障害発作の重積もまれにある[29]．

頭皮上脳波では，局在性の棘波または棘徐波がみられるが，60％以上のSPSEでは脳波変化が検出されない[30]．

治療は部分てんかんの一般的な治療法に準じる．抗てんかん薬の静脈注射を要しないことも多い．再発は比較的多い[31]．

5 | subtle GCSE（generalized convulsive status epilepticus）

Treiman[32]が提唱した概念で，全身けいれん重積が未治療，または不適切に加療された場合にけいれん重積に続いて出現する，PLEDs（periodic lateralized epileptiform discharges，周期性片側性てんかん型発射）などの律動性波形を伴った昏睡状態を指す．顔や体幹，四肢の一部の軽微なぴくつき，眼振様の外眼筋のけいれんなど，律動性の軽微な運動症状が持続的に認められる．

予後は不良であり，致死率は，けいれん重積が27％であるのに対しsubtle GCSEでは65％である[32]．subtle GCSEは全身けいれん重積と同様，強力に加療する必要がある．

鑑別診断

臨床像に関しては，意識障害および精神症状を伴う疾患が鑑別にあがる（表1-13）．解離性障害や昏迷状態，認知症などの精神疾患との鑑別が難しいことがある．特に，精神疾患の治療目的で処方された向精神薬による薬剤性のNCSEは，原疾患の悪化と誤診されやすい[7]．

一方，脳波上は，非てんかん性の律動性発射を呈する所見との鑑別が必要である．PLEDsや三相波などのてんかん型波形は，NCSEの脳波所見としてみられることも

表 1-13 NCSE の鑑別診断

臨床像	脳波
神経疾患 ・ミトコンドリア病の脳炎 ・片頭痛の前兆 ・外傷後の記憶障害 ・脳器質症候群 ・脳血管障害(虚血性,炎症性)	アーチファクト ・筋電図,心電図など 生理的な律動的脳波パターン ・眠気による中側頭部の律動的θ波 ・成人潜在性律動性脳波発射(SREDA)
中毒性/代謝性 ・代謝性脳炎 ・薬物による離脱または中毒 　(アルコール,ベンゾジアゼピンなど) ・低血糖 ・高カルシウム血症 ・悪性症候群 ・セロトニン症候群 ・リチウム,バクロフェン,三環系抗うつ薬,チアガビンの中毒	非てんかん性の病態におけるてんかん型波形 ・PLEDs ・BiPLEDs ・三相波 ・律動性δ波
てんかんおよび発作関連 ・PLEDs などに伴う精神変容 ・発作間欠期/発作後精神病 ・発作後もうろう状態の遷延	
精神疾患 ・急性精神病状態 ・うつ状態 ・身体表現性障害 ・心因性発作を含む解離状態 ・認知症 ・詐病	

SREDA : subclinical rhythmic electrographic discharges of adults.
PLEDs : periodic lateralized epileptiform discharges.
BiPLEDs : bilateral independent periodic lateralizing epileptiform discharges.
(Kaplan PW : Behavioral Manifestations of Nonconvulsive Status Epilepticus. Epilepsy Behav 3 : 122-139, 2002 より改変)

あるが,しばしば非てんかん性に出現する.PLEDs は,棘波,鋭波,あるいは複合波が 1~2 秒くらいの間隔で,片側性に繰り返し現れる脳波所見である.比較的急性の脳血管障害例で一過性に認められることが多い[33].

脳波所見と臨床症状との対応をみて総合的に鑑別を行う.ベンゾジアゼピンの静注への反応性も参考所見のひとつとなるが,発作型によっては,反応が不良でも NCSE は否定できない.

症例

異なる抗うつ薬で late-onset *de novo* absence status epilepticus を反復した例（谷口ら[7]を改変）

〈症例 1：72 歳，女性〉

　68 歳時，心気傾向の強い抑うつ状態を発症した．A クリニックにてアミトリプチリン 50 mg が開始され，10 日後に 100 mg に増量された．その翌朝，外出先で意識を失い倒れた．視線が定まらずぼーっとした状態で，反応が鈍く，同日 B 病院神経内科に緊急入院となった．血液・髄液検査および頭部 MRI は異常がなく，脳波では「全般性の徐波化に一部棘波が混じっている状態」だった．診察した精神科医は「亜昏迷状態」と評価した．アミトリプチリンは 75 mg に減量のうえ継続となり，バルプロ酸 800 mg が開始された．疎通不良は持続し，首にロープをかけるなどの行動もみられたが，入院 8 日目に疎通が改善した．退院後，抑うつ症状は軽快し，アミトリプチリンとバルプロ酸は漸減中止となった．意識障害のエピソードもなかった．

　72 歳時，人間ドックで高血圧を指摘されたことを機に健康への不安が再燃した．セルトラリン 50 mg とミルタザピン 15 mg が開始された．2 週間後にミルタザピンが 30 mg に増量された．その 5 日後，会話に反応せず，視線が定まらず，両手を小刻みにふるわせる状態となり，C 病院を緊急受診した．血液検査，髄液検査，頭部 MRI 検査では，異常所見はなかった．脳波検査を施行したところ，全般性の約 1～3Hz の不規則な棘徐波の連続が認められ（図 1-8），入院となった．一点を凝視し呼びかけに応答せず，両上肢を屈曲・挙上したカタトニア様の姿勢を保ち，時に振戦・ミオクロニー様の動きもみられるという無動・寡動の状態から，ある程度の会話は可能だが，言動がまとまらず落ち着かない状態，軽度の意識混濁はあるが静座可能な状態，と臨床症状は変動した．長時間ビデオ・脳波同時記録検査では，無動・寡動が重症化した際には，全般性に棘徐波や徐波が連続していた．ジアゼパム 10 mg の静注で NCSE は頓挫した．ミルタザピンを中止してセルトラリン 50 mg のみ継続し，新規に抗てんかん薬は追加せず，経過観察した．脳波上てんかん性の突発性異常波は消失し，退院後も NCSE の再発はみられなかった．

・てんかんの既往のない高齢女性に，異なる抗うつ薬による欠神発作が 2 回生じた．1 度目は精神科医により見過ごされた．
・ジアゼパムの静脈注射が著効し，予後もよい．
・高齢者における抗うつ薬や抗精神病薬治療は，緩徐な増量，単剤療法が望ましい．

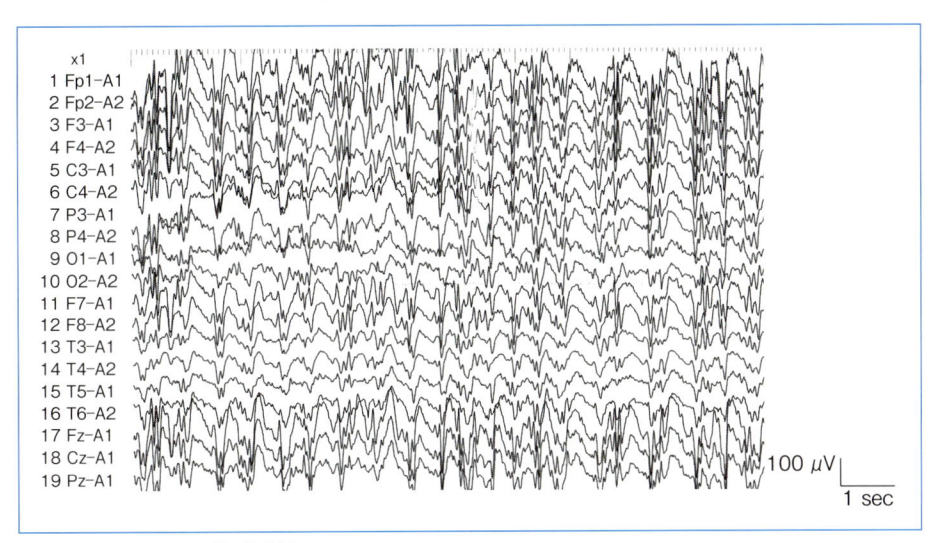

図 1-8 症例 1 の発作時脳波
全般性の約 1〜3 Hz の不規則な棘徐波が連続して出現している．
(谷口 豪，他：治療域の抗うつ薬が誘発する，非けいれん性てんかん重積状態を繰り返した一例．精神科治療学 28：365-372, 2013 より改変)

抗 NMDA 受容体抗体脳炎にて CPSE を呈した例

〈症例 2：40 歳，女性〉

35 歳時，独語，空笑，まとまりない言動が出現した．統合失調症の診断にてリスペリドンを処方され，以後精神症状は落ち着いていた．40 歳時，徐々に意欲が低下し，動作緩慢でぼんやりし，引きこもりがちとなった．会話にも時間がかかり，入浴も自らしなくなり，生活が困難となった．このため精査加療目的で D 病院に入院となった．

入院時は，動作緩慢であったが，歩行，会話，食事が可能であった．面接では名前を答えるのにも 10 秒以上かかるなど，応答潜時の延長が認められた．場所の見当識は保たれていたが，日時を間違えることがあり，難しい質問では無言となった．脳波検査では，2.5 Hz 程度の不規則な全般性の多棘波および徐波を伴う棘波が持続していた（図 1-9a）．ジアゼパムを静注したところ，入眠し，30 分ほどで覚醒したが，臨床症状および脳波所見は変化しなかった．頭部 MRI では，右海馬と両側扁桃体の腫大および FLAIR/STIR での高信号，右海馬の層構造の不明瞭化を認め（図 1-9b），右側頭葉由来の CPSE と考えられた．

カルバマゼピンによる内服治療を開始し，1,200 mg まで増量したところ，応答や反応は徐々に改善した．脳波上も多棘波は消失し，間欠的な徐波を伴う棘波および，基礎活動の徐波化を認めるのみとなったため，退院した．その後，腹部 CT/MRI にて，右卵巣に約 20 mm の石灰化を伴う右卵巣奇形腫を認めた．また抗グルタミン酸受容体（NMDA）抗体が強陽性であり，抗 NMDA 受容体脳炎と，脳炎を原因とした CPSE と診断した．退院後も軽度の応答潜時の延長，動作緩慢が残ったが，日常生活はおおむね自立している．

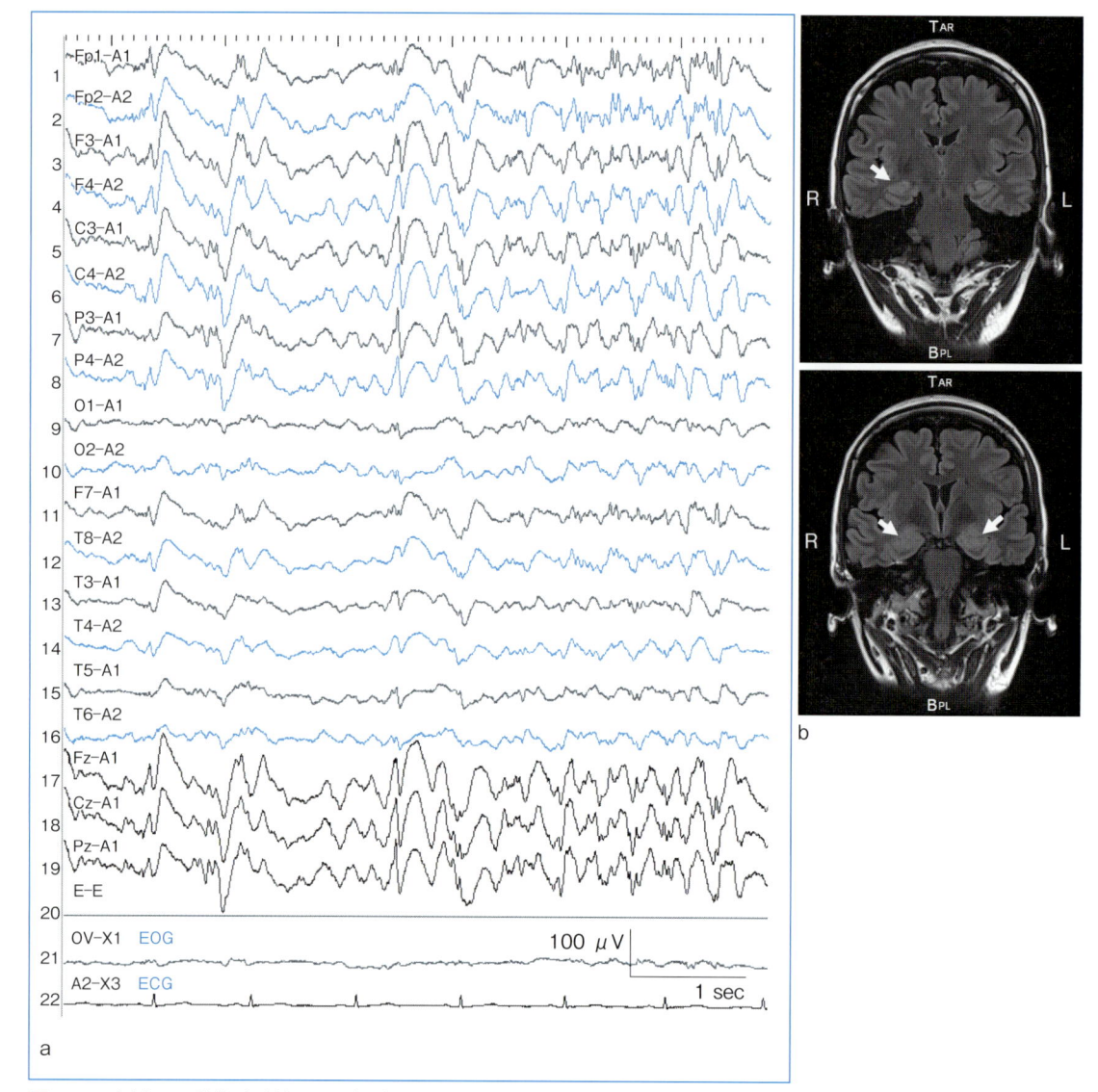

図1-9 症例2の発作時脳波および頭部MRI
a：発作時脳波．1〜3Hzのび漫性のpolyspike & wave，約2.5Hzの徐波を持続性に認める．
b：頭部MRI．右海馬と両側扁桃体の腫大およびFLAIR/STIRでの高信号，右海馬の層構造の不明瞭化を認める．

- 抗NMDA受容体脳炎は，精神病症状，記憶障害，けいれん発作，無反応・緊張病性昏迷状態，自律神経症状および呼吸障害など，多彩な症状を呈する辺縁系脳炎であり，傍腫瘍症候群として，特に卵巣奇形腫に伴って発症することがある．
- 35歳時の精神症状は，抗NMDA脳炎の初期症状としての精神病症状であり，40歳時のぼーっとする，動作緩慢などの症状は，長期間持続したCPSEによるものと考えられた．CPSEはジアゼパムの静脈注射に対する反応性は不良であったが，カルバマゼピンの内服によりコントロールされた．
- 神経学的予後がやや不良であった背景として，CPSEが長時間持続したこと，原因

疾患が脳炎であったことが考えられる．

● 文献

1) Shorvon S：The definition, classification and frequency of NCSE (pp 255-259). In：Walker M, Cross H, Smith S, et al：Nonconvulsive status epilepticus：Epilepsy Research Foundation workshop reports. Epileptic Disord 7：253-296, 2005
2) Knake S, Rosenow F, Vescovi M, et al：Incidence of status epilepticus in adults in Germany：a prospective, population-based study. Epilepsia 42：714-718, 2001
3) Veran O, Kahane P, Thomas P, et al：De novo epileptic confusion in the elderly：a 1-year prospective study. Epilepsia 51：1030-1035, 2010
4) Thomas P, Beaumanoir A, Genton P, et al：'De novo' absence status of late onset：report of 11 cases. Neurology 42：104-110, 1992
5) Bauer G, Trinka E：Nonconvulsive status epilepticus and coma. Epilepsia 51：177-190, 2010
6) 池田 仁，井上有史：成人における非けいれん性てんかん重積．臨床脳波 51：150-157, 2009
7) 谷口 豪，渡辺雅子，村田佳子，他：治療域の抗うつ薬が誘発する，非けいれん性てんかん重積状態を繰り返した一例．精神科治療学 28：365-372, 2013
8) Kaplan PW, Fisher RS (eds)：Imitators of Epilepsy, 2nd ed. Demos Medical Publishing, New York, 2005〔吉野相英，立澤賢孝(訳)：てんかん鑑別診断学．医学書院，2010〕
9) Drislane FW：Presentation, evaluation, and treatment of nonconvulsive status epilepticus. Epilepsy Behav 1：301-314, 2000
10) Husain AM, Horn GJ, Jacobson MP：Non-convulsive status epilepticus：usefulness of clinical features in selecting patients for urgent EEG. J Neurol Neurosurg Psychiatry 74：189-191, 2003
11) Maganti R, Gerber P, Drees C, et al：Nonconvulsive status epilepticus. Epilepsy Behav 12：572-586, 2008
12) Towne AR, Waterhouse EJ, Boggs JG, et al：Prevalence of nonconvulsive status epilepticus in comatose patients. Neurology 54：340-345, 2000
13) Meierkord H, Holtkamp M：Non-convulsive status epilepticus in adults：clinical forms and treatment. Lancet Neurol 6：329-339, 2007
14) Shorvon S：What is nonconvulsive status epilepticus, and what are its subtypes? Epilepsia 48 (Suppl 8)：S35-S38, 2007
15) Sutter R, Kaplan PW：Electroencephalographic criteria for nonconvulsive status epilepticus：synopsis and comprehensive survey. Epilepsia 53 (Suppl 3)：S1-S51, 2012
16) 宮本雄策，山本寿子，山本仁：Q10 てんかん重積とは？ 松浦雅人，原 恵子(編)：てんかん診療のクリニカルクエスチョン 200，改訂第 2 版．診断と治療社，pp 19-22, 2013
17) Andermann F, Robb JP：Absence status. A reappraisal following review of thirty-eight patients. Epilepsia 13：177-187, 1972
18) Fincham RW, Yamada T, Schottelius DD, et al：Electroencephalographic absence status with minimal behavior change. Arch Neurol 36：176-178, 1979
19) Tomson T, Lindbom U, Nilsson BY：Nonconvulsive status epilepticus in adults：thirty-two consecutive patients from a general hospital population. Epilepsia 33：829-835, 1992
20) Granner MA, Lee SI：Nonconvulsive status epilepticus：EEG analysis in a large series. Epilepsia 35：42-47, 1994
21) Pang T, Drislane FW：Treatment of nonconvulsive status epilepticus. Curr Treat Options Neurol 14：307-321, 2012
22) 鈴木美穂，木村元紀，安藤俊太郎，他：paroxetine 投与中に spike-wave stupor を発症した一例．てんかん研究 24：237, 2006
23) Kaplan PW：Behavioral Manifestations of Nonconvulsive Status Epilepticus. Epilepsy Behav 3：122-139, 2002
24) Thomas P, Zifkin B, Migneco O, et al：Nonconvulsive status epilepticus of frontal origin. Neurology 52：1174-1183, 1999
25) Krumholz A, Sung GY, Fisher RS, et al：Complex partial status epilepticus accompanied by serious morbidity and mortality. Neurology 45：1499-1504, 1995
26) Tinuper P, Aguglia U, Laudadio S, et al：Prolonged ictal paralysis：electroencephalographic

confirmation of its epileptic nature. Clin Electroencephalogr 18：12-14, 1987
27) Kanazawa O, Sengoku A, Kawai I：Oculoclonic status epilepticus. Epilepsia 30：121-123, 1989
28) Kaplan PW：The clinical features, diagnosis, and prognosis of nonconvulsive status epilepticus. Neurologist 11：348-361, 2005
29) 兼本浩祐：てんかん症候群とてんかん類似疾患―発作重積状態．てんかん学ハンドブック，第3版．医学書院，pp 221-236, 2012
30) Herman ST：The electroencephalogram of nonconvulsive status epilepticus. In：Kaplan PW, Drislane FW：Nonconvulsive Status Epilepticus. Demos Medical Publishing, New York, pp 41-62, 2008
31) Shorvon S：Chapter 6, Progoasis and outcome of status epilepticus. In：Status Epilepticus：Its Clinical Features and Treatment in Children and Adults. Cambridge University Press, New York, pp 293-312, 1994
32) Treiman DM：Generalized convulsive status epilepticus in the adult. Epilepsia 34（Suppl 1）：S2-S11, 1993
33) 一條貞雄，高橋系一：三相波，同期性発射．脳波判読に関する101章，第2版．医学書院，2009

〔宮島美穂，渡辺雅子〕

第2章 精神科領域における発作性エピソードの鑑別診断

　疾病としてのてんかんの特徴は,「中枢神経(大脳)の異常活動に起因すると思われる一過性の症状を反復するが,発作間欠時にはそれらの症状を欠いている」ことである.しかし,このような特徴は一部の精神疾患や循環器疾患にもみられるため,患者の「意識が途切れた」,「部分的に記憶がない」,「おかしな行動をしていた」などの言葉のみで,てんかんかどうかを診断しようとすると,誤診をしてしまう可能性は高い.そのため,問診する際は,典型的なてんかん発作の症状と,以下に述べるような非てんかん性の症状の対比を思い浮かべながら症状を切り分けていくと,誤りを減らすことができる.非てんかん性発作性エピソードにも原因(状況因)があるので,症状だけでなく起こった状況について聴取することも鑑別に重要である.

　てんかん発作の三大症状は,けいれん,意識障害,感覚発作または運動発作,であるが,一般の人の使う「けいれん」という用語は医療者の使うけいれんとは,かなり異なっていることがあり,単に「ばたばたしている」だけであったりすることがあるので注意が必要である.また「ぼーっとしていた」というのも意識障害ではなく注意力の低下にすぎないこともある.てんかんを問診だけで診断する際には,これらの一般人における言葉の使い方の違いにも注意しなければならない.

A　意識消失

　発作性のエピソードで意識消失を伴う場合,常にてんかん発作が鑑別診断にあげられるが,まずはほかの診断を除外することが非常に重要である.

　「発作(seizure)」という言葉は「突発的な,一過性の症状の出現」を意味しており,その言葉自体は症状の発現様式を示すにすぎず,脳起源であるかどうかまで言及されない.精神科領域において目にすることのある,「てんかん発作(epileptic seizure)」と鑑別が必要となる失神,日中の眠気を訴えるナルコレプシーと睡眠時無呼吸症候群,そして解離性障害について,それぞれ述べる.

表 2-1　失神の分類

1. 起立性低血圧による失神

①原発性自律神経障害
　　純型自律神経失調症，多系統萎縮，自律神経障害を伴う Parkinson 病，レビー小体型認知症
②続発性自律神経障害
　　糖尿病，アミロイドーシス，尿毒症，脊髄損傷
③薬剤性
　　アルコール，血管拡張薬，利尿薬，フェノチアジン，抗うつ薬
④循環血液量減少
　　出血，下痢，嘔吐など

2. 反射性(神経調節性)失神

①血管迷走神経性失神
　　(1) 感情ストレス(恐怖，疼痛，侵襲的器具の使用，採血など)
　　(2) 起立負荷
②状況失神
　　(1) 咳嗽，くしゃみ
　　(2) 消化器系(嚥下，排便，内臓痛)
　　(3) 排尿(排尿後)
　　(4) 運動後
　　(5) 食後
　　(6) その他(笑う，金管楽器吹奏，重量挙げ)
③頸動脈洞症候群
④非定型(明瞭な誘因がない/発症が非定型)

3. 心原性(心血管性)失神

①不整脈(一時的要因として)
　　(1) 徐脈性：洞機能不全(徐脈頻脈症候群を含む)，房室伝導系障害，ペースメーカ機能不全
　　(2) 頻脈性：上室性，心室性(特発性，器質的心疾患やチャネル病に続発)
　　(3) 薬剤誘発性の徐脈，頻脈
②器質的疾患
　　(1) 心疾患：弁膜症，急性心筋梗塞/虚血，肥大型心筋症，心臓腫瘍(心房粘液腫，腫瘍など)，心膜疾患(タンポナーデ)，先天的冠動脈異常，人工弁機能不全
　　(2) その他：肺塞栓症，急性大動脈解離，肺高血圧

〔Task Force for the Diagnosis and Management of Syncope：Guidelines for the diagnosis and management of syncope(version 2009). Eur Heart J 30：2631-2671, 2009 より改変〕

失神

1 | 失神の定義

　失神とは，何らかの原因で脳血流が低下し，「一過性の意識消失の結果，姿勢が保持できなくなり，かつ自然に，また完全に意識の回復が見られること」[1]と定義され，意識障害をきたす病態のなかでも，すみやかな発症，一過性，すみやかかつ自然の回復という特徴をもつ1つの症候群である．

2 | 失神をきたす主な原因

　失神の原因は多岐にわたるが，その原因となる疾患を表 2-1 に示す[2]．大分類は①

表 2-2　失神と鑑別を要する疾患

1. 意識消失（部分的〜完全）をきたすが，脳全体の血流低下を伴わないもの
①てんかん
②代謝性疾患（低血糖，低酸素血症，低二酸化炭素血症を伴う過呼吸）
③中毒
④椎骨脳底動脈系の一過性脳虚血発作

2. 意識消失をきたさないもの
①脱力発作（cataplexy）
②転倒発作（drop attacks）
③転倒
④機能性（心因性）
⑤頸動脈起源の一過性脳虚血発作

〔Task Force for the Diagnosis and Management of Syncope：Guidelines for the diagnosis and management of syncope（version 2009）. Eur Heart J 30：2631-2671, 2009 より改変〕

起立性低血圧，②反射性失神，③心原性失神であり，2009年版欧州心臓病学会失神診療のガイドラインでは，失神は「transient loss of consciousness（TLoC）」と明確に定義され，てんかんや低血糖，一過性脳虚血発作（TIA）といった失神類似疾患は，失神と区別されている（表2-2）[2]．

Framingham研究における失神の原因別発生頻度は，心原性が10%，血管迷走神経性が21%を占める[3]．また，年間の追跡期間中，男性の3%，女性の3.5%で少なくとも1回の失神を経験したと報告されている[4]．失神の原因疾患のなかで，若年者では反射性（神経調節性）失神の頻度が高く，高齢者では心原性失神，起立性低血圧の頻度が高くなる傾向にある．失神の発生率は，10〜20歳代の若年者と70歳以上の高齢者にピークを有する，二峰性の分布となっている．

3｜診断のための問診・検査

失神，または失神と鑑別を要する疾患を診る際の初期評価として，病歴聴取，身体所見（血圧測定を含む），標準12誘導心電図検査を行うが，最も重要となるのが病歴聴取である．問診による，それぞれの病態に特徴的な前駆症状，意識障害の発症形式，随伴症状の確認や外傷の有無，意識障害からの回復過程などの情報は，鑑別診断に大いに役立つ．問診により特定の疾患が疑われた場合，状況に応じてHUT試験（head-up tilt test）や心エコー，ホルター心電図，植込み型ループ式心電計（implantable loop recorder；ILR）などを行う（表2-3）．

また，失神以外の意識障害が疑われた場合は，血液検査（血糖や血中薬物濃度，動脈血ガス分析など），頭部の画像検査，脳波を含めた検査や，精神・心理的アプローチが必要とされることもあるかもしれない．失神における診察の流れを図2-1 にまとめた．リスクの階層化を行い高リスクの場合（表2-4），または診断に至ったら，適切な治療を開始する．

表2-3 特定の疾患が疑われた場合に行う主な検査

1. 反射性失神および類縁疾患
   ① HUT試験
   ② 頸動脈洞マッサージ
   ③ 長時間心電図（ホルター心電図，ILRなど）
2. 心疾患
   ① 心エコー
   ② 長時間心電図
   ③ 運動負荷試験
   ④ 電気生理検査
   ⑤ 心臓カテーテル検査，冠動脈造影
3. 大血管疾患（肺血管を含む）
   ① MRI
   ② 造影CT
   ③ 肺血流スキャン
   ④ 血管造影
4. 神経系疾患
   ① 神経内科，脳外科へのコンサルテーション
   ② 頭部画像検査（CT, MRIなど）

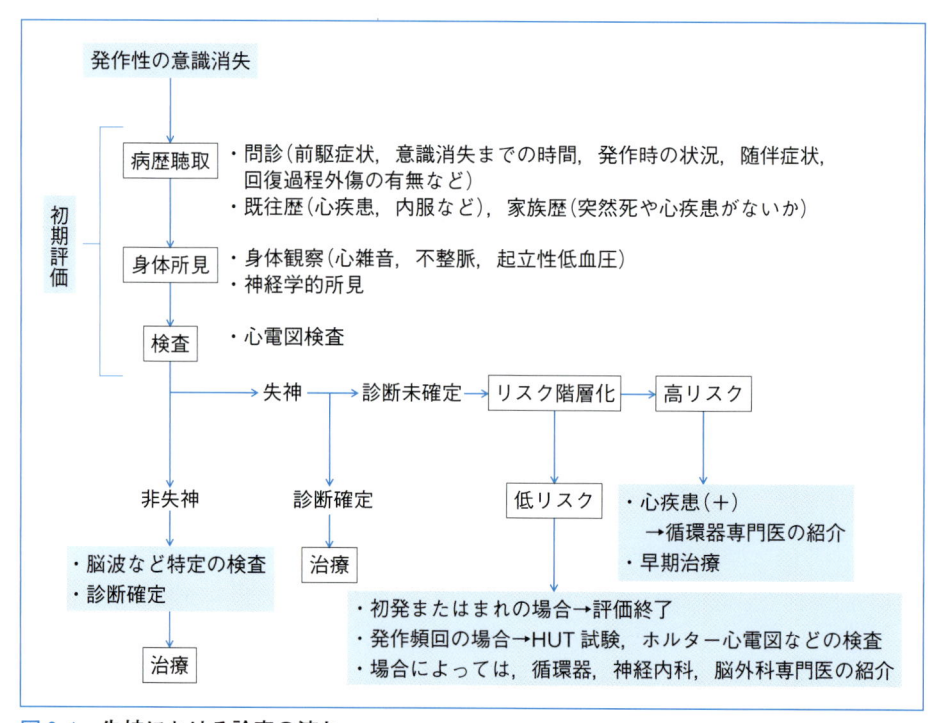

図2-1 失神における診察の流れ

〈症例：37歳，女性〉

主訴：意識消失を伴う転倒

現病歴：14歳頃より頻回に意識消失を伴い転倒する発作が認められた．17歳時，脳波異常は認めなかったがてんかんと診断され，薬物治療が開始された．発作は消失

A 意識消失

表 2-4　失神患者の高リスク基準

1. 重度の器質的心疾患あるいは冠動脈疾患：心不全，左室駆出分画低下，心筋梗塞歴
2. 臨床上あるいは心電図の特徴から不整脈性失神が示唆されるもの
   ①労作中あるいは仰臥時の失神
   ②失神時の動悸
   ③心臓突然死の家族歴
   ④非持続性心室頻拍
   ⑤二束ブロック(左脚ブロック，右脚ブロック＋左脚前枝 or 左脚後枝ブロック)，QRS≧120 ms のその他の心室内伝導異常
   ⑥陰性変時性作用薬や身体トレーニングのない不適切な洞徐脈(＜50/分)，洞房ブロック
   ⑦早期興奮症候群
   ⑧ QT 延長 or 短縮
   ⑨ Brugada パターン
   ⑩不整脈原性右室心筋症を示唆する右前胸部誘導の陰性 T 波，イプシロン波，心室遅延電位
3. その他：重度の貧血，電解質異常等

〔循環器病の診断と治療に関するガイドライン(2011 年度合同研究班報告)：失神の診断・治療ガイドライン(2012 年改訂版)．http://www.j-circ.or.jp/guideline/pdf/JCS2012_inoue_h.pdf(2014 年 3 月閲覧)p8〕

し，20 歳頃に発作が一度出現した．22 歳頃より幻覚・妄想状態，精神運動興奮状態，自傷行為などを認め，抗精神病薬による薬物治療が開始されたが，増悪消退して精神科へ 7 回入退院を繰り返した．

　37 歳時，約 17 年間出現していなかった意識消失を伴い転倒する発作が頻回に出現するようになり，精査目的に再度入院となった．発作前に胸痛を訴えることもあった．入院時検査で，脳波には特記すべき異常を認めず，心電図で QT 時間延長を認めた．入院 2 日目，全身を反らせ，呼吸が荒くなり，眼球上転して意識消失する発作を認めた．1 分後に開眼したまま四肢をバタバタさせ，3 分後に呼名可能となった．全般性強直間代けいれん(generalized tonic-clonic convulsion；GTC)と考え薬剤調整を行ったが，胸痛の訴えは続き，入院 5 日目にも同様の発作を認めたため，24 時間モニター管理となった．入院 7 日目，同様の発作時に，モニター心電図では心室頻拍から多形性心室頻拍となっていた．心電図上，実測で入院時 509 ミリ秒だった QT 時間が 600 ミリ秒へ延長しており，採血では電解質異常を認めなかったため，薬剤性 QT 延長症候群が疑われた．原因となりうる薬剤を中止後も発作が出現し，植込み型除細動器および β ブロッカーの内服開始後に発作消失した．すべての抗てんかん薬を漸減中止後も発作を認めなかった．遺伝子診断検査の結果，先天性 QT 延長症候群の診断となった．

　この症例は，臨床的には GTC を思わせるけいれんを伴う失神(心原性)であった．若年の頃からてんかんと診断されて加療されており，その後に生じた幻覚・妄想状態はてんかん精神病と診断されていた(最終診断は統合失調症)．その病歴も，先入観をもって診療にあたってしまった一因になっていたが，このような症例は決してまれで

はない．一度，てんかんと診断されると，心電図やほかの鑑別すべき疾患のための検査が遅れ，致死的心原性疾患による発作が見逃される原因となる．けいれんを伴っていても，失神と鑑別を要する臨床症状があれば，診断の見直しが必要とされる．

4 | 失神の予後

失神の原因が心原性である場合は突然死をきたすことがあり，失神を経験しなかった人と比較して，死亡率も心血管系イベントのリスクも高まる．一方，器質的心疾患が否定された反射性失神患者の予後は比較的良好であり，平均観察期間30カ月で，1例も死亡例がなかったとの報告がある[5]．しかし，失神が再発した場合は，思わぬ外傷や重大な事故の原因となる可能性もあるため，発作が頻回であるなど，必要と思われる症例には適切な治療を行うべきである．

5 | てんかんとの鑑別

失神による意識消失の持続時間は数秒から1分以内のことが多く，てんかん発作では数分間に及ぶことが多い．また，失神では発作後すみやかに意識清明となるが，けいれんや咬舌を伴ったり，意識回復までに10分以上かかり，周囲からみると覚醒状態を回復していても完全でなかったり，もうろう状態を呈したりする場合は，てんかん発作の可能性が高くなる（表2-5）．

問診から，一見てんかん発作と思わせる症状が聴取されることもあるが（間代性けいれんや強直，口部自動症など），1回きりのエピソードであれば，原則としててんかんと診断されない〔てんかんは「慢性の脳の病気で，大脳の神経細胞が過剰に興奮するために，脳の症状（発作）が反復性（2回以上）に起こるもの」[6]である〕．HUT試験を含めた鑑別に必要な検査を行ったうえで，疑わしければ脳波検査や長時間ビデオ・脳波同時記録なども必要に応じて行い，総合的に判断する必要がある．また，脳波で異常がないからといっててんかんを完全に否定することはできないため，注意が必要である．

表2-5 てんかん発作との鑑別点

	心原性失神	血管迷走神経性失神	てんかん発作
前駆症状	胸痛，動悸，めまいなど	嘔気，発汗，頭重感など	不機嫌，倦怠感など
発作時	咬舌・失禁（−）	咬舌・失禁（−）	咬舌・失禁（＋）
発作時間	さまざま	数秒〜1分程度	さまざま（数分程度のことが多い）
発作直後	さまざま	意識清明	もうろう状態（複雑部分発作）
心電図	異常のことが多い	正常	正常
脳波	正常	正常	異常のことが多い

日中の眠気(ナルコレプシーと睡眠時無呼吸症候群)

1 | 日中の眠気

　日中に過剰な眠気または実際に眠り込むことが毎日のように繰り返してみられる状態のことを過眠といい，不眠や睡眠中に起こる異常現象と同様に睡眠障害のひとつである．日中の眠気を訴えた際に，まず本当に眠気を表しているかどうか考える必要がある．学校や職場での不適応が，「朝起きられない」，「眠気が強い」と表現されることや，本当に眠気を感じていても，疲労感や倦怠感のみ訴える場合もある．特に，幼児や学童など，眠気を言葉で表現できない場合は，「イライラしやすい」，「集中力がない」と周囲から評価されていることもある．そのため，本人のみでなく，家族や周囲の人にも本人の様子を尋ねることが大切である．

2 | 眠気の詳細な情報，評価

　過眠が疑われたら，まず問診や評価スケールにより情報を集める．

(1) 問診のポイント

　日中の眠気を訴えた際に確認するポイントと診断の流れを示した(表2-6, 図2-2)．平日と休日とで，眠気や睡眠時間に変化がある場合(休日は睡眠時間が平日よりも2時間以上多く，日中の眠気も少ないなど)，睡眠の量が足りていない睡眠不足症候群が疑わしい．アトピー性皮膚炎によるかゆみや身体の痛みといった身体的な疾患で不眠を生じ，その結果日中の眠気が出現する場合もある．うつ病や統合失調症といった精神疾患の症状として不眠，過眠をきたすこともよくある．内服中の薬剤がある場合は，その影響による眠気も見逃してはならない．睡眠導入剤，抗うつ薬，抗不安薬，抗精神病薬といった精神に作用する薬剤だけでなく，抗ヒスタミン作用のあるかぜ薬や抗アレルギー薬なども日中の眠気を生じる場合があるため，確かめる必要がある．

表2-6　過眠症の問診のポイント

- 発症時期と経過
- 眠気の性状，程度，頻度
- 眠気は平日だけに起こるか，週末や休日はどうか
- 睡眠時間はどれくらいか(平日，休日ともに)
- 睡眠-覚醒パターン
- いびきの有無
- 身体的，精神的疾患の有無
- 使用中の薬剤の有無，あればその内容を確認
- 寝酒をしていないか

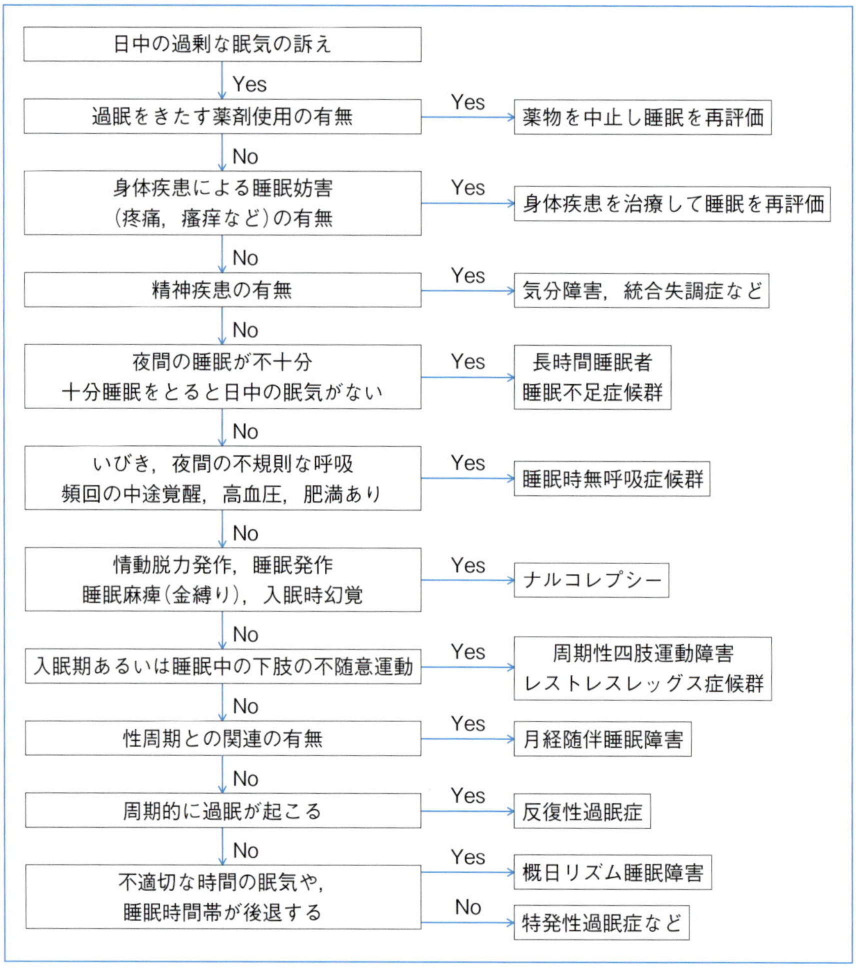

図2-2 過眠を呈する疾患の問診，診断フローチャート

(2) ESSをつける

日常生活での自覚する日中の眠気のスコアリングとして，エプワース眠気尺度(Epworth Sleepiness Scale；ESS)がある(表2-7は日本語版)[7]．点数が高いほど日中の眠気が強いとされ，11点以上で「眠気あり」と判断される．ただし，この点数は眠気の絶対値を表すものではなく，個人の眠気の認知度を表すものであるので，眠気の度合いの推移をとらえるのに利用したほうがよい．ESSの点数が高くなくても，緊張感・集中力を要する場面(試験中や少人数の会議中，車の運転など危険を伴う作業中など)で強い眠気，居眠りのエピソードを繰り返している場合は，治療・対応の必要な病的眠気である可能性が高い．

(3) 睡眠日誌をつける

日常の睡眠習慣や生活リズムを把握する目的で，患者本人に就床時刻，入眠時刻，起床時刻などの記載を依頼する睡眠・覚醒リズムの自己記録法を用いる．最低限，就

表2-7 エプワース眠気尺度日本語版(Japanese version of the Epworth Sleepiness Scale；JESS)

もし，以下の状況になったとしたら，どのくらいうとうとする(数秒～数分眠ってしまう)と思いますか．最近の日常生活を思い浮かべてお答えください． 以下の状況になったことが実際になくても，その状況になればどうなるかを想像してお答えください(1～8の各項目で，○は1つだけ)． すべての項目にお答えしていただくことが大切です． できるかぎりすべての項目にお答えください．	ほとんどうとうとしない可能性は	少しはうとうとする可能性はある	半々くらいうとうとする可能性は	高いうとうとする可能性が
1) 座って何かを読んでいるとき →	0	1	2	3
2) 座ってテレビを見ているとき →	0	1	2	3
3) 会議，映画館，劇場などで静かに座っているとき →	0	1	2	3
4) 乗客として1時間続けて自動車に乗っているとき →	0	1	2	3
5) 午後に横になって，休息をとっているとき →	0	1	2	3
6) 座って人と話をしているとき →	0	1	2	3
7) 昼食をとった後(飲酒なし)，静かに座っているとき →	0	1	2	3
8) 座って手紙や書類などを書いているとき →	0	1	2	3

〔福原俊一，竹上未紗，鈴鴨よしみ，他：日本語版 the Epworth Sleepiness Scale(JESS)—これまで使用されていた多くの「日本語版」との差異と改訂．日本呼吸器学会雑誌 44：896-898, 2006 より〕

床時刻と起床時刻の記載は必要だが，後の項目は目的に応じて自由に書式を変更して使用する(中途覚醒の有無，服薬，食事，運動，ナルコレプシーが疑われれば脱力発作や入眠時幻覚，睡眠麻痺の有無など)．実際に記録してもらうと，問診時の訴えと食い違っていることもあるため，睡眠・覚醒のリズムを正確に把握し，患者と医療者で問題点を共有することは重要である．

情報が揃ったら，どのような問題があるのが評価し，必要な場合は詳しい検査を施行していく(図2-3)[8]．

以下に，覚醒維持の問題としてナルコレプシーについて，睡眠の質の問題として睡眠時無呼吸について述べる．

3 ナルコレプシー

(1) 疫学

ナルコレプシー(narcolepsy)は，すべての人種において発病がみられるが，世界の有病率の平均は2,000人に1人(0.05%)であり，日本人の有病率は600人に1人(0.17%)と世界で最も高い．95%以上は孤発例で，家族性，遺伝性は低い．10～20歳代前半の発症が多く，40歳以後の発症はまれである．男女差はない[9]．

(2) 臨床症状

ナルコレプシーの4主徴(narcoleptic tetrad)として，以下の4つがあげられる．

- 睡眠麻痺(sleep paralysis)：いわゆる「金縛り」の状態．持続は数分以内であり，患者はこの状態から自然に完全に回復する．

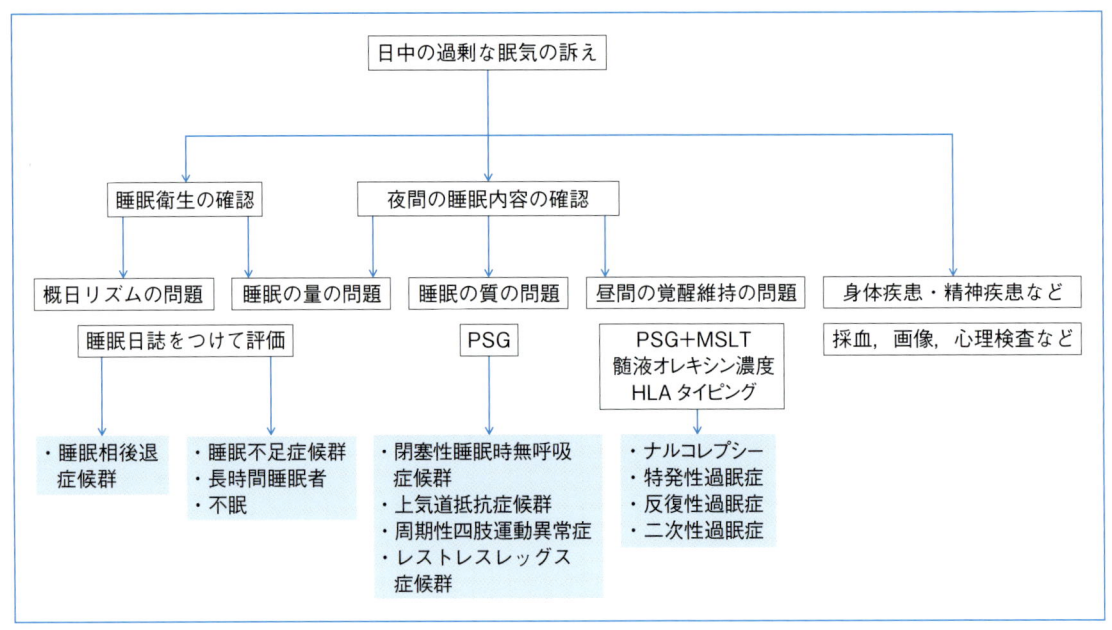

図 2-3　原因別の眠気診断フローチャート
PSG：終夜睡眠ポリグラフィ，MSLT：睡眠潜時反復検査
〔有井潤子，他：付表2 過眠症診断のプロセス．五十嵐隆，神山 潤(編)：睡眠関連病態―小児科臨床ピクシス 14．p199，中山書店，2010 より改変〕

- **入眠時幻覚**(hypnagogic hallucination)：就寝後間もなく，自覚的には目覚めているときに鮮明な現実感のある幻覚を体験すること．
- **睡眠発作**(excessive daytime somnolence)：重症の眠気で本人も気づかないうちに眠り込んでしまう発作．真の睡眠発作は少なく，眠りは強い眠気を自覚した後に現れるのが通常．
- **情動脱力発作**(cataplexy)：発作性に起こる全身または身体の一部に限局する筋緊張の低下あるいは消失．持続は2，3秒～数分以内であり，回復はすみやか．喜びや興奮の要素をもった情動(怒り，笑い，驚きなどの感情の動き)によって誘発されることが多い．全身性の場合は，力が抜けて座り込んでしまうという訴えが典型的．限局性の場合，膝がかくんとなる，まぶたが落ちる，顎がだらんとして話しづらいなどと訴えることもある．

(3)診断

　日中の過剰な眠気を訴える患者のうちで，睡眠発作と情動脱力発作の存在が確認されれば，臨床的にナルコレプシーと診断してよい．睡眠麻痺と入眠時幻覚は，すべての患者に認められるわけではなく，健常者にも現れることがある．

　『睡眠障害国際分類 第 2 版―診断とコードの手引き』(ICSD-2)では，「情動脱力発作を伴うナルコレプシー」と「情動脱力発作を伴わないナルコレプシー」に分類され，睡眠潜時反復検査(MSLT)と終夜睡眠ポリグラフ検査(PSG)を前者では可能な限り，

表 2-8　睡眠潜時反復検査（MSLT）と終夜睡眠ポリグラフ検査（PSG）

睡眠潜時反復検査（multiple sleep latency test；MSLT）

脳波測定を行って，入眠潜時と入眠後 15 分以内に出現した REM 睡眠〔入眠期 REM 睡眠（sleep onset REM period；SOREMP）〕の回数を算出する検査．前日夜間の 6 時間以上の睡眠を PSG（後述）で確認し，第 1 回目は起床後 1 時間半～3 時間の間に開始，以後 2 時間おきに 5 回施行する．ナルコレプシーでは，平均睡眠潜時は 8 分以下で，複数回（2 回以上）の SOREMP を認める．

終夜睡眠ポリグラフ検査（polysomnography；PSG）

就寝中の呼吸，酸素飽和度，脳波，筋電図，眼球運動などを測定し，睡眠の深さや質を客観的に評価する検査．睡眠時無呼吸が疑われた際に，簡易検査（呼吸センサーと SpO_2 モニターを装着程度の簡単なもの）を行い，精査の必要があった場合に PSG を施行されることが多い．

後者では必ず実施することとされる（表 2-8）．

また，ヒト白血球組織適合抗原（HLA）との関連も指摘されており，HLA DR2/DQ1 が 100％陽性であり，DQB1*0602 というハプロタイプが人種を問わず強く関連することがわかっている．日本人での陽性率は 90％以上である．

> 〈症例：26 歳，女性〉
>
> 主訴：眠気と脱力発作
>
> 家族歴：姉がナルコレプシーで通院中
>
> 現病歴：18 歳頃から，日中の眠気が強く，座るとすぐに眠ってしまうため，ウェイトレスなどの立ち仕事をするようにしていた．笑ったときなどに膝の力が抜けるような脱力発作を認め，19 歳頃から脱力発作がひどくなったため近医を受診．症状には波があり，何とかやっていける程度であったため，治療はせずに経過をみていた．精査を希望し，当院を受診した．臨床的にナルコレプシーが疑われ，入院して PSG，MSLT を施行した．PSG では呼吸イベント，異常行動なく，MSLT では平均睡眠潜時が 3.13 分，検査中に 2 回脱力発作があり，入眠期 REM 睡眠（SOREMP）は 4 回の検査中 4 回みられた．HLA DQB1*0602 は陽性であった．ナルコレプシーの診断で，モダフィニルによる治療が開始された．

（4）治療

過眠症状に対しては中枢神経刺激薬の投与（モダフィニル，メチルフェニデート，ペモリン）や生活習慣の見直し，REM 睡眠関連症状に対しては抗うつ薬の投与（REM 睡眠を強力に抑制する）など，対症療法であるが，社会生活への不利益を最低限にとどめる水準を目指すことが治療の目標となる．

4 | 睡眠関連呼吸障害群

睡眠関連呼吸障害（sleep related breathing disorders；SRBDs）とは，睡眠に関連し

て起こる呼吸障害の総称であり，ICSD-2では中枢性睡眠時無呼吸症候群，閉塞性睡眠時無呼吸症候群，睡眠関連低換気/低酸素血症，身体疾患による睡眠関連低換気/低酸素血症，その他の睡眠関連呼吸障害に分類されている．このうち睡眠時無呼吸症候群(sleep apnea syndrome；SAS)について説明する．

(1) 睡眠時無呼吸症候群の定義

睡眠中に無呼吸(10秒以上の口・鼻での気流停止)または低呼吸(呼吸が小さくなりその結果明らかな低酸素状態を伴う病態)が1時間当たりに起こった回数を無呼吸・低呼吸指数(apnea-hypopnea index；AHI)として表し，AHI>5を睡眠呼吸障害(sleep disordered breathing；SDB)，さらに日中の眠気や疲労感などの臨床症状も伴うものをSASという(表2-9)．5＜AHI＜15を軽症，15＜AHI＜30を中等症，30＜AHIを重症としており，最新のガイドラインではAHI>15ならば無症状でもSASと診断してよいとされている．呼吸運動そのものが停止する中枢性SAS(central SAS；CSAS)と上気道(特に咽頭部)が閉塞することで生じる閉塞性SAS(obstructive SAS；OSAS)とに大別される．成人男性の4%，女性の2%，またはそれ以上にみられるとされ，まれではない疾患である．

(2) 中枢性睡眠時無呼吸症候群(CSAS)

原発性や薬剤性もあるが，うっ血性心不全患者のCheyne-Stokes呼吸として認めるものがほとんどであり，非常にまれである．

(3) 閉塞性睡眠時無呼吸症候群(OSAS)

睡眠中に頻発する上気道閉塞とそれに伴うガス交換障害(低酸素血症，高二酸化炭素血症)が起こるものである．リスクファクターとして，顎が小さい，猪首，肥満，糖尿病，中年男性，飲酒，喫煙などがある．無呼吸・低呼吸中は胸腔内が陰圧になり，心臓に対して後負荷の上昇と同じ状態となるため，高血圧や心不全といった心血管イベントのリスクが上昇するが，治療によって致命的心血管イベントの発症率を下げることができる[10]．最近のガイドライン[11]でも睡眠時無呼吸を呈する成人の治療指針として①体重を落とすこと(肥満の場合)，②持続陽圧呼吸療法(continuous positive airway pressure；CPAP)による治療，③CPAPが使用できない場合は第2選択として口腔内装置(mandibular advancement devices；MAD)を使用することが推奨されており，特に②は有効性，安全性とも証明され，nasal CPAPは第1選択の治療

表2-9 睡眠時無呼吸症候群(SAS)の診断基準

以下のA，Bの両方を満たすこと
A．無呼吸・低呼吸指数(AHI)＞5
B．日中の過眠(眠気)，窒息感，中途覚醒，起床時の倦怠感，日中の疲労感，集中力の欠如のうち2つ以上を満たす

として全世界で用いられている．また，SAS では心血管系疾患以外にうつ病の罹患率が高く（10〜20％），うつ病患者の 40〜60％ に軽症を含む SAS がみられるともいわれ，SAS とうつ病の強い関連が指摘されている．

> 〈症例：54 歳，男性〉
> 　主訴：日中の強い眠気
> 　現病歴：23 歳からトラックの運転手をしていた．30 歳からバスの運転手をし，その頃から約 10 年間，運転中にふっと気が遠くなり，冷汗が出ることがあり，自律神経失調症と診断されていた．44 歳頃から家族にいびきを指摘されており，53 歳頃から就寝時に息が止まっていると言われていた．54 歳時に簡易型 PSG を施行され，AHI 29.3 回/時，3％ 酸素飽和度低下指数（ODI）37 回/時，SpO_2＜90％ となる時間は 20.3％ であった．睡眠に関して，熟眠感がなく，自分のいびきで覚醒することがあり，朝起きたときに頭痛を認めた．仕事中も信号待ちがあると眠くなり，危険を感じることがあったが，眠気による交通事故を起こしたことはなかった．精査のため当院を受診．ESS は 10 点だった．入院し，PSG を施行したところ，AHI 45.8 回/時，3％ ODI 42.8 回/時であり，仰臥位で低呼吸優位となる体位依存性のある無呼吸であった．重症 OSAS の診断で，CPAP 導入となった．

5｜てんかんとの鑑別

日中の脱力発作を訴えた場合，てんかん発作の症状であるのか，ナルコレプシーの情動脱力発作であるのか，臨床的には判断が困難なこともあるが，発作時脳波をとることで鑑別が可能である．

睡眠時にてんかん発作が起こり（睡眠関連てんかん，66 頁参照），良好な睡眠が取れずに日中の眠気が生じる場合や，日中ぼーっとして集中力がないと周囲の人から思われていたら，てんかん発作が起こっていたということもある．

いずれにせよ，日中の眠気や脱力発作の訴えがあった際は，本人のみならず，周囲の人やベッドパートナーからも情報を聴取することが重要となる．

解離性障害

1｜ヒステリーと解離性障害

解離とは「過去の記憶，同一性と直接的感覚，および身体運動のコントロールの間の正常な統合が部分的あるいは完全に失われる」状態と定義される[12]．この現象が量的かつ質的に重症化し社会生活に支障をきたしたものが解離性障害（dissociative disorder）である．欧米での一般人口の頻度は 2〜3％ とされているが，日本では調査が

表2-10 ヒステリーの下位分類

解離型ヒステリー（dissociative hysteria）
意識の解離に基づくものとされる．意識変容，健忘，夢中遊行，遁走，意識消失，多重人格，憑依やトランスを含む広範な現象があげられる．

転換型ヒステリー（conversion hysteria）
精神分析でいう自我防衛機制の1つで，欲求や葛藤が抑圧されて身体症状に置き換えられる転換機制に基づくもの．例としてヒステリー球（咽喉頭異常感症），卵巣痛，後弓反張（ヒステリー弓），感覚消失，視野狭窄，ヒステリー盲・聾，失声，失立失歩，限局性の頭痛や多様な愁訴などがあげられる．

行われていない．健忘，離人，疎隔，同一性混乱，同一性変容の5つが，解離症状の中核である[13]．

　解離性障害を理解するうえで，「ヒステリー（hysteria）」という用語を簡単に復習する．ヒステリーは，患者自身は気づいていない無意識的な動機（心因）によって，意識障害，運動機能障害，知覚機能障害が生じるもので，これらの障害は患者によって心理的に有用である場合もあり，象徴的価値をもつこともある．ヒステリー患者は，個々の症状に対しては苦痛を訴えるものの，そのような状態にあること自体に対してはあまり悩んでいるようにみえないという特徴をもち，この様子をJanetは「満ち足りた無関心（la belle indifférence）」と呼んだ．

　また，歴史的な観点からみると，その言葉が子宮（hystera）に由来することからもわかるように，ヒステリーは女性に出現する疾患とされ，Hippocratesは体内で子宮が動き回るために起こる婦人病と考えた．その後，フランスの神経学者Charcotは，催眠術による治療を通じてヒステリーと心因性障害の重要さを示した．Charcotのもとで学んだJanet，Freudらによって，ヒステリーを中心とする心因性障害の研究が発展し，Janetは解離型ヒステリーを，Freudは転換型ヒステリーを主たる研究対象として神経症理論を打ち立てた（表2-10）．そこから，ヒステリーという1つの診断名の下位分類として，健忘や昏迷といった精神症状が主体のものを解離性障害，失声や疼痛といった身体症状が主体のものを転換性障害と区別されるようになった．

　しかし，DSM-Ⅲ，DSM-Ⅳにおいてヒステリーという用語は消滅し，解離は解離性障害という診断カテゴリーとして独立し，転換は身体表現性障害という診断カテゴリーに分類された．2013年に新たに作成されたDSM-5でも，解離はDissociative Disordersへ，転換はSomatic Symptom and Related Disordersの下位分類のひとつとして分けられたままとなっている．ICD-10では転換は解離性障害のなかに含められ，疾患概念としては一応のまとまりを保持している．

2│解離性障害と意識

　意識には，①清明度，②広がり，③質的なもの，の3つの標識がある．「意識障害」は臨床的には単純な意識障害と複雑な意識障害とに分けられ，前者は①の障害（意識

表 2-11 解離性昏迷の特徴

1. 心理的誘因があることが多い
2. 以前に同様のエピソードがあることが多い
3. 目撃者がいるところで生じることが多い
4. 倒れた場合に外傷を負うことが少ない
5. 尿失禁・便失禁を伴うことが少ない
6. 脳波は正常である
7. 病的反射を認めない　　　など

混濁：傾眠や昏睡など），後者は②の障害（意識狭縮：催眠や解離性もうろう状態など）と③の障害（意識変容：もうろう状態やせん妄など）で説明される[14]．解離性障害では，解離性昏迷や解離性もうろう状態など，意識清明でありながら時として他覚的には意識消失や意識障害を伴っているようにみえることがある．

以下に，解離性障害による発作性エピソードのうち，解離性昏迷についてまとめる．健忘を伴う解離性障害や転換性障害については他項を参照されたい．

3 | 解離性昏迷（ヒステリー性昏迷）

解離性昏迷（dissociative stupor）とは，解離性障害，パーソナリティ障害，精神遅滞などを基盤として，ストレス負荷の強い出来事や，対人関係上の問題，社会的な問題などが心因となって生じる昏迷状態を指す[15]．昏迷は，随意運動の減少または欠如，および光や音や接触のような外的刺激に対する反応性の著しい減弱あるいは欠如がある状態であり，患者は長時間ほとんど動かないまま横たわっているか座っている．発語と自発的・意図的な運動はほとんど完全になくなる．解離性昏迷の特徴としては，表 2-11 のようなものがあげられる．

〈症例：35 歳，男性〉

主訴：眼球上転し，呼びかけに反応しない

家族歴：父がアルコール依存症

既往歴：統合失調症（21 歳時に診断）

現病歴：X－14 年 11 月（21 歳），自分の首をナイフで切りつける自傷行為を認め，統合失調症の診断で近医精神科へ入院となった．退院後は外来通院で 3 年ほど落ちついて過ごしていたが，X－11 年 12 月にマンションの 7 階から飛び降り自殺を図った（左上腕骨，腰椎骨折）．その後 X－10 年 2 月より当院通院開始となった．X－9 年 8 月，「『人殺し』と言われる」と幻覚妄想が強まり，同年 9 月から 3 カ月半当院へ入院した．電気けいれん療法を施行し，ハロペリドール，クロルプロマジンを主剤として薬物調整を行い，退院となった．退院後は比較的落ちついて外来通院をしていた．

X 年 8 月頃より不眠，希死念慮が出現しはじめ，同年 9 月 10 日，内服せずにとってあった頓服のレボメプロマジンを過量服薬し，自ら人を呼んで救急搬送となった．

全身状態は落ちついていたが，幻聴，妄想に基づく発言が続くため，当院精神科での継続加療が必要と判断され，9月13日，当院医療保護入院となった．

入院時，見当識は保たれていたが，ぼんやりとだるそうな表情をしており，軽度応答潜時の延長を認めた．「『あっちいけ』と小さい子供の声が聞こえる」と幻聴を認め，表情は平板化し陰性症状も強かった．抑うつ気分や希死念慮の有無を問うと，否定はするものの不機嫌になった．生活歴（中学入学時から成績不良）や会話内容，言語理解の乏しさからは主病名以外に精神遅滞も強く疑われた．

入院当日，訪室すると眼球上転し，足だけ降ろしてベッドに倒れ込んでいるところを発見された．呼名に反応せず，痛み刺激にも無反応であった．四肢は弛緩し，瞳孔を見ようと大きく開眼させようとしたが，さらに上転してしまうため観察できなかった．バイタルは安定していたが，てんかん発作による意識障害の鑑別のためにポータブル脳波を施行したところ，散発的に棘徐波を認めはしたが，意識障害をもたらすような明らかな異常は認めなかった．検査中，突然意識が戻り会話が可能となったが，「すみません，自分の部屋に戻ります」と要領を得ない内容であった．しばらくモニター管理としたが，その後は同様の症状を認めることはなかった．

後日，「あのとき，実はうっすらと意識があった．入院して，自分がどうなるのかと思ったら，何だか怖くなって，気づいたらあのようになっていた」と発作時に意識があったことを自ら話した．患者は精神遅滞もあり，環境の変化がストレスとなって不安が強まり，適応できずに解離症状が生じたものと考えられた．

本症例は，他覚的には意識消失しているようにみえたが，実は解離性昏迷と，その後解離性もうろう状態となっていた症例であった．統合失調症の症状として解離症状を生じたというよりも，精神遅滞のため環境に適応する能力が低く，解離性障害も引き起こしたと考えるのが妥当であろう．

4 | 解離性障害の対応

てんかんを含めた意識消失・意識障害の鑑別を目的とした検査を行ったうえで，異常がなければそのことを患者へ告げ，受容的に励ましながら動作を促すことで症状は軽快し会話が可能になることが多い．診断が確定しても，解離性障害に有効な薬物はほとんどないため，薬物療法自体がその症例に必要であるかどうか，その都度検討する必要がある．抑うつ症状に抗うつ薬を，不安には抗不安薬を，幻聴には抗精神病薬を，といった具合に無作為に多剤を処方していくと，抗うつ薬による気分の不安定や，抗不安薬による脱抑制，抗精神病薬による過鎮静などを起こし，逆に解離症状を強化しかねない．多剤併用療法をされている解離性障害の患者で治療効果が思わしくない場合は，減薬も検討すべきである．解離を起こしやすくしている環境の改善や，EMDR（eye movement desensitization and reprocessing：眼球運動による脱感作と再処理法）を含めた心理療法，精神療法を組み合わせて，個々に合わせて治療を行う必

要がある．

● 文献

1) 循環器病の診断と治療に関するガイドライン(2011年度合同研究班報告)：失神の診断・治療ガイドライン(2012年改訂版)．http://www.j-circ.or.jp/guideline/pdf/JCS2012_inoue_h.pdf
2) Task Force for the Diagnosis and Management of Syncope：Guidelines for the diagnosis and management of syncope(version 2009). Eur Heart J 30：2631-2671, 2009
3) Soteriades ES, Evans JC, Larson MG, et al：Incidence and prognosis of syncope. N Engl J Med 347：878-885, 2002
4) Savage DD, Corwin L, McGee DL, et al：Epidemiologic features of isolated syncope：the Framingham Study. Stroke 16：626-629, 1985
5) Barón-Esquivias G, Errázquin F, Pedrote A, et al：Long-term outcome of patients with vasovagal syncope. Am Heart J 147：883-889, 2004
6) 日本神経学会(監)：てんかん治療ガイドライン2010．p1，医学書院，2010
7) 内山　真，石束嘉和，伊藤　洋，他：睡眠障害の対応と治療ガイドライン，第2版．じほう，2012
8) 五十嵐隆，神山　潤(編)：睡眠関連病態―小児科臨床ピクシス14．中山書店，2010
9) 日本睡眠学会：ナルコレプシーの診断・治療ガイドライン．http://www.jssr.jp/data/pdf/narcolepsy.pdf
10) Marin JM, Carrizo SJ, Vicente E, et al：Long-term cardiovascular outcomes in men with obstructive sleep apnoea-hypopnoea with and without treatment with continuous positive airway pressure：an observation study. Lancet 365：1046-1053, 2005
11) Qaseem A, Holty JE, Owens DK, et al：Management of Obstructive Sleep Apnea in Adults：A Clinical Practice Guideline From the American College of Physicians. Ann Intern Med 159：471-483, 2013
12) 融　道夫，中根允文，小宮山実，他(監訳)：ICD-10 精神および行動の障害 臨床記述と診断ガイドライン(新訂版)．医学書院，2005
13) 岡野憲一郎，小林幹穂，江口重幸，他：解離性障害(専門医のための精神科臨床リュミエール20)．中山書店，2009
14) 大熊輝雄：現代臨床精神医学(改訂第11版)．金原出版，2008
15) 内田直樹，西村良二：精神科領域における意識障害．臨床と研究 90：342-344, 2013

● 参考文献

1) 循環器病の診断と治療に関するガイドライン(2008-2009年度合同研究班報告)：循環器領域における睡眠呼吸障害の診断・治療に関するガイドライン(2012年改訂版)．http://www.j-circ.or.jp/guideline/pdf/JCS2010_momomura.h.pdf
2) 赤澤彩織，黒滝直弘，小澤寛樹：解離性障害．医学と薬学 66：617-623, 2011

● Further Reading
- 松浦雅人，原　恵子，他(編)：てんかん診療のクリニカルクエスチョン194．診断と治療社，2009
  てんかんの概念や症状，検査など，日常診療で感じるさまざまな疑問(全194項目)に対して専門医が簡潔に答えるという形式でまとめられている．
- 柴山雅俊：解離性障害―「うしろに誰かいる」の精神病理．筑摩書房，2007
  解離性障害のDSMに沿った診断解説ではなく，解離症状そのものについてをわかりやすく書かれている．解離という現象を知るのに有用な一冊．

（豊澤あゆみ，渡辺裕貴）

B 健忘

　てんかんの発作に伴う記憶障害がきっかけで精神科を受診する患者が散見される．そのため患者が健忘を主訴に受診した場合，てんかん発作によるものか，その他の原因によるものか鑑別する必要がある．

　本項ではまず，記憶について述べる．

　通常，記憶は記銘(registration)，保持(retention)，再生(recall)，再認(recognition)の4つの過程に分類される．時間的観点からは，即時記憶(immediate memory)，近時記憶(recent memory)，遠隔記憶(remote memory)に分けられる．さらに，即時記憶は短期記憶(short-term memory)，近時記憶と遠隔記憶は長期記憶(long-term memory)に分類される．

　Squireは長期記憶を，陳述記憶(declarative memory)，非陳述記憶(nondeclarative memory)に大別した(図2-4)[1]．陳述記憶とは，知識や経験により獲得された記憶であり，意識的に想起することが可能である．知識などは意味記憶，経験などはエピソード記憶といわれる．陳述記憶は大脳新皮質と側頭葉内側部，視床，前頭葉基底部との相互関係に依存している．非陳述記憶は，泳ぐこと，自転車に乗ることのように学習された技能や認知的操作などの記憶を指し，側頭葉内側部の機能には依存せず，大脳新皮質，大脳基底核，小脳などが関与しているといわれる[2]．

　健忘(amnesia)は，日常生活，社会生活に障害をきたすような陳述記憶障害を指すことが多い．ICD-10によると，「短期記憶の障害が慢性的で顕著な症候群であり，時に長期記憶も障害されるが，即時の想起能力は保たれている．時間感覚と出来事の順序づけの障害が通常明らかであり，同様に新しい事柄を学習するのが困難である．作話が顕著になることもあるが，必ずしも存在するとは限らない．他の認知機能は通常比較的よく保たれており，健忘性の欠陥が他の障害と比べて著しい」とされる[3]．

　健忘は，時間的側面から逆向性健忘と前向性健忘に分けられる．逆向性健忘とは，発症時点より前の記憶が想起できないものである．前向性健忘は発症時点より後の出来事を記銘できないことを指す．

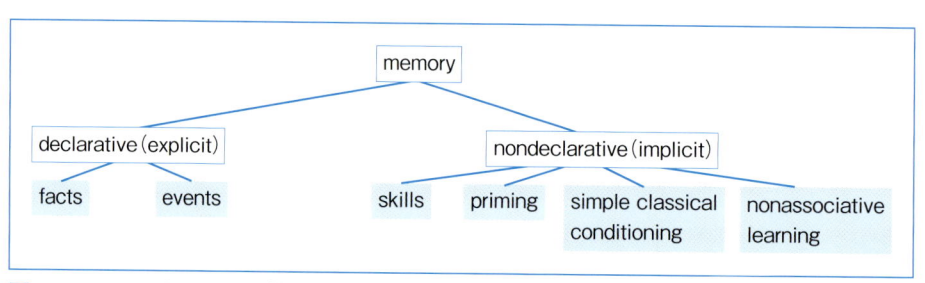

図2-4　Squireらによる記憶の分類(1992)
(Squire LR：Declarative and nondeclarative memory：multiple brain systems supporting learning and memory. J Cogn Neurosci 4：232-243, 1992より)

健忘をきたす原因として，物質によるもの(アルコール，薬物など)，身体疾患によるもの〔複雑部分発作，頭部外傷，脳腫瘍，一過性全健忘，Korsakoff(コルサコフ)症候群など〕，その他(電気けいれん療法など)が考えられる．側頭葉，特に海馬に影響を与えやすい疾患では健忘が起こりやすい．認知症やせん妄でも記憶障害が起こりうるが，随伴症状で鑑別ができる．失語，失認，失行，遂行機能障害のような認知機能障害が認められる場合は認知症を疑う．また，即時記憶が障害されていれば，注意障害によるものと考えてよいため，せん妄を疑う[4]．ベンゾジアゼピンも健忘をきたしうることを念頭において診察すべきであろう．

Kapurらによるとてんかん発作に起因する記憶障害は，①一過性てんかん性健忘，②超長期的な前向性健忘，③限局性焦点性逆向性健忘の3種類に分類される[5]．①は記憶障害を主体とするてんかん発作である．②は一定の期間をあけて評価することによって明らかになる健忘で，繰り返される発作が長期記憶の固定化を阻害するために生じると考えられている．③は前向性健忘を伴わず，発症前の短時間に限られた逆向性健忘である．発作が記憶の固定化を一時的に阻害するためと考えられている[6]．

健忘を訴える患者を診察する際には，病歴を詳細に聞くことは当然ながら，薬物使用歴や身体疾患の有無の確認をまず行う必要がある．

本項では，健忘を主訴に受診した患者において，鑑別すべき疾患の一過性全健忘，解離性健忘について述べる．

一過性全健忘

一過性全健忘(transient global amnesia；TGA)は，1956年に初めて報告され，その後Fisherらによって知られるようになった疾患である[7]．突然発症し，エピソード中は数時間に及ぶ逆向性健忘をきたす．即時記憶や自己認識は正常であり，意識障害やけいれん発作は認められない．即時記憶が障害されている場合には，せん妄を疑う必要がある．Hodgesらによる一過性全健忘の診断基準を表2-12に示した[8]．この診断基準によると，過去にてんかん発作の既往がある患者は一過性全健忘の診断から外れることとなる．

Quinetteらの調査によると，発症は中高年に多く，発作的に出現する前向性健忘と逆向性健忘が主症状である．予後は良好で，再発率は約10%とされている[9]．

また，Caplanらによると，発症に明らかな性差は認められず，発症の平均年齢は60歳で，50～69歳が全体の75%を占めていた．また，持続時間の平均は7.4時間であった．合併症は片頭痛が多く，その他高血圧症や冠動脈疾患などが報告されている．エピソード前の状況は，運動，入浴，情動的ストレス，血管造影などが認められている[10]．

発症の原因としては，海馬の機能異常や血流異常の可能性が示唆されているが，さらなる研究が望まれる．

予後は良好であり，積極的な治療を要しない．

表 2-12　一過性全健忘の診断基準

1. 発作の大半を目撃した信頼に足る情報提供者がいて，発作中の情報が得られる
2. 発作中，明らかな順向性健忘が存在する
3. 意識障害や自己認識（personal identity）の障害は存在しない
   認知の障害は健忘に限られる（失語や失行は存在しない）
4. 発作中も発作後も，ほかの神経学的局所徴候を認めてはならない
5. てんかんの徴候があってはならない
6. 発作は 24 時間以内に消失する
7. 最近の頭部外傷の既往を有する患者や，薬物治療中ないしは過去 2 年間に 1 回でも発作を有するてんかん患者は除外する

（Hodges JR, Warlow CP：Syndromes of transient amnemia：towards a dassification. A study of 153 cases. J Neurol Neurosurg Psychiatry 53：834-843, 1990 より）

〈症例：65 歳，男性〉

主訴：（妻：今朝から何度も同じ質問を繰り返すので，詳しい検査をしてもらおうと思った）

生活歴：特記事項なし．

既往歴：特記事項なし．

家族歴：父親；心筋梗塞 66 歳で死去．精神科遺伝負因なし．

嗜好：飲酒；機会飲酒，喫煙；なし，違法薬物使用歴；なし．常用している内服薬；なし．

現病歴：X 年 10 月中旬，実母が体調を崩し，入院した．片道 2 時間かけて約 10 日間毎日見舞いに行っていた．その後も少なくとも 1 週間に 1 度は面会に行っていた．普段から運転には慣れており，それほど疲れは訴えていなかった．

X 年 11 月 13 日，久しぶりに自宅の庭仕事をし，草刈りを行った．同年 11 月 14 日の午前 10 時ごろ，妻が前日の庭仕事について話した際「昨日そんなことをしたかな」と記憶になかった．庭の草刈りが終わっている様子を見て，自分が行ったにもかかわらず「誰がしたのか」と妻に繰り返し問うた．その度に自分が行ったことを聞かされたが，納得しなかった．また，朝食を摂ったことも記憶しておらず，実母が入院したことも忘れていた．

何度も同じ質問をすることを不審に思った妻に連れられ，精査目的で受診した．受診に行く道中も「どうして病院に行かなくてはいけないのか」と何度も訴えていた．

現症：中肉中背の年齢相応の男性．礼容は整．診察に協力的であったが，診察中「どうして自分がここに来なくてはいけないのかわかりません」と繰り返し述べ，困惑した状態であった．

検査結果：

長谷川式認知症スケール（HDS-R）：24/30 点（時間に関する見当識－2，作業記憶－1，遅延再生－2，非言語性記銘－1）

> 神経学的所見：特記事項なし
>
> 脳波：特記事項なし
>
> 心電図：特記事項なし
>
> 採血：特記事項なし
>
> 頭部MRI：無症候性ラクナ軽度
>
> 頭部MRA：有意な狭窄なし
>
> その後の経過：現病歴，検査結果から，診断基準をすべて満たすため，一過性全健忘と考えられた．MRIの結果を待っている間に徐々に記憶を取り戻したが，同日の朝から受診までの記憶は戻らなかった．
>
> 本人，家族には予後が良好であることを伝え，再発するようなら再度受診をするよう勧めた．

本症例は，信頼に足る情報提供者が存在したことから，経過が客観的に把握でき，一過性全健忘の診断をつけることが比較的容易にできた．一過性全健忘でも脳波異常を認めることがあるため[11]，脳波所見のみからてんかんを疑うことは注意が必要である．

側頭葉てんかんで健忘を呈することがあるため，再発を繰り返すようであれば，てんかんを疑う必要がある．また，若年者で同様のエピソードが認められる場合もてんかんを疑うべきであろう．

解離性健忘

解離性健忘(dissociative ammesia)とは，脳の器質的な障害ではなく，精神的な外傷やストレスが契機となって起こる健忘である．解離性健忘は心因性あるいは機能性健忘とも呼ばれる．ICD-10によると「最近の重要な出来事の記憶喪失であり，器質的な精神障害に起因せず，通常の物忘れや疲労では説明できないほどに強い．健忘は，事故や予想外の死別などのようなトラウマ的出来事に関係し，通常は部分的かつ選択的である」とされる[3]．症状出現前の自伝的記憶に限局した孤立性逆向性健忘である[12]．

ICD-10, DSM-Ⅳ-TRでは"解離性障害"のなかに，解離性健忘，解離性遁走，解離性同一性障害，離人症性障害を含んでいる．つまり，解離性健忘と解離性遁走を分けて考えられていたが，DSM-5からは解離性健忘のなかで解離性遁走を伴うもの，伴わないものと分類することになった．

解離性健忘は10〜30歳代の比較的若い年齢層に多いとされるが，全年齢で起こりうる．また，性差については諸説ある．契機となる出来事には，婚姻問題，経済問題，災害などがある．

側頭葉てんかんで発作後に遁走を認めることがあるが，病歴や最近の出来事を詳細に確認することによって区別できることが多い．

解離症状の重症度を測定する，Bernstein らが作成した Dissociative Experience Scale(DES)の日本語版を表 2-13 に示した．自記式であり，カットオフポイントは 30 点と言われるが偽陽性も少なくない[13,14]．

治療については，チオペンタールなどの短時間作用型バルビツール酸の静脈注射や，ベンゾジアゼピンの静脈注射を行ったうえで行う，薬物補助面接の効果が認められることがある．つまり，忘却している状態ではなく，想起できない状態であること，情報の記銘，保持には問題ないが，選択的に過去の記憶の想起が障害されていることが示唆されている[15]．

表 2-13 日本語版 Dissociative Experience Scale(DES)

これは，日常生活であなたに起こるかもしれないいくつかのことがらについてお答えいただくものです．<u>お酒に酔ったり薬の影響を受けたりしていないとき</u>に，それぞれの項目にあるようなことが，あなたに<u>どれくらいあるか</u>をお答えください．
0% を「そういうことはない」，100% を「いつもそうだ」として，各項目の下にある回答欄の数字の適当なところを○で囲んで，それがあなたにどれくらいあてはまるかを<u>直観的にお答えください．</u>
解答例：0%　10　⑳　30　40　50　60　70　80　90　100%

1. 自動車・バス・電車・自転車などに乗っていて，今までそこに来るまでのあいだのこと(すべて，または，ある場所からある場所までにあったこと)を覚えていないことにふと気がつく，というようなことのある人がいます．あなたにはこのようなことがどれくらいありますか．
0%　10　20　30　40　50　60　70　80　90　100%

2. 人の話を聞いているとき，言われたことの一部，または全部が，まったく耳に入っていなかったことにふと気がつく，というようなことのある人がいます．あなたにはこのようなことがどれくらいありますか．
0%　10　20　30　40　50　60　70　80　90　100%

3. 自分がある場所にいるのに，そこにどうやってたどりついたのかわからない，というようなことのある人がいます．あなたにはこのようなことがどれくらいありますか．
0%　10　20　30　40　50　60　70　80　90　100%

4. 着た覚えのない服を着ていた，というようなことのある人がいます．あなたにはこのようなことがどれくらいありますか．
0%　10　20　30　40　50　60　70　80　90　100%

5. 自分のもちものの中に，買った覚えのない新しいものがふえていることに気がついた，というようなことのある人がいます．あなたにはこのようなことがどれくらいありますか．
0%　10　20　30　40　50　60　70　80　90　100%

6. みずしらずの人がやってきて，その人から違う名前で呼ばれたり，前に会ったことがあると言われた，というようなことのある人がいます．あなたにはこのようなことがどれくらいありますか．
0%　10　20　30　40　50　60　70　80　90　100%

7. まるで自分が自分自身のすぐそばに立っているかのように感じたり，自分が何かしているのを見ているかのように感じる，あるいは，まるで他人を見ているみたいに，実際に自分自身を眺めているように感じる，というようなことのある人がいます．あなたにはこのようなことがどれくらいありますか．
0%　10　20　30　40　50　60　70　80　90　100%

8. よく知っている人(友達や家族)なのに，それが誰だかわからないときがある(あるいはそのことを人から指摘されたことがある)，というような人がいます．あなたにはこのようなことがどれくらいありますか．
0%　10　20　30　40　50　60　70　80　90　100%

9. 人生上のある重要な出来事(たとえば卒業や結婚式など)の記憶が全くないのに気がついたことがある，というような人がいます．あなたにはこのようなことがどれくらいありますか．
0%　10　20　30　40　50　60　70　80　90　100%

(つづく)

表2-13 つづき

10. 自分が言った覚えのないことで,うそをついたと責められる,というようなことのある人がいます.あなたにはこのようなことがどれくらいありますか.
    0% 10 20 30 40 50 60 70 80 90 100%

11. 鏡を見ているのに,映っているのが自分だと気がつかない,というようなことのある人がいます.あなたにはこのようなことがどれくらいありますか.
    0% 10 20 30 40 50 60 70 80 90 100%

12. 周囲の人や物や世界が現実ではないように感じられる,というようなことのある人がいます.あなたにはこのようなことがどれくらいありますか.
    0% 10 20 30 40 50 60 70 80 90 100%

13. 自分の体が自分のものではないように感じられる,あるいは自分に属したものではないように感じられる,というようなことのある人がいます.あなたにはこのようなことがどれくらいありますか.
    0% 10 20 30 40 50 60 70 80 90 100%

14. 過去の出来事がとても鮮明に思い出され,まるでその出来事をもう一度体験しているかのように感じられる,というようなことのある人がいます.あなたにはこのようなことがどれくらいありますか.
    0% 10 20 30 40 50 60 70 80 90 100%

15. 自分の覚えていることが,実際におこったことなのか,それともただ夢に見ただけなのか,はっきりしない,というようなことのある人がいます.あなたにはこのようなことがどれくらいありますか.
    0% 10 20 30 40 50 60 70 80 90 100%

16. 見慣れた場所にいるのに,なじみのない見慣れないところにいるように感じる,というようなことのある人がいます.あなたにはこのようなことがどれくらいありますか.
    0% 10 20 30 40 50 60 70 80 90 100%

17. テレビや映画を観ていて,周囲で起こっているできごとに気づかないほど物語に没頭していることがある,というような人がいます.あなたにはこのようなことがどれくらいありますか.
    0% 10 20 30 40 50 60 70 80 90 100%

18. まるでそれが現実に起こっていることに思えるほど,空想や白昼夢に引き込まれることがある,というような人がいます.あなたにはこのようなことがどれくらいありますか.
    0% 10 20 30 40 50 60 70 80 90 100%

19. 痛みを無視できる(感じない)ことがある,というような人がいます.あなたにはこのようなことがどれくらいありますか.
    0% 10 20 30 40 50 60 70 80 90 100%

20. じっと空を見つめて,何も考えず,ただ座っていて,時間が経つのに気がつかないでいる,というようなことのある人がいます.あなたにはこのようなことがどれくらいありますか.
    0% 10 20 30 40 50 60 70 80 90 100%

21. 一人でいるとき,大きな声でひとりごとを言っていることがある,というような人がいます.あなたにはこのようなことがどれくらいありますか.
    0% 10 20 30 40 50 60 70 80 90 100%

22. 状況によって全く違ったふうに自分が振舞うので,自分がまるで2人の別の人間のように感じられることがある,というような人がいます.あなたにはこのようなことがどれくらいありますか.
    0% 10 20 30 40 50 60 70 80 90 100%

23. ある状況の下では,普段なら困難なこと(たとえばスポーツや仕事や対人関係など)をとても容易に,思うままになしとげられることがある,というような人がいます.あなたにはこのようなことがどれくらいありますか.
    0% 10 20 30 40 50 60 70 80 90 100%

24. あることを実際にしたのか,それともしようと思っただけなのかよく思い出せない(たとえば手紙を出してきたのか,それとも出そうと思っただけなのかはっきりしない)というようなことのある人がいます.あなたにはこのようなことがどれくらいありますか.
    0% 10 20 30 40 50 60 70 80 90 100%

25. したという記憶はないのに,何かをしていた(自分がそれをしたという形跡があった),というようなことのある人がいます.あなたにはこのようなことがどれくらいありますか.
    0% 10 20 30 40 50 60 70 80 90 100%

26. 確かに自分が書いたと思われるメモや絵や文章があるのだが,それを自分で書いたということが思い出せない,というようなことのある人がいます.あなたにはこのようなことがどれくらいありますか.
    0% 10 20 30 40 50 60 70 80 90 100%

27. 何かをするよう促したり,自分のしていることに意見を言ったりする声が頭の中に聞こえる,というようなことのある人がいます.あなたにはこのようなことがどれくらいありますか.
    0% 10 20 30 40 50 60 70 80 90 100%

28. まるで世界を霧を通して見ているように感じられ,人や物が遠くに見える,または,ぼんやりと見える,というようなことのある人がいます.あなたにはこのようなことがどれくらいありますか.
    0% 10 20 30 40 50 60 70 80 90 100%

〔田辺 肇:解離性体験と心的外傷体験との関連—日本語版DES(Dissociative Experience Scale)の構成概念妥当性の検討.催眠学研究39:58-67, 1995 より改変〕

〈症例：41歳，女性〉

主訴：（夫：記憶がないというが，嘘をついているのではないか）

生活歴：同胞2名中第2子として出生生育．成長発達に異常なし．おとなしい性格で友人は多くなかった．小・中・高の成績は中位．大学に進学し，卒業後は製造業の営業職として勤務した．29歳で結婚し，33歳で男児をもうけた．勤務状況に問題なく，人間関係のトラブルもなく過ごした．現在休職中．

既往歴：40歳；高血圧で内服治療中

嗜好：飲酒；機会飲酒，喫煙；なし，違法薬物使用歴；なし

家族歴：精神科遺伝負因なし

現病歴：X−1年5月，職場が異動となり多忙となり，同時期に長男の進学で悩むようになり，夫と意見が衝突するようになった．

X年8月8日，長男の進学について夫と口論し，すぐに外出した．帰宅後，夫が口論の件について再度議論をしようとしたところ，口論したこと自体や，長男の進学問題に関わることを想起することができなかった．また，後に会社で業務上のトラブルがあり上司から叱責されていたことが判明したが，その件についても記憶にないと述べた．

X年8月13日，近医メンタルクリニックを受診し，心理検査などが行われ，解離性健忘の診断で薬物治療とカウンセリングが開始された．ジアゼパム静注による面接が試みられたが，入眠してしまい面接が中断された．発症後から出勤することを拒否し，半年経過した後も症状に変化がないため，夫の勧めにより，精査目的で当院精神科受診となった．

現症：化粧気のない，年齢相応のやせ型の女性で夫とともに来院．やや落ち着きなく，面談中は顔をしきりに触っていた．長男の進学問題や業務に関連するトラブルだけでなく，学生時代の部活や出身大学の学部なども想起できなかった．健忘以外には，睡眠障害（中途覚醒），抑うつ気分を認めた．希死念慮は否定した．また，夫と口論になると頭痛が生じ，その後意識が減退すると訴えた．

夫は「子供の進学のことで言い争いになると頭が痛いと言う．都合の悪いことを覚えていないと言っているだけではないか」と不信感を訴えた．

検査結果：

神経学的所見：特記事項なし

脳波：特記事項なし

心電図：軽度ST上昇

採血：脂質異常，軽度貧血

頭部MRI：軽度小脳萎縮

SPECT：頭頂葉，前頭葉で軽度血流低下

その後の経過：器質的疾患，物質による記憶障害は否定的であり，解離性健忘と考えられた．頭痛については，夫との口論後以外に訴えることはないことから，心因性

のものと考えられた．
　夫には，環境調整の必要性と精神療法が治療の主体となるため，紹介元のクリニックに通院を継続するよう伝えた．本人にもカウンセリング継続の必要性を説明した．

　上述したように，側頭葉てんかんでも解離性健忘を疑われるような，移動中の記憶が欠落していることがある．エピソードの持続時間や移動距離の短さ，その他の随伴症状から鑑別は可能だろう．
　エピソード前に契機となる出来事があったかどうか，患者以外からも情報を得ることが重要である．

● 文献

1) Squire LR：Declarative and nondeclarative memory：multiple brain systems supporting learning and memory. J Cogn Neurosci 4：232-243, 1992
2) 日下博文：一過性全健忘の臨床．日本医事新報 3970：6-10, 2000
3) 融　道男，中根允文，小見山実，他(監訳)：ICD-10 精神および行動の障害—臨床記述と診断ガイドライン．医学書院，2005
4) 中村重信，猪野正志，徳元一樹：一過性全健忘の現象学．Brain Medical 19：154-158, 2007
5) Kapur N, Thompson P, et al：Can epilepsy-related phenomena unlock some of the secrets of long term memory? In：Yamadori A, Kawashima R, Fujii T, et al(eds)：Frontiers of Human Memory. Tohoku University Press, pp137-150, 2002
6) 緑川　昌，吉村菜穂子，河村　満：記憶障害への新たなアプローチ—てんかん性健忘．高次脳機能研究 24：139-146, 2004
7) Fisher CM, Adams RD：Transient global amnesia. Acta Neurol Scand (Suppl 9)：1-83, 1964
8) Hodges JR, Warlow CP：Syndromes of transient amnemia：towards a classification. A study of 153 cases. J Neurol Neurosurg Psychiatry 53：834-843, 1990
9) Quinette P, Guillery-Girard B, Dayan J et al：What does transient global amnesia really mean? Review of the literature and thorough study of 142 cases. Brain 129：1640-1658, 2006
10) Caplan LB：Transient Global Amnesia. In：Frederiks JAM(ed)：Handbook of Clinical Neurology, Vol. 1. 45：205-218, 1985
11) 鶴　紀子：脳波の読み方—一過性全健忘の脳波．Modern Physician 21：855-858, 2001
12) 菊池大一：解離性健忘の神経基盤．高次脳機能研究 31：319-327, 2011
13) 田辺　肇：DES—尺度による病理的解離性の把握：臨床精神医学(増刊号)：293-307, 2004
14) 田辺　肇：解離性体験と心的外傷体験との関連—日本語版 DES(Dissociative Experience Scale)の構成概念妥当性の検討．催眠学研究 39：58-67, 1995
15) 森　悦郎：情動の制御と高次脳機能：情動と記憶の相互作用．心身医学 51：53-60, 2011

〈柴岡三智，渡辺裕貴〉

C 異常行動

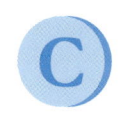

本項では，発作性に出現する異常行動で，てんかん発作に類似し鑑別が必要となる症状(疾患)のうち，REM睡眠行動異常症と，転換性障害(心因性発作)，パニック発作について述べる．

REM睡眠行動異常症

1 | REM睡眠行動異常症の総論，疫学，臨床症状

睡眠遊行症(夢遊病)や夜驚症などの睡眠時の行動異常は，睡眠時随伴症(parasomnia)としてまとめられる．睡眠時随伴症は睡眠段階と密接な関係があり，2005年に発表された睡眠障害国際分類(International Classification of Sleep Disorders；ICSD-2)では睡眠段階と基礎疾患に基づいて分類される(表2-14)[1]．

REM睡眠行動異常症(rapid eye movement sleep behavior disorder；RBD)は睡眠随伴症のひとつで，REM期に通常みられる抗重力筋の緊張低下がみられず(REM sleep without atonia；RSWA)，鮮明で不快な夢体験に関連して，時に自他を傷つけるような激しい行動をとることによって特徴づけられる疾患である．

表2-14 睡眠時随伴症の国際分類

覚醒障害（NREM睡眠から）
1. 錯乱覚醒
2. 睡眠遊行症(夢遊病)
3. 夜驚症

REM睡眠関連随伴症
1. REM睡眠行動異常
2. 反復性単独睡眠麻痺
3. 悪夢障害

その他
1. 睡眠関連解離障害
2. 睡眠時遺尿
3. 睡眠関連うめき声
4. 頭蓋内爆発音症候群
5. 睡眠関連幻覚
6. 睡眠関連摂食異常
7. 非特異的睡眠時随伴症
8. 薬剤・化学物質による睡眠時随伴症
9. 内科的疾患に伴う睡眠時随伴症

(American Academy of Sleep Medicine：ICSD-2 International classification of Sleep disorders, 2nd ed. Diagnostic and cording manual. American Academy of Sleep Medicine, 2005より)

表 2-15 REM 睡眠行動異常症の疫学および臨床症状

- 疫学
    - 男性に多い
    - 発症は 40〜70 歳代が多い(発症年齢は 15〜80 歳)
- 臨床症状
    - 異常な発声：演説口調，叫び声，罵り声
    - 異常な行動：四肢を振り回す，殴る，蹴る，布団から飛び出る
    - 夢内容の変化：特に，昆虫や動物，ほかの人間に攻撃され，患者が防御するというテーマ
    - 夢内容を反映するような行動をする
- 異常行動は睡眠の後半 1/3 に起こりやすい

(Boeve BF：REM sleep behavior disorder：Updated review of the core features, the REM sleep behavior disorder-neurodegenerative disease association, evolving concepts, controversies, and future directions. Ann NY Acad Sci 1184：15-54, 2010 より)

　疫学と臨床症状について表 2-15 にまとめる[2]．RBD の患者の多くは男性である．発症年齢はさまざまだが，40〜70 歳代の症例が多く[2]，40 歳以前の発症ではナルコレプシーとの合併が疑われる．若年発症の場合，何十年後かにパーキンソン病(Parkinson's disease；PD)，レビー小体型認知症(dementia with Lewy bodies；DLB)，多系統萎縮症(multiple system atrophy；MSA)といった神経変性疾患に発展する場合がある．

　RBD の正確な有病率は明らかではないが，Ohayon らの調査によると，イギリスにおける Sleep EVAL system(精神，睡眠障害診断用コンピュータプログラム)を用いた電話調査において，15〜100 歳の 4,972 人のうち 106 人(2%)に睡眠中の暴力行為がみられた．そのうちの 25%，すなわち全体の 0.5% の人が RBD を強く示唆する特徴を示したと報告している．RBD は約 6 割が特発性，4 割が症候性であり，急性と慢性に分けると急性の RBD は大半が薬剤の副作用で生じるとされる．

　臨床的な特徴は，異常な発声，異常な運動行動，夢内容の変化としてまとめられる．異常な発声としては，覚醒時の話し方とはまるで違う叫び声や絶叫，罵り声をあげることがある．異常な運動行動としては四肢の攣縮に始まって目的のあるような行動，たとえばあたかも自分を守るかのように殴る，打つ，逃げ出す，ベッドから飛び出すといった行動がみられる．夢内容は多くの場合，自分や親しい家族，友人が昆虫や動物，ほかの人間などから攻撃され，そこから身を守るというテーマである．一般的な夢と異なり，患者は夢内容を長期にわたり鮮明に思い出すことができる．夜間の行動は，この夢内容を反映したものである．

　RBD エピソードの起こる時間帯は，患者が睡眠の後半の REM 期，特に後半 1/3 の午前 3 時すぎが多い．RBD は起床時間の数時間前に起こることが多いようである．しかしながら，ナルコレプシーのように入眠直後に REM 睡眠期に入る患者，未治療の睡眠時無呼吸症候群のように REM 睡眠期が多い患者ではその限りでない．

2 | 診断基準

　RBD は睡眠障害国際分類(ICSD)により，終夜睡眠ポリグラフ検査(polysomnography；PSG)で筋緊張消失のない REM 睡眠(REM sleep without atonia；RSWA)を認め，かつ臨床症状を伴うことで診断される(表 2-16)．REM 睡眠期に異常行動(自分を傷つけたり，自分を傷つけるおそれがあるもの，夢内容に伴うもの，追いかけられたり攻撃されたりする夢内容)が度々みられた場合は RBD の可能性が示唆される(probable RBD)．これらの臨床所見に，RSWA 所見，PSG 施行中の probable RBD を満たす行動異常，PSG 施行中のてんかん性放電がみられないことを合わせて，初めて RBD は確定診断となる(definite RBD)．

3 | 鑑別診断

　睡眠中の行動異常を呈し，RBD と鑑別を有するものとして，NREM(non-REM)睡眠時随伴症(睡眠遊行症，夜驚症，錯乱覚醒)，夜間のパニック発作，睡眠関連てんかん，認知症に伴う夜間の徘徊，閉塞性睡眠時無呼吸症候群，せん妄などがあげられる．これらの疾患との鑑別には本人，家族に対する詳細な病歴聴取や症状の評価が有用である．鑑別点について表 2-17 にまとめる．

　NREM 睡眠随伴症は夜間の睡眠前半 1/3 の徐波睡眠(睡眠段階 3～4)で出現する．多くは見当識障害を伴い，行動に対する記憶はなく，外からの問いかけに反応がみられない．

　睡眠関連てんかんは ICSD-2 によって「発作の 70% 以上が睡眠中に生じるもの」と定義されており，てんかん症候群によって 10～45% の頻度と記載されている．このうち，奇妙な行動やジストニア肢位を呈するため RBD と鑑別を要するものとして，夜間前頭葉てんかん(nocturnal frontal lobe epilepsy；NFLE)や夜間側頭葉てんかん(nocturnal temporal lobe epilepsy；NTLE)，夜間島てんかん(nocturnal insular lobe epilepsy；NILE)が報告されている[3]．

　夜間前頭葉てんかんは，従来は発作症状により夜間放浪状態(夜間睡眠中に叫び声

表 2-16　睡眠障害国際分類による REM 睡眠行動異常症の診断基準

A. 筋緊張消失のみられない REM 睡眠(RSWA)がみられる：持続性に過度の量の筋電図所見，あるいは頤筋の間欠的筋電図の増大，あるいは頤筋，四肢筋の過度な相動的な筋攣縮
B. 少なくとも以下の所見の 1 つがみられる．
　1. 睡眠に関連した危害を及ぼす行動，あるいは潜在的にその可能性がある行動，既往に暴力的行動がある．
　2. 睡眠ポリグラフ記録中に REM 睡眠での異常行動の確認
C. RBD に REM 睡眠関連てんかんが共存していることが明確に除外できる場合を除いて，REM 睡眠中に脳波でてんかん性放電がみられないこと．
D. ほかの睡眠障害，内科的，神経疾患，精神疾患，薬物常用，麻薬常用などで十分に説明できない．

表 2-17 夜間異常行動の鑑別

	RBD	NRBD	睡眠関連てんかん	OSAS	せん妄
暴力的行動	＋	まれ	まれ	＋	±
大声	＋	＋	＋	±	±
尿失禁	－	－	＋	－	－
刺激による覚醒	容易	困難	困難	容易	困難
障害物など外界の認知	不可	可	不可	可	可〜不可
外傷	＋	±	±	－	±
いびき，呼吸停止	－	－	±	＋	－
悪夢	常に			±	－
好発年齢	老年，男＞女	小児	小児，老年	肥満，男＞女	老年

NRBD：NREM 睡眠随伴症，OSAS：閉塞性睡眠時無呼吸症候群
(山本克康，他：睡眠時随伴症の診断・治療・医療連携ガイドライン．睡眠医療 2：304-310, 2008，表 1 より改変)

を出して起き上がり，部屋の中を歩き回るなどの合目的な徘徊行動，2 分以上の持続)，夜間発作性ジストニア(突然ベッドから起きだし，立ち上がって歩きまわり，20〜100 秒程度の強直性，あるいはジストニア肢位を呈する)，夜間突発性覚醒(突然ベッドから起き上がり，驚愕表情で大声を出し，頭部や体幹，四肢を不規則に投げ出すような動作や徘徊を行う)の 3 種類に分類されていたものである．夜間前頭葉てんかんの 97％ は NREM 睡眠期にみられ，そのうち 69％ は睡眠段階 1〜2 の浅睡眠期に起こるが，深睡眠期，REM 睡眠期に起こるものも少なからず存在する．

夜間前頭葉てんかんはかつては睡眠随伴症のひとつと考えられていたが，常染色体優性家系からニコチン性アセチルコリン受容体 $\alpha 4$ サブユニットをコードする CHRNA4 遺伝子変異(S 280 F)が同定されたことをきっかけとして，常染色体優性夜間前頭葉てんかん(autosomal dominant nocturnal frontal lobe epilepsy；ADNFLE)をプロトタイプとする焦点性てんかんであることが判明した．その後も ADNFLE の原因となる遺伝子変異が多数報告されている．

夜間前頭葉てんかんの脳波所見は発作間欠期では通常異常所見はみられず，発作時にもてんかん性放電がみられないか，判読困難である可能性が高い．発作症状が四肢の強直やジストニアのみならず，顔をこする，手を動かすといった軽微なものである場合も多く，RBD をはじめとする睡眠随伴症との鑑別が困難である場合もあり，Derry らによる鑑別スケール(frontal lobe epilepsy and parasomnia scale；FLEP scale)などが利用される[4,5]．

Tinuper らは夜間前頭葉てんかんをその発作徴候と持続時間により，①非常に短時間の運動発作(very brief motor seizure)，②過動運動発作(hypermotor seizure)，③非対称性両側強直発作(asymmetric bilateral tonic seizure)，④持続性発作(prolonged seizure）に分類している．

閉塞性睡眠時無呼吸症候群では，RBD と類似の異常行動を示す例が報告されている．その機序としては，高度な酸素飽和度低下状態のため，無呼吸から呼吸再開時の覚醒反応が不完全であることにより異常行動をきたすと推測されている[6]．

RBD をはじめとする睡眠時の異常行動は本人のみならず寝室の同室者にも意図せず重篤な危害を加える可能性があり，鑑別に苦慮する場合は積極的に PSG を施行し，早期の治療介入が必要である．

〈症例：66 歳，女性〉

主訴：寝言と寝ぼけ

既往歴：特記事項なし，アルコール機会飲酒，喫煙歴なし

現病歴：X−2，3 年頃から息子に寝言を指摘された．同時期より，夢を見ていて，「あっち行け」などの寝言を言い，自分で起きてしまう症状が出現した．同様の症状は入眠直後には生じないが時間帯を問わず出現した．X−1 年 12 月，夢のなかで知らない男性が近づいてきたため，「あっち行け」と寝言を言い，立ち上がったところで気づいた．X 年 4 月，嫉妬したような夢を見て，ベッドから落ちて顔面を打った．

睡眠状況：入眠障害なし，中途覚醒はトイレに 1 回起きる程度．日中の眠気はほとんどなし．いびきの自覚症状なし．

RBDSQ（RBD screening questionnaire）：8/13 点（cut off 値 5 以下）

神経学的所見：明らかな異常なし，高次脳機能異常なし

診断と考察：RBDSQ 8 点と RBD が疑われた．PSG，頭部 MRI，MIBG 心筋シンチグラフィ，嗅覚検査を施行した．

PSG 所見では，REM 期において寝言を言う，手と頭を動かすことが観察された．検査終了後，夢内容は想起不可能だった．phasic activity が目立つ RSWA が 42 エポック観察された（図 2-5）．

頭部 MRI は異常所見を認めないが，MIBG 心筋シンチグラフィでは交感神経の機能低下を認めた．嗅覚検査では中等度低下（3.2）を認めた．DLB や PD といった神経内科的疾患を除外するため，神経内科を受診したが否定された．このため，RBD と診断，クロナゼパム 0.3 mg 内服を開始したところ，夜間の異常行動は著明に減少した．

心因性非てんかん性発作

心因性非てんかん性発作（psychogenic non-epileptic seizure；PNES）は古代ギリシャにおいて「ヒステリー（hysteria）」と記述され，1960 年代に偽発作（pseudoseizure）ないしは疑似発作と呼ばれていた発作症状である．その語自体の侮蔑的，差別的ニュアンスを排除するために，1970 年代から中立的な PNES という名称が推奨

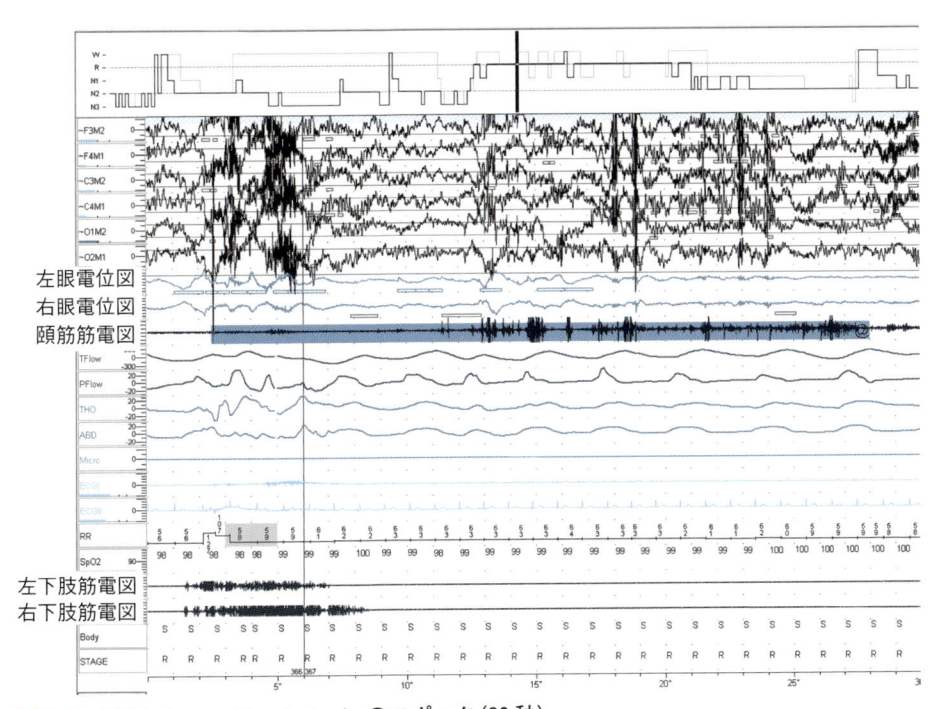

図 2-5 REM sleep without atonia のエポック（30 秒）
急速眼球運動を認め，REM 睡眠と判別しているが，頤筋筋電図での筋緊張の低下がなく，また肉眼上，筋電図上で下肢の動きがみられる．

されるに至っている．

　てんかんと鑑別を要するてんかん様症状のなかで，PNES の占める割合は失神発作と並んで頻度が高く，てんかん専門の施設では初診患者の 1〜2 割を占めるとの報告が多い．男女比は対象とする集団によって報告は大きく異なり，一定の見解を得ていない．

　PNES がてんかん発作と合併することも少なくない．外科治療を必要とするような難治性てんかんに含まれる PNES の割合は 15〜30% という数字があげられており，てんかん発作，PNES の鑑別と治療に苦慮するケースもしばしばみられる．PNES に精神発達遅滞が併発する頻度は 17〜37% と報告によってばらつきがある．適応レベルに関しては，Dodrill と Holm の総説によると，ミネソタ多面人格検査（Minnesota Multiphasic Personality Inventory；MMPI）を用いた場合，適切に診断された PNES 患者のうち 70% が典型的な転換性障害パターン〔心気症尺度（Hs）とヒステリー尺度（Hy）が高く，抑うつ尺度（D）が若干高いか，正常〕を示すとしている[7]．

　てんかん発作と PNES の鑑別は，発作時にビデオ・脳波同時記録を取り，見かけ上意識が減損しているときにてんかん性放電を伴っていないことを確かめることが最も確実である．しかしながら例外もあり，単純部分発作様の訴えについては，脳波上てんかん性放電が検出されなくてもてんかんの可能性を除外することはできない．また，補足運動野起源ないしは眼窩脳・帯状回の起源が想定されるような発作について

表 2-18　PNES の診断の原則

A.	発作症状	てんかん発作症候に適合しない
		あまり常同的でない
		断続的で，長く続きやすい
B.	出現状況	心理，状況因が強く関与している
		生理的な睡眠中には起こらない
C.	検査	長時間ビデオ・脳波同時記録
		発作後のプロラクチン測定
		PNES 誘発試験

〔加藤昌明：てんかんと解離・転換症状(偽発作を中心に)．精神神経学雑誌 108：251-259, 2006 より改変〕

も，脳波の平坦化のみしか記録されない場合も多く，発作後の一過性の徐波化なども出現しない場合には，ビデオ・脳波同時記録が診断の決め手とならない場合もある．このため，病歴や臨床症状を詳細に聴取することが重要となってくるが，単独でPNES を診断できる単独の徴候ないしは病歴は存在せず，総合的な判断が必要とされる．表 2-18 は PNES の診断の原則につき示したものである[8]．

　PNES の発作症状は多岐にわたり，けいれん様運動(強直間代発作の重積様，ミオクロニー発作様，後弓反張)，単純・複雑部分発作様，転倒発作などさまざまな形をとる．強直間代発作の重積に似た発作では，強直相，間代相が不規則断続的に数十秒から数分の間隔をあけて散発・断続的に数十分以上持続的に出現する．ミオクロニー発作様の発作症状では，時に全身の長時間にわたる震えが続く．部分発作では本人のもつ真の発作に似た動きが長く続いたり，首の規則的・反復的な左右への横ふり運動，規則的な手足の屈曲運動がみられる．

　出現状況に関しては，環境の変化や心的負荷が誘発因子となりうる．人前で起こりやすいという特徴もある．発作の経過は長く，一定の順序をもたない．また，発作の内容や強度が変動しやすく，常同的でない．睡眠中に発作が起こることはない．

　検査については前述のビデオ・脳波同時記録が有用である．また，発作終了後にプロラクチン濃度の上昇を伴う場合，PNES ではない可能性が高いとの報告があるが，真のてんかん発作であっても，測定までに長時間が経過しているとプロラクチン濃度の上昇が確認できないことがあり注意が必要である．

　また，PNES 誘発試験として MMPI, Quality of Life in Epilepsy Inventory(QOLIE)，発作を引き起こさせる暗示，生理食塩水の輸液施行などがあるが，医療倫理上問題があることは否定できない．

　以下にてんかん発作と PNES の合併症例を紹介する．

〈症例：39 歳，女性〉

　既往歴：出生時；臍帯巻絡

　生活歴：同胞 1 人第 1 子として出生．出生時，臍帯巻絡で仮死状態．乳児期の発育発達に異常は指摘されなかった．中学校の成績は非常に不良．専門学校を卒業し，

数カ月単位で職を転々とし，X−2年以降は作業所通所している．

現病歴：X−38年（1歳1か月），突如母の胸に飛び込んで数秒間体をこすりつけ，口から泡を吹くことがあったためA病院を受診し，チックと診断され経過観察となった．

X−24年（15歳），突然奇声をあげ，その後意識を失う発作が繰り返されたため，A病院に再度通院を開始した．抗てんかん薬で治療をしたが，発作は軽快しなかった．

X−18年（21歳）にB病院に入院し，発作はしばらく抑制されていたが，X−14年（25歳）頃より発作が再発．てんかん発作は恐怖感のような胸に迫ってくるような感覚を伴う単純部分発作と，両手を後頭部にあて両膝を立てて上半身を起こしたり倒したりする自動症で，時に口部自動症，流涎を伴った．脳波所見上，左側頭前部優位の棘波がみられ，頭部MRI上左海馬の萎縮とT$_2$高信号がみられたため，発作の起始部位は左側頭葉の可能性が高いと考えられた．SPECTを施行し，左側頭葉の大部分に加え，頭頂葉，後頭葉の外側部も低灌流のため，周産期の脳循環障害の後遺症が疑われた．また，ストレス下で過換気発作や「目がつりあがる」という神経症的な症状がみられ，PNESの要素があると考えられた．

その後もA病院でフォローされていたが，「アッと声を出し頭を抱えて意識消失する」発作は5〜10回/月，両下肢脱力発作は2〜10回/月継続した．

X−2年（37歳）より，「これはこれでいいのよね」と確認行動をとりながらの独語が出現，自分の考えが人に伝わっている感じといった考想伝播，職場で他人が怒られているのにもかかわらず，自分が責められているのではないかという被害関係念慮が出現し，X−1年（38歳），精査加療目的に当院精神科初診となった．精神症状はいったん改善したものの，X年1月頃（39歳）より再燃，さらに，意識消失発作は7〜8回/月継続し，下肢脱力発作も数回/月みられたため，同年6月当院精神科初回入院となった．

検査所見：
SPECT：eZIS（easy Z-score Imaging System）で左側頭葉内側下部，右後頭葉内側にも相対的血流低下．大脳半球平均脳血流量（mCBF）（mL/100 g/min）は両側とも正常範囲内もしくはやや高値．
頭部MRI：左海馬硬化症，および左頭頂・後頭・側頭葉の瘢痕性変化．右PCA-MCA境界域にも軽度の局所的萎縮およびT$_2$延長性変化．
脳波：AVでF7領域にsharp waveあり，BPでは位相の逆転同定できず，C3-F3，F7から徐波成分がみられる．

診断と経過：頭部MRI，SPECT，脳波所見から，左側頭葉てんかんと診断．レベチラセタム1,000 mgを開始した．外泊中2度意識消失発作を起こしたとの家族の訴えがあったが，病棟では同様の発作を確認できなかったため，一昼夜ビデオ・脳波同時記録を施行したところ，本人は発作が3回起こったと訴えたが，ビデオでとら

えられたのは1度のみで，発作の最中にナースコールを押したり看護師と話すなど意識消失はきたしておらず，脳波上も発作波や発作後の徐波化を認めなかった．発作の形式がてんかん発作としては非特異的であり，自発運動としても可能であることを合わせて，少なくともビデオ・脳波記録中にみられた発作はPNESであり，本人，家族の言う「発作」にはPNESが多く含まれていると判断した．本人，家族にビデオの画像を確認していただきながら，真の発作のなかにPNESが混在している可能性があることを繰り返し説明し，ある程度の理解を得た．

精神症状はオランザピン10 mgを開始したところ，病棟内では出現しなかった．もともと作業所でのみの症状であったことから外泊中に作業所通所をしていただいたが，そこでも再燃を認めなかったため，作業所通所を繰り返して退院とした．

パニック発作

パニック発作（panic attack；PA）とは理由もなく突如として襲ってくる不安発作のことを指す．自律神経の興奮により心悸亢進，呼吸困難，発汗，めまい，振戦，冷汗，頻尿などが起こり，過呼吸のために意識が遠のくことがある．胸部圧迫感，心悸亢進から発展して「心臓麻痺」の恐怖感を起こすこともあり，死の恐怖やコントロールできない感覚から，患者はしばしば身体的疾患の精査を求めて救急外来を受診する．突然発症した症状は10分以内にピークに達し，多くの場合20〜30分で消失する．PAは繰り返し起こるため，発作が生じていないときでも，患者は「また発作が起こるのではないか」という予期不安を抱く．さらにPAが起きた場所や，起きたときに助けが得られないような状況（渋滞の車，電車やバスといった公共交通機関）を避けるようになるという回避行動を生じ，一人で外出することができなくなるなど社会機能低下をきたす結果となる．このようなPAを繰り返し起こし，少なくとも1回の発作の後1カ月以上の間，予期不安と回避行動のいずれかもしくは両方が起こる場合，パニック障害（panic disorder；PD）の診断となる．

米国精神医学会（APA）によるDSM-Ⅳ-TRではPDは広場恐怖の有無によって「300.21 広場恐怖を伴うパニック障害」と「300.01 広場恐怖を伴わないパニック障害」の2つに分けられていたが，DSM-5ではこの区別がなくなり，広場恐怖はパニック障害と切り離された独立の疾患として診断されている．

疫学調査であるが，PDの生涯有病率は各国の調査で1.5〜2.5％の間と報告されている．Waissmanらの調査によると，PDの診断基準を満たさないものの，PAの繰り返しをもつものは全人口の3.5％，生涯に1度でもPAを経験したことのあるものは9〜10％程度と見積もられており，潜在的な患者数はかなり多いと予想される．PDの性比は女性が男性の2倍程度とされる．好発年齢は15〜24歳と45〜54歳に二峰性のピークを認める．Croweらの家族調査では，PDの第一度親族における発症率は24.7％と，一般対照群の2.2％より有意に高いことが示されている[9]．

PAはPDのみならず，同じく不安障害の範疇では社交不安障害(social anxiety disorder；SAD)，特定の恐怖症，強迫性障害(obsessive compulsive disorder；OCD)，心的外傷後ストレス障害(post-traumatic stress disorder；PTSD)，分離不安障害(separation anxiety disorder；SAD)などでもみられる．気分障害圏ではうつ病の30％にPAが併存しているという報告がある．また身体疾患では，甲状腺機能亢進症，褐色細胞腫などの内分泌疾患，僧帽弁逸脱症などの循環器疾患，低血糖などでもPAを生じうるため，身体所見，血液検査，心電図，心エコーなどの検査で除外診断を行う．

　古典的な内側側頭葉てんかん(mesial temporal lobe epilepsy；MTLE)の単純部分発作(simple partial seizure；SPS)は，突然強い恐怖感や不快感がこみ上げ，数分以内にその恐怖がピークに達し，自律神経系の興奮，身体症状，精神症状を伴うという点においてPAの診断にあてはまるため，鑑別に苦慮する場合がある[10]．複雑部分発作や二次性全般化に先立つこのような感覚は前兆(aura)と呼ばれ，かつてはてんかん発作の始まる前の前触れと考えられていたが，SPSそのものの症状にほかならない．前兆としては，筋緊張，上腹部不快感(stomach butterflies)，過覚醒，制御不能であるという恐怖，気が狂いそうになる感覚，非現実感，既視感，未視感，離人感，視覚や聴覚の歪みなどがみられる．動悸，発汗，振戦，頭が軽くなる感じ，嘔気などを伴うこともある．前兆として発作時恐怖(ictal fear)を呈する症例の30％がPDを併存するという報告があり，病態の共通基盤として扁桃核の病巣を指摘している報告がみられるが，一定の見解には至っていない．

　PAと側頭葉てんかん(TLE)によるictal fearの鑑別点について表2-19にまとめる[11]．発作の持続時間はPAが20〜30分で収束するのに対し，TLEでは2〜3分以内と短時間である．また，発作の症状はPAが多彩で，感情面でのストレスによって増悪する一方，TLEでは個人によって常同的であり，症状が恐怖や不安から開始しても，より古典的な症状(嗅覚前兆，失語，健忘，無言無動，内臓感覚異常)に続いていく場合がある．これらの典型的なてんかん症状が不安や恐怖に先立つ場合はTLEである可能性が示唆される．PAはTLEより広場恐怖を合併しやすい．症状の初発が思春期以前である場合，TLEの可能性は高くなる．一方，PAでは小児期の分離不安が認められることがある．治療に関しては，PAでは抗うつ薬や抗不安薬を用いた治療に反応する一方で，TLEではそれらに反応がなく，三環系抗うつ薬などの治療でかえって症状が増悪する場合がある．脳波異常は一般的にはPAでは認められないが，正常人の2％でも脳波上spike & waveが認められること，てんかんの臨床診断をつける患者の5〜10％は脳波検査を繰り返しても異常所見を認めないことから注意が必要である．

　PAとTLEの鑑別が困難な場合は，ビデオ・脳波同時記録を施行し，長時間の脳波所見を確認すること，高解像度MRIによる扁桃体，海馬の体積評価や核医学検査を行うことなどが有用である．

　以下にてんかん発作との鑑別を要したPD症例を提示する．

表2-19 パニック発作と側頭葉てんかんによるictal fearの鑑別

	パニック発作（PA）	側頭葉てんかん（TLE）
発作の時間	10分までにピークに達する 20～30分で収束	2～3分以内
発作症状	状況に応じて変化しうる 感情面でのストレスによって増悪する	個人によって常同的 恐怖や不安発作で開始しても、より古典的な症状が続く場合がある
広場恐怖	50％が合併	伴う場合がある
家族歴	PDの家族歴（第一度親族で25％）	
初発	思春期以降	小児期～思春期
小児期の分離不安	あり	なし
治療	PA治療に反応	抗てんかん薬による治療に反応 三環系抗うつ薬により症状が増悪することがある
脳波異常	伴わないことが多い	伴うことが多い

(Hurley RA, et al.：Sudden Onset Panic：Epileptic Aura or Panic Disorder？ J Neuropsychiatry Clin Neurosci 18：436-443，2006 より)

〈症例：45歳，男性〉

既往歴：特記事項なし

生活歴：成長発達に異常なし．てんかんの既往なし．高校中退後，溶接工として職場を転々としていたが，3年前より無職となり生活保護を受給している．

現病歴：X-4年，電車内で過呼吸発作をきたして失神した．A病院救急科で入院精査を行ったが，心原性疾患やてんかんは否定され，PAと診断された．その後もPAは持続した．

X-3年頃から物忘れがひどくなったという自覚症状が出現した．PAも時，場合を問わず反復して出現するため，溶接工を退職した．

X-2年8月から近医B精神科クリニックに通院したが，過呼吸発作，失神，動悸，時に失禁を頻回にきたした．失神につき循環器内科にて入院精査したところ，軽度の洞不全症候群は認められるが，心電図モニター管理下では一度も失神発作をきたさず，心原性疾患の関与は再度否定された．

X年2月，健忘がひどく，「枕もとに知らないうちに包丁が置いてあった」，「怖くて不安である」という強い訴えがあったため，2月8日から3月6日にかけてB病院入院となった．入院時，脳波，頭部CT上異常所見はみられず，1カ月の入院中に失神や健忘，失禁を認めなかったため退院となった．

退院後，B精神科クリニック外来通院を行っていたが，てんかんの可能性につきセカンドオピニオンの目的で，同年5月当院精神科受診となった．

診断と経過：過呼吸発作は，突然前ぶれもなく生じる恐怖感によって引き起こされており，動悸，頻脈，胸部不快感，手足のしびれといった多彩な症状を伴った．これらはPAの診断基準を満たした．また発作は自宅，電車内，買い物の最中など不特定多数の場面で起こり，自分のコントロールが失われるような恐怖感を伴うことからPDの診断基準も満たしており，PDと診断した．

意識消失に関してんかんが疑われていたが，意識消失が必ず過呼吸発作をきたした直後に生じていること，過呼吸を伴わない突然の意識消失やけいれん，転倒の既往がみられず，脳波上も発作波の出現を認めなかったことから，てんかんの可能性は除外された．また，自宅以外で発作が起こった場合は気づくと自宅に逃げ帰っていたり，買い物した荷物がなくなったり，枕元に刃物が置いてあるといったエピソードは，てんかん発作後のもうろう状態ではなく解離症状としてとらえた．

以上から，PDの診断とし，以後かかりつけ医で治療を継続している．

● 文献

1) American Academy of Sleep Medicine：ICSD-2 International classification of Sleep disorders, 2nd ed. Diagnostic and coding manual. American Academy of Sleep Medicine, 2005
2) Boeve BF：REM sleep behavior disorder：Updated review of the core features, the REM sleep behavior disorder-neurodegenerative disease association, evolving concepts, controversies, and future directions. Ann N Y Acad Sci 1184：15-54, 2010
3) 野沢胤美：REM睡眠行動異常症と睡眠中の異常行動．臨床精神医学 39：605-617, 2010
4) Derry CP, Davey M, Johns M, et al：Distinguishing sleep disorders from seizures：diagnosing bumps in the night. Arch Neurol 63：705-709, 2006
5) 伊藤ますみ：内側型前頭葉てんかん．兼本浩祐，山内俊雄（編）：専門医のための精神科臨床リュミエール 14—精神科領域におけるけいれん・けいれん様運動．中山書店，pp 46-49, 2009
6) Iranzo A, Santamaria J：Severe obstructive sleep apnea/hypopnea mimicking REM sleep behavior disorder. Sleep 28：203-206, 2005
7) Dodrill CB, Holmes MD：Part Summary：psychological and neuropsychological evaluation of the patient with nonepileptic seizures. In：Gates JR, Rowan AJ (eds)：Chapter 13. Nonepileptic Seizures, 2nd ed. pp 169-181, Butterworth-Heinemann, Boston, 2000
8) 加藤昌明：てんかんと解離・転換症状（偽発作を中心に）．精神神経学雑誌 108：251-259, 2006
9) Crowe RR, Noyes R, Pauls DL, et al：A family study of panic disorder. Arch Gen Psychiatry 40：1065-1069, 1983
10) Beletsky V, Mirsattari SM：Epilepsy, Mental Health Disorder, or Both？ Epilepsy Res Treat 163731, 2012
11) Hurley RA, Fisher R, Taber KH：Sudden Onset Panic：Epileptic Aura or Panic Disorder？ J Neuropsychiatry Clin Neurosci 18：436-443, 2006

（小林なほか，渡辺裕貴）

第 3 章

最低限知っておくべき脳波判読

　本章は，日常的なルーチン脳波の実際的な面を中心に述べ，臨床上は知らなくても困らない事項(脳波の発生メカニズム，増幅器の動作原理，研究的な分野など)は扱わない．まず，「脳波の基礎知識」において，まさしく基本的な，脳波とはどういうグラフであるか，というところから述べはじめて，知られているようで実は正確には知られていないような基本事項を織り交ぜてゆく．「てんかん性脳波異常」の項では，$α$波と$β$波以外のすべての波形には，とりあえず疑いの目を向けてかまわない，という歴史的視点を紹介し，種々の脳波異常には異常の度合いの差と特異度の差があるということを指摘する．「誤りやすいアーチファクト」の項は，図をただ眺めるだけでよいかもしれない．「脳波判読の練習法」の項は，実際的な判読練習法のごく概略と，練習に際しての心構えを述べる．

● 脳波の基礎知識

　我々が普段目にする脳波は，電位差の時間的変遷のグラフである．この「電位差」とは何のことであるか，脳由来の交流電位とほかの電位との関係，検査法としての長所と短所，脳波を「読む」とは何をすることであるか，などについて概説する．

1 | そもそも脳波とは何か

　脳波はタテ軸が電位，ヨコ軸が時間の二次元グラフである．ヨコ軸が時間である点は，株価や外為相場のチャートと同類である．相場は無限に波動を繰り返すという金言[1]と軌を一にして，脳波も生涯にわたり波動を描き続ける．

　脳波の電位は本来，絶対的な電位を測定できればよいのだが，それはできないので，実際の脳波では2つの部位の電位差をタテ軸にとる．2つの部位のうち1つは頭皮上か脳表面，もう1つは用途に応じて決められる別の点(頭皮上，脳表面，耳朶，鼻尖，茎状突起付近，頭部以外の点，計算上の電気的基準点など)である．電位差を測る2つの部位の選び方を誘導法といい，我々が普段見ている頭皮上脳波では，2つとも頭皮上にある場合を双極誘導，1つが頭皮上で他方が電気的に不活性と思われる部位にある場合を基準電極誘導(単極誘導)という．複数の種類の誘導法を使う目的

は，電位差のグラフ（波形）を見やすくすることである．近年のデジタル脳波計には，計算上の電気的基準点をクリックひとつで変更する機能や，モニター画面上で選択した波形の周波数と電位差を瞬時に表示する機能，ある瞬間の頭皮上電位マップを描く機能など，いくつものオプションが内蔵されているが，いずれも，波形のいろいろな性質を見やすくする目的で使われるものである．

　Jena大学精神科教授のHans Bergerが，ヒトの頭蓋内に外から2本の電極を刺入して電位差のグラフを初めて記録し，同様のグラフが頭蓋内ではなく頭皮上でも記録できることを発見し，そのグラフをelektrenkephalogrammと名づけて発表したのは1929年だった[2]．本邦では当初，elektrenkephalogrammに「脳電図」や「脳波」という訳語があてられていたが，後に「脳波」という呼び方に統一されていき，現在に至った．

2 | なぜ心電図を同時に記録するのか

　頭皮上に電位変動をもたらす生体現象には，数十ミリボルト単位の電気現象（筋電，脳由来の直流電位），数ミリボルト単位の電気現象（網膜の電位，心臓由来の電位，脳の緩電位変動），数百から数十マイクロボルト単位の電気現象（脳由来の交流電位，皮膚のインピーダンス変化）があり，これらは常に頭皮上で混ざり合っている．このうち，我々が脳に関する臨床に応用しているのが，脳由来の交流電位すなわち脳波である．脳波は，頭皮上ではほかの巨大な電位に埋もれたマイナーな存在であるから，脳波を記録するためには，筋電や皮膚のインピーダンス変化を低減させる技術，直流でなく交流を増幅する技術（実は簡単），特定の周波数帯の電位変動を取り出す技術（フィルタリング），を組み合わせる必要がある．

　だが，心臓と網膜から生じる電位は，電気的フィルターをどう使っても，どうしても完全には除去できない．特に心電図（ECG）のQRSは，頭皮上に尖った形のグラフを描くので，てんかんなどで現れる尖った形の脳波と区別が難しい場合がある（図3-9，94頁）．だから，やむを得ず，脳波とECG，場合によってはさらに眼囲の電位をも同時に記録して，怪しい波形とECG，眼電図（EOG）との区別を図る必要がある．

3 | 検査法としての長所と短所（表3-1）

　頭皮上で記録される脳波は，生体に侵襲を与えない．だから，脳死判定のように，生命の危機に瀕した症例でも検査を実施できる．筆者はかつて，脳波の電極ペーストが原因となって頭皮がかぶれた可能性がある方が1名おられたという話を慶應義塾大学で聞いたことがあるので，電極ペーストに関連する有害事象は概算で十数万人に1名の割合で発生するはずだが，いずれにせよ，ことほどさように脳波はほぼ無害な検査法である．加えて，脳波を含む電気生理学的手法はいずれも，時間分解能が高く，廉価版の脳波計でも数ミリ秒単位の電位変動を正確に記録できる．したがって，脳波

表 3-1　脳波の長所と短所

長所	・無侵襲 ・時間分解能がきわめて高い ・比較的安価・簡便 ・覚醒度を推測できる	短所	・電極を使わなければならない ・安静でなければ記録できない ・空間分解能が低い ・非特異的異常所見が比較的多い ・判読医の数が減少傾向にある

は，リアルタイムの脳機能モニタリングには最高の検査法である．

　脳波の最大の弱みは，電極を使う点にある．生体と電極の間にはある種の電位差が発生せざるを得ない．動き回る被検者に電極は貼れない．電極が拾い上げるのは近傍の数千から数十万個の神経細胞の電気活動が時空間的に合わさったもの[3]なので広範囲の電気現象をカバーできない．これらは宿命的な短所である．なるべく広範囲の電気現象をカバーするために，なるべく多くの電極を使って多チャンネル同時記録をするのが普通であるが，どう頑張っても空間分解能を数ミリメートル以下にはできない．また，後述のように，非特異的異常所見が現れる頻度が，ほかの検査法と比べて高いように思われる．

　検査法に内在する短所ではないのだが，脳波を判読する医師の数が少ないことも，脳波の短所である．日本臨床神経生理学会の認定医(脳波分野)は三百数十名おられるのだが，そのうち，年間一千件以上の脳波を読んでおられる猛者は数十名であろうと思われる．この人数では，精神神経疾患の全患者(おおむね数百万人)の脳機能を適切に評価しきれないのは明らかである．しかも，脳波判読医の数は各科で減少傾向を示しているので，脳波検査を適切に受けられない患者が，今後増え続けるおそれがある．

4　脳波が役に立つ病態は何か

　脳波が役に立つ病態とは，診断や治療に資する情報が脳波から得られやすい病態をいう．ある時点での診療に役立つだけでなく，経過観察や治療の成否にも役立つ場合には，なおいっそう脳波を活用すべきである．

　脳波が最も役に立つのは，覚醒度の低下(意識混濁，睡眠障害，てんかん，認知症の一部)，突発的な異常放電(てんかん，脳変性疾患の一部，脳炎の一部)，脳死判定などの場合であり，また，急性脳症の予後予測，小児の脳の発達についてもわかる部分がある(表3-2)．

　脳波異常率が高いはずだが，脳波よりも先に何かをすべき病態が，けいれん発作重積状態と，範囲の広い脳血管障害の急性期である．けいれん発作重積状態で，特に換気が危うい場合には，脳波の記録などせず，直ちに発作重積を止める治療を行うべきである．また，脳血管障害の急性期に脳波を記録しても，脳波の徐波化がわかるだけであり，脳血管障害の種類，部位，病巣の拡がり，脳ヘルニアの有無など，肝腎なことは何もわからないし，将来にてんかん原性焦点が二次的に発生するか否かの予測も

表 3-2　脳波でわかりやすい病態

覚醒度の低下	病態：意識混濁，睡眠障害の一部，認知症の一部 異常所見：基礎波への徐波混入，開眼時の基礎波の減衰が不十分，睡眠パターンの過剰な出現，ほか
突発的な異常放電	病態：てんかん，ほか[4] 異常所見：発作発射，発作間欠期の突発波，局在性または非局在性徐波
法的脳死判定	病態：脳全体での神経活動の停止 異常所見：脳電気的無活動（記録系の内部雑音レベルを超える脳波の欠如）
小児の脳の発達	病態：知的障害をもたらす脳障害・脳損傷，自閉症 異常所見：月齢・年齢と比べて幼いパターンの脳波像（覚醒時，睡眠時），限局性異常，突発波，ほか

できない．

　脳波上の電位差は，その電位差の発生に関与する神経細胞数をごく大まかに反映するはずだが，臨床場面では，脳変性疾患や代謝性脳症の悪化に伴い，まず初めは電位の低下ではなく，周波数の低下（徐波化）が現れる．通常の精神医学的診療では，基礎波（背景波）の電位よりも周波数からよい情報を得られることが多い．

5│脳波を賦活させるのはなぜか

　臨床実務では，脳波の賦活(activation)とは，脳波異常の出現率を高めるための操作をいう（研究では，これとは異なる意味で賦活という語を使う）．

　てんかん性異常波を顕現させやすい方法は，睡眠賦活である[5]．特に，傾眠期から入眠初期と，覚醒反応の際に突発波が現れやすいので，ルーチンの記録ではなるべく被検者をしっかりと(NREM 睡眠の stage 2 まで)眠らせ，音刺激を与えて覚醒反応も記録するのがよい．

　過呼吸賦活では，突発波の有無と徐波化(build-up)の有無が注目点であるが，てんかんの診断の際に徐波化は副次的な意味しかない．欠神発作がある症例では，過呼吸賦活で 3 Hz 棘徐波複合群発が広汎に現れることが多く，小児では特に現れやすい．重篤な心疾患か呼吸器疾患，急性期の脳血管障害，特発性 Willis 動脈輪閉塞症（もやもや病）の診断が確定した症例では過呼吸賦活を実施しないほか，パニック発作を呈する症例では本人の意向を確認しながら実施するのが望ましい．

　開閉眼試験では覚醒度低下の有無を評価しやすいほか，20 秒間以上開眼していると突発波が現れる場合がある．開閉眼試験は記録の最初と最後のほか，適宜行うのがよい．

　光刺激では，光過敏性の有無がわかりやすいのだが，主に成人を対象にする精神科臨床では有用となる場合が少ない．ミオクロニー発作か光過敏性欠神発作がある症例では，記録のなるべく最後のほうで光刺激を行うように配慮する．

　脳波異常やけいれん発作を誘発する薬剤（ベメグライドやペンテトラゾール）を使って脳波を賦活させることが，昔は行われていた．近年も，メトクロプラミドを使う方

法などが学会で発表されているが，普及はしていない．

6 | 脳波のルーチン記録法と目的指向的記録法

　我々が普段，脳波と称して記録しているのは，正確に言えば日中ルーチン脳波（diurnal routine EEGs）であり，いろいろな病態のスクリーニングや経過観察に適した，汎用性の高い記録方法である．機器の設定が適切で，アーチファクトが少なく，1つの記録のなかで覚醒時と睡眠時の両方の脳波像がみられて，睡眠以外の賦活法も行われている記録が，よいルーチン記録である．

　ルーチン記録よりも目的を特化させた記録法が行われることがある．簡単な方法としては，ルーチン記録の検査中に，電極を追加して，特殊部位の脳波や，脳波以外の生体現象も同時に記録する場合がある．脳波とECG，EOG，呼吸，抗重力筋の表面筋電図（EMG）を宵の口から翌朝まで記録する方法（ポリソムノグラフィ）は，人手とノウハウがあれば一般の脳波検査室で施行できる．看護態勢のなかで発作性症状と脳波との関連を数日間（3〜7日間の場合が多い）調べるビデオ・脳波同時記録は，全国で85カ所前後の医療機関で実施されている．誘発電位や事象関連電位を平均加算して得るためにサンプリング周波数を高くして記録する方法は，市販されているデジタル脳波計でもできる場合が多い．さらに研究的な記録方法には，精密な電位分布図（トポグラム）を得るためのhigh-resolution EEG，クロックの配線を工夫してMRI（特にfMRI）と脳波を同時に記録する研究的方法，などがある．

7 | 脳波の判読とは何をすることか

　診療に役立てるための情報を脳波のグラフから得る作業を，脳波の判読（reading EEGs）という．この作業は，脳波の概観像や個別の波形を見つける視覚的パターン認識作業と，見つけたもの（所見すなわちfinding）の医学的意味を言語化する作業の，両方である．

　視覚的パターン認識の能力は，パターンをなるべく多くみることにより養われる．反復訓練によりパターン弁別能力が向上していく点は，判読医の脳と，仮想的ニューラルネットワークとで共通である．

　所見を言語化する能力は，成書や論文によって個々の所見の語彙，定義，病的意義を学習したうえで，所見を書く練習をすれば，身につきやすい．

　実際の判読は，パターン認識をしながら所見を言語化するとともに，医学的意義を考えながら特定のパターンを探すということが，判読医の脳内で同時並行的・循環的に行われる知的作業である．

8 | 脳波像の区別と個々の波形の区別

　やや概念的に偏る記述にならざるを得ないが，目の前にぱっと概観できる脳波像をみる目（観の目：カンノメと読む）と，個々の波形をみる目（見の目：ケンノメと読む）を区別し，観の目が主である[6]ことを述べる．

　脳波はタテ軸が電位，ヨコ軸が時間の二次元グラフであり，ヨコ軸の長さが30分間を超える場合が多いので，これを1つの楽曲に例えることもできる．楽曲では，個々の音に意味があるだけでなく，同時に発せられるほかの音との関係，前後に発せられる音との関係，音の集合体の経時的変化が表す意味，楽章相互の関係，などにも意味がある．楽曲は，個々の音を単に足し合わせたものではなく，それ以上のゲシュタルト（全体として意味をなすまとまり）である．その意味では，精神医学的診察も一つながりの楽曲のごとくであるし，1件の脳波も一つながりのゲシュタルトである．患者諸氏の精神状態や脳波のようなゲシュタルトを読み解く際に，部分を分析し，分析したものを積み上げていくだけでは，全体像に行き着かない．むしろ，ヤスパースが強調するように，全体から部分へ，という見方（情報収集方法）[7]が，精神医学的診察の大原則であり，それと同様に，脳波の判読も，全体から部分へ，という見方がよい．

　判読医がまず把握すべきなのは，目の前にある20秒前後の脳波像が，覚醒している脳波像なのか，睡眠の脳波像か，覚醒と睡眠の中間的状態（傾眠期）か，賦活中か，それ以外の脳波像（明らかな徐波化，突発波ばかり，アーチファクトばかり，著しい低電位など）なのか，の大まかな区別である．この区別は，わかりやすい場合が多いのだが，わかりにくければ，その脳波像を前後の脳波像と比較する．20秒前後の大まかな脳波像と，その前後20秒の大まかな脳波像との関係をたどってゆけば，30分間あまりの脳波記録全体について，大まかな脳波像の変遷を把握できることになる．

　大まかな脳波像を概観するうちに，周囲の波形とは明らかに異質な，際だった波形が見つかることがある．際だった波形の多くはアーチファクトか，生理的な目立つ波形（若年性後頭部徐波，瘤波，K複合など）なのだが，突発波，発作発射，間欠・律動的な徐波，三相波などの異常波の場合もある．大まかな脳波像を把握していれば，瘤波とてんかん性鋭波の区別は簡単にできる場合が多い．また，当該脳波を記録した技師に聞けば，ほとんどのアーチファクトは判別できる．このようにして，大まかな脳波像のなかで基礎（あるいは背景）となる律動と，基礎波とは異質な波形とを区別し，異質な波形が何であるかを考えながら，さらに脳波像の（大まかな）観察を進めていく．

9 | なぜ判読レポートを書くのか

　脳波の判読報告書（レポート）には，所見を要約して表す機能，所見の解釈を明示する機能，要約と解釈を残しておく機能，があり，これらの機能がレポートの存在理由

である．

　一般検尿や血算では所見を要約する必要はないが，記録される情報量が多い検査法と，所見の抽出に習熟を要する検査法では，所見を適切に要約しなければ診療の能率が下がる．脳波もそういう検査法の一種である．

　得られた所見の解釈，つまり，正常か異常か，異常であれば異常の度合いと特異度はどうであり，どういうことを考えるべきか，という情報は，当該患者の担当医が最も必要とするものである．

　判読レポートは単独の文書ではなく，脳波依頼書（指示書）と一対の，往復文書と考えるべきである．依頼の趣旨が当を得たものであれば，判読結果は，所見全体を踏まえたうえで依頼の趣旨に応じた解釈も加えられることになる．

　判読レポートの書式は施設によって多少異なるが，次のような事項が記されるのが普通である．

　　a．患者情報と記録日時
　　b．所見
　　c．判定
　　d．記録技師名と判読医名

　所見の項に記される要約は，多くの場合，基礎律動（背景活動），突発波，賦活時の所見，に分けて記述すればわかりやすい．基礎律動（背景活動）としては，記録全体から安静・覚醒・閉眼の部分を見つけ出し，そのときに最も多く現れている律動（優位律動）をまず記し，意味のある副次的な律動もあればそれも記す．

　判定とは判読医による解釈や考察のことであり，得られた所見の総合的な正常・異常の区別に加えて，異常の度合いと特異度，臨床的意味なども書き添えられる場合がある．

てんかん性脳波異常

　元来は，健常者の脳波を正常脳波，患者の脳波を異常脳波やdysrhythmiaと呼んでいたが，後に明らかとなったのは，どういう脳疾患についても，脳波異常の出現の有無は感度・特異度ともに100％ではない，ということである．現在では，脳波異常と呼ばれる脳波パターンには，異常の度合いの大小の区別と，特定の病態との結びつき方に強弱の差があることが知られている．脳波異常一般についての大要，てんかんで現れる脳波異常の大要，発作発射（ictal discharge）と，発作間欠期の突発波（interictal epileptiform discharge；IED）の大要について述べる．

1 | 脳波異常とは何か

　臨床脳波学の黎明期，おおむね1930〜40年代の文献を斜め読みすると，dysrhythmiaという古語がよく登場する．覚醒時に現れ，α波でもβ波でもないものは，dysrhythmia の範疇に入るようだ．また，被検者が眠ったような状態で現れ，正常睡眠波形でないものも dysrhythmia に含まれるらしい．棘徐波複合が群発し続ける脳波像にも dysrhythmia という語が使われている．筆者には，当時の文献に現れる EEG abnormality という語と，dysrhythmia という語に，意味の違いを見出すことが難しいように思われてならない．ただし，dysrhythmia という語は意味が不明瞭なので，現在，国際的には使ってはいけない語とされている．

　脳波異常と呼ばれる所見には，特定の病態との関連が強いもの（特異度が高い異常）と，異なる病態で共通して現れるもの（非特異的異常）がある[8]．このほかに，病的意義は低いかもしくはほぼないのだが，珍しい所見で，"unusual but benign findings" あるいは「境界級の所見」などと呼ばれるものもある．境界級の所見については，平素の診療では問題にする必要はない．

　脳機能が広汎に低下すると，徐波のみが広汎に現れる脳波像（non-localized arrhythmic theta/delta）を呈し，場合によっては三相波（triphasic wave）もしくは周期性同期性放電（periodic synchronous discharge）が現れ続け，あるいは群発・抑制パターン（burst suppression）の脳波像を呈し，さらに脳機能が低下すると脳波全体が低電位化し，著しければ脳電気的無活動に陥る．これらは病的意義が高い異常所見である．

　脳に局在性の病変が生じた場合，その近傍では局在性徐波か，通常現れるべき波形の欠如（lazy phenomenon）が指摘される．これらの病的意義も高い．

　複数の電極部位で，まとまった数の神経細胞が数十ミリ秒以内に一斉に放電する異常放電が生じると，脳波のグラフには棘波や鋭波などのてんかん性異常波が突発する．てんかんではなく，脳炎などによる脳局所損傷の際にも，てんかん性放電が片側性に間欠的に現れ続ける脳波像（periodic lateralized epileptiform discharges；PLEDs）を呈することがある．いずれも病的意義が高い所見である．

　てんかん性放電が時間的・空間的に不規則に出没し続ける，発作間欠期の異常脳波パターン（hypsarrhythmia）は，小児にみられるものである．

　正常な基礎波に非局在性徐波が混入する異常は，脳波異常のなかでも最も多くみられる異常の一型であり，いろいろな要因（生理的要因，病的要因，薬剤の影響）が関与する非特異的異常であるが，徐波の周波数や出現率が病状の消長とパラレルに変動する場合がままあるので，脳波を繰り返し記録すれば病状を把握できる利点がある．

　どのような脳波所見であれ，見出された所見の病的意義を解釈する際には，所見と病態との結びつきの強さ（特異度）と，示唆される病状の重さ（異常度）の両方を考慮する必要がある．

2 てんかん性脳波異常とは何か

　てんかんの症例が呈する脳波異常には，発作そのものの電気的異常すなわち発作発射（ictal discharge），発作間欠期に現れる突発波（interictal epileptiform discharge；

IED), その他の非特異的脳波異常があり, このうち前二者のいずれかがてんかんの診断上必須である.

　ある発作性症状がてんかん発作であることを確実に証明するためには, 発作時の脳波を記録し, 過剰に同期した放電に起因して発作が生じることを示せばよい. ところが, これは簡単ではない. 日中ルーチン脳波記録に発作発射が現れるのは, 記録千件あたり数件である[9]. また, ビデオ・脳波同時記録を 3〜7 日間連続で行っても, 記録中に発作が現れない場合もある.

　てんかんと診断されている方々のうち, 発作発射が記録されたことがあるのは一部にとどまる. むしろ, 多く場合, 発作の症候学, 発作間欠期の IED, その他の臨床的情報, の組み合わせによって, てんかんの診断がなされているはずである.

　発作間欠期の IED は, 診断上の意義は高いものの, 感度・特異度ともに 100% ではない(詳細は後述する). したがって, 発作発射が記録されない症例をてんかんと診断するためには, IED を指摘するだけでは不十分であり, 発作性症状をなるべく詳細に把握し, 発作と IED との関係が整合的であるか否かを考究する必要がある.

3 | 発作間欠期のてんかん性突発波

　てんかんの症例では, 発作中だけではなく, 発作間欠期にも, 多くの神経細胞が過剰に同期した異常放電が観察される. 特に病的意義が高いのは, 数ミリ秒の間に突如現れるはっきりした陰性電位変動(脳波のグラフ上では突如上向きに鋭く立ち上がる電位変化として現れる)であり, これを棘波または鋭波と呼ぶ. 棘波と鋭波に病的意義の違いはない. 棘波・鋭波の同定基準[10]を表 3-3 に記す.

　棘波は図 3-1 の右頭頂部(P4)から右後頭部(O2)にあるような尖った波形である. 書物で棘波を提示する場合には, この図のように鋭くて電位が大きい波形を提示するのが普通だが, 実際の症例ではもっとわかりにくい波形が多い.

　図 3-2 では右前頭極部(Fp2)から右前側頭部(F8)に棘波があるほか, 左前頭部(F3)から左前側頭部(F7)にかけて鋭波が 2 つあると思われる.

　棘波が群発するものを多棘波または棘波複合と呼び, 棘波・鋭波の直後に徐波が続く波形を棘徐波複合・鋭徐波複合と呼ぶ. いずれも本質は, 突如上向きに鋭く立ち上がる形を有することである. 英語の interictal epileptiform discharge(IED)とは, 棘

表 3-3　発作間欠期の棘波, 鋭波の同定基準

1. 突発的な放電であり, 背景活動から明瞭に区別される.
2. 典型的には数ミリ秒間で極性が突如変化し, 鋭く尖った形を呈する.
3. 波形の持続時間は 200 ミリ秒以下. 20〜70 ミリ秒間のものを棘波, 70〜200 ミリ秒間のものを鋭波と呼ぶ. 棘波と鋭波の違いは形態のみであり, これらを区別する臨床上の理由はない.
4. 一定の拡がりをもつ放電であり, 複数の電極部位で記録され, 電位勾配がある.
5. 棘波, 鋭波は, 典型的には極性が陰性である.
6. ほとんどの棘波は, その直後に徐波を伴う.

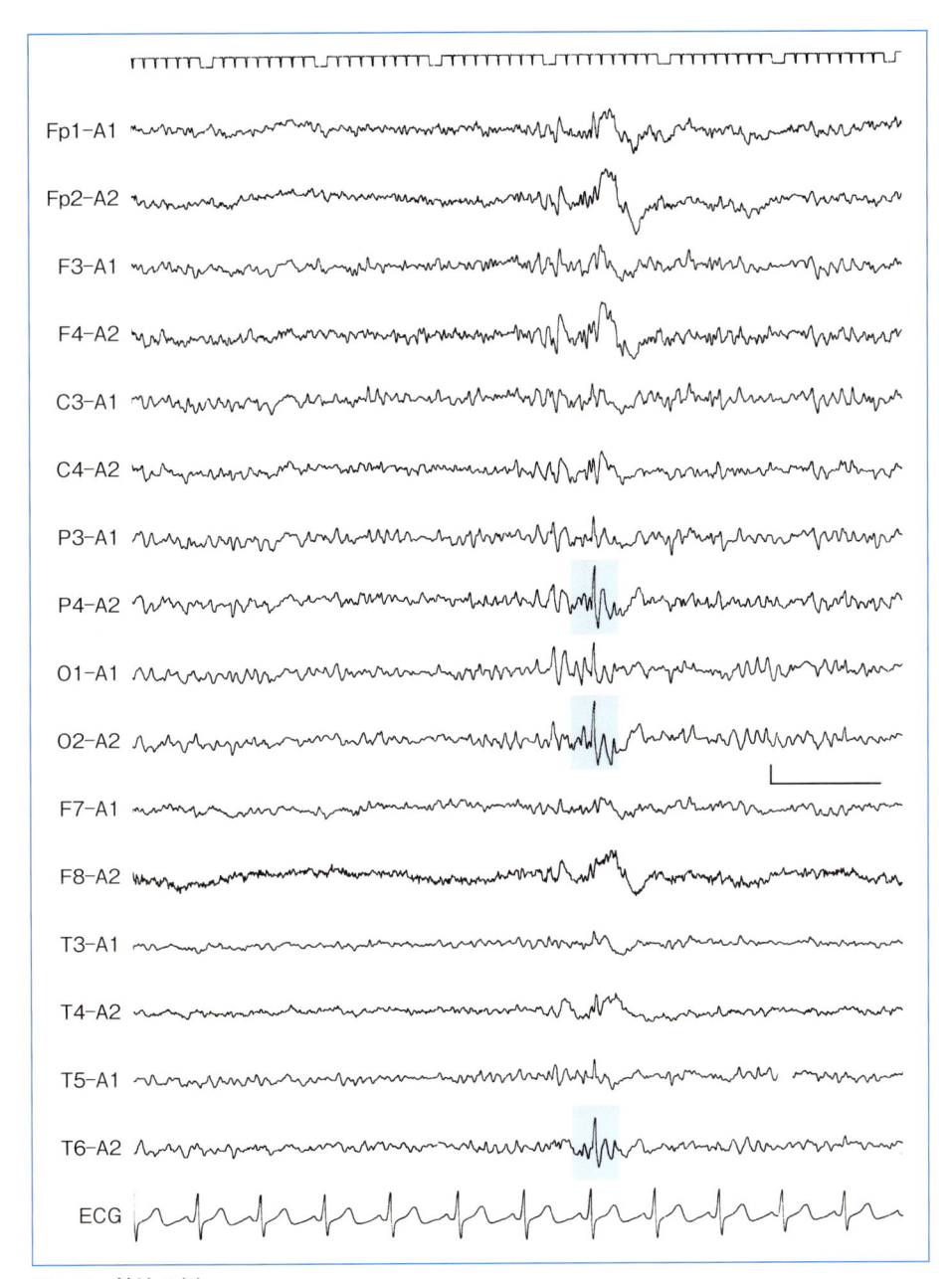

図 3-1　棘波の例

40歳，女性，てんかん（症候群不明）．24歳時頃から前兆なしに意識を失って倒れることを繰り返した．前医での記録も含め，生涯6度目の脳波で初めて記録された棘波．右頭頂部（P4）から右後頭部（O2）にかけての棘波の後に，右前頭極部（Fp2）から右前頭部（F4）で最大電位を示す徐波が現れている．基準電極誘導．スケールはタテが 50 μV，ヨコが1秒間．

波，鋭波，多棘波，棘徐波複合，鋭徐波複合，多棘徐波複合の総称である．

　図 3-3 では左前頭部（F3）付近で電位が最大となる棘徐波複合が1つ現れている．この図にあるように棘波が小さく徐波が大きい場合と，棘波が大きく徐波が小さい場合の，どちらもある．

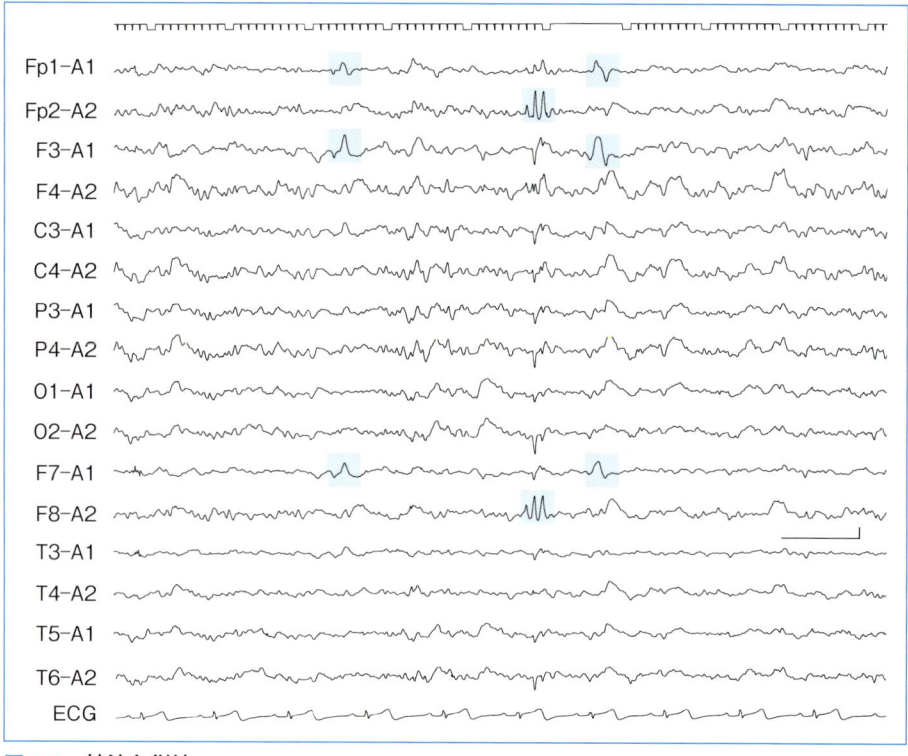

図 3-2 棘波と鋭波
35歳，女性，局在関連性てんかん．NREM 睡眠の stage 2 で現れたもの．基準電極誘導．スケールはタテが 50 μV，ヨコが 1 秒間．

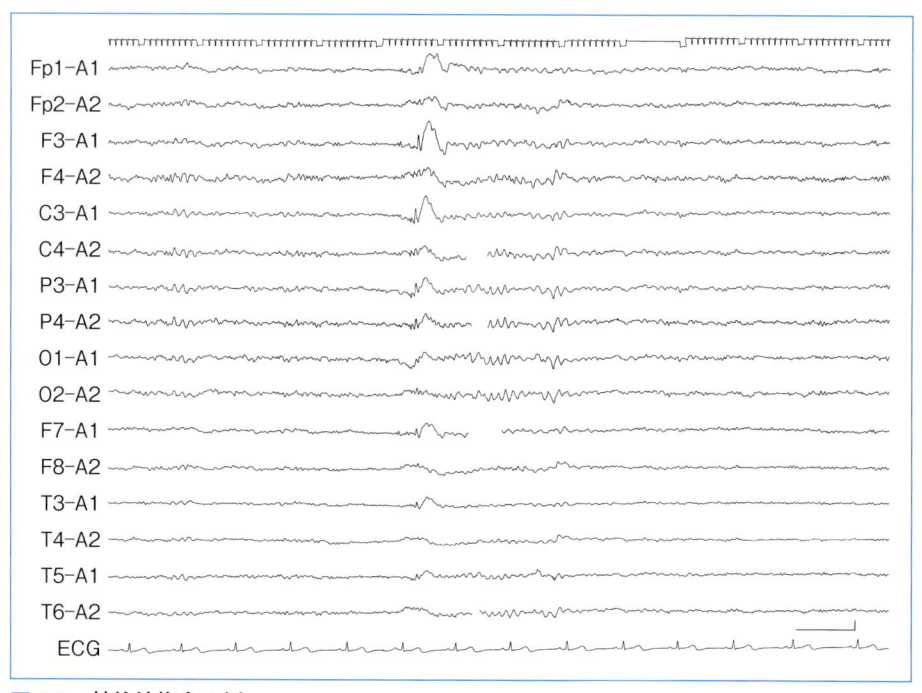

図 3-3 棘徐波複合の例
30歳，男性，知的障害，脳性麻痺，症候性局在関連性てんかん．覚醒から睡眠へ移行する時期に現れたもの．基準電極誘導．スケールはタテが 50 μV，ヨコが 1 秒間．

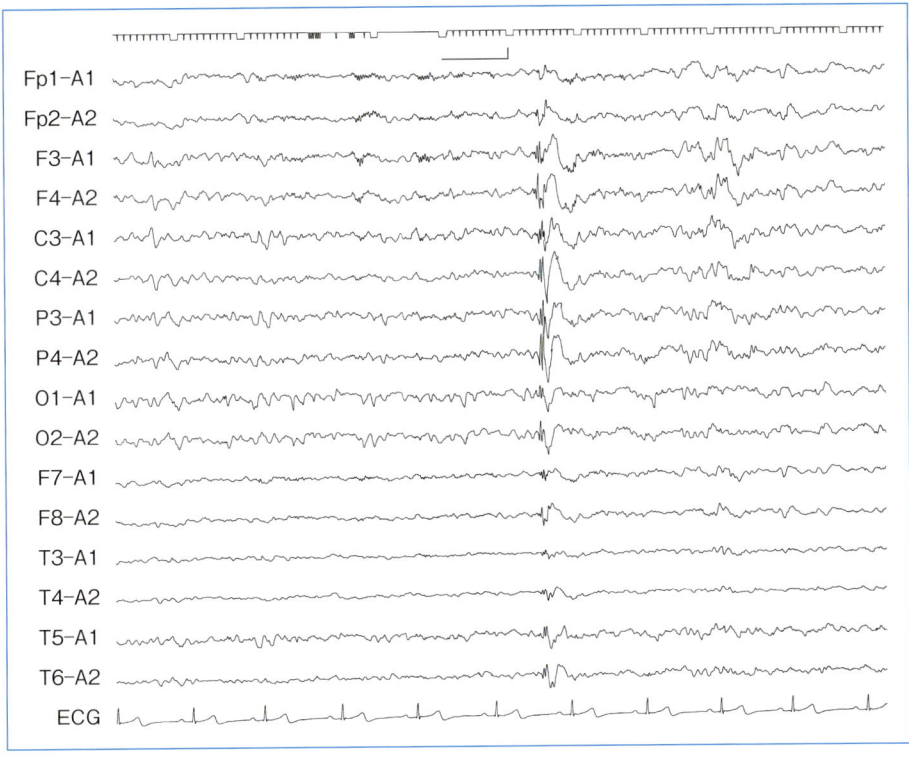

図 3-4 多棘徐波複合の例
21歳，女性，知的障害，症候性全般てんかん．睡眠中に現れた波形．この記録中には突発波が多く現れていたが，本人によると発作は最近3年間ぐらいないという．スケールはタテが 50 μV，ヨコが1秒間．

図3-4 では右頭頂部(P4)から右中心部(C4)で電位が最大となる棘波の群発と，それに続く徐波があり，これが多棘徐波複合である．

突発波の電位が最大となる電極部位の近傍に，発作発射を引き起こす脳部位(てんかん原性焦点)があるものと推測するのが普通であるが，図3-5のように，突発波の電位が最大となる電極部位が複数ある場合もある．この場合，電位が大きな突発波〔図の右中側頭部(T4)付近の棘徐波複合〕の近傍にてんかん原性焦点があるものと推測され，小さな突発波〔図の右後頭部(O2)付近や，もっと小さな棘波がある右前頭極部(Fp2)付近〕しか現れない部位よりも重大視する．

わが国の教科書では，上記IEDに加えて，突発性律動波や陽性棘波，6 Hz spike-wave phantom, benign epileptiform transients of sleep(BETS)も「突発波」あるいは「突発性の異常」というカテゴリーで述べられることがあるが，IED以外の波形はてんかんの診断に際してほぼ役に立たないと考えてよい．

4 | 突発波が現れたらてんかんなのか

健常者に突発波(IED)が現れることはまれである．神経学的既往がなく，理学的・

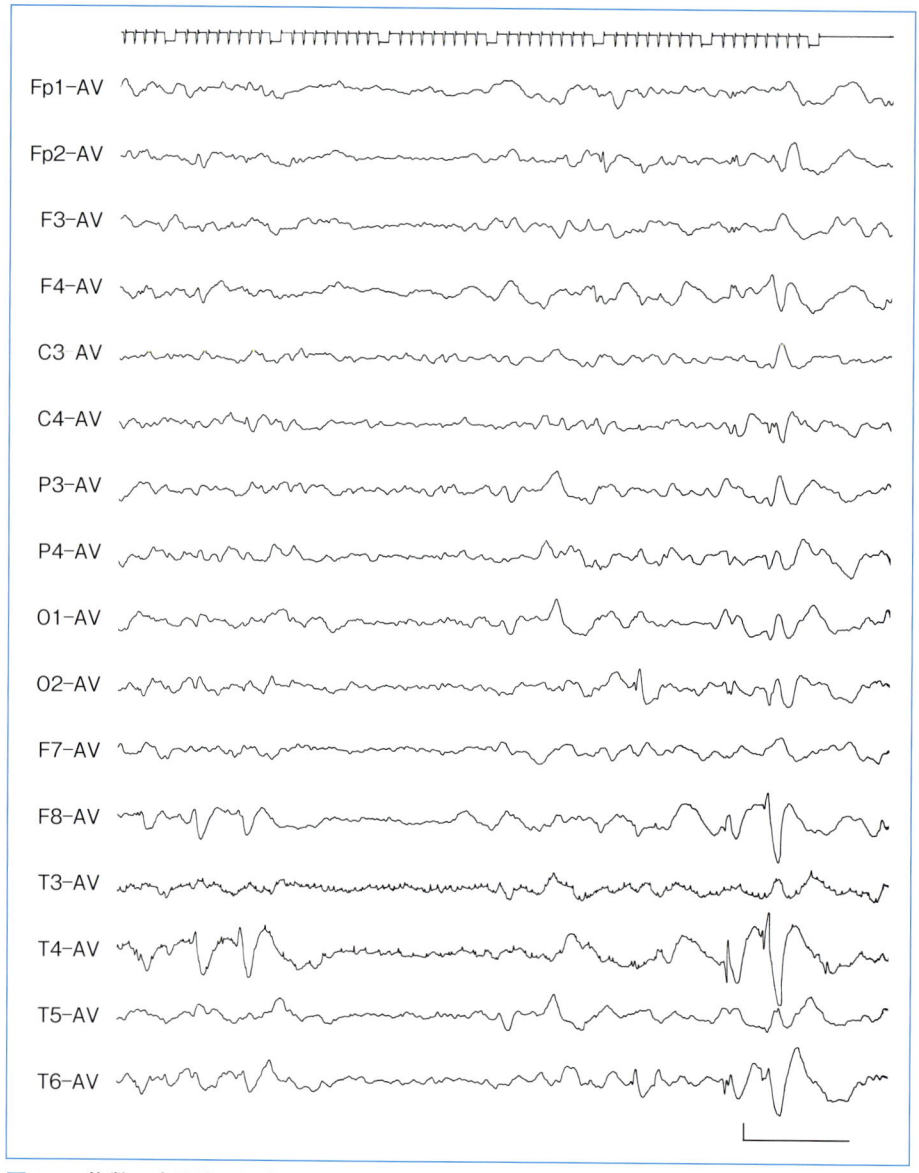

図 3-5　複数の突発波の混在
21 歳，男性，局在関連性てんかん．睡眠中に，右中側頭部(T4)を中心とする電位の高い棘徐波複合群発が現れたほか，右前頭極部(Fp2)，右後頭部(O2)から右後側頭部(T6)にも棘波がある．左後頭部(O1)から左後側頭部(T5)にかけて鋭波に似た小波形があるが，陰性電位の立ち上がりが鋭くないので，厳密には鋭波とは呼べない．AV 誘導．スケールはタテが 50 μV，ヨコが 1 秒間．

　神経学的異常を示さず，血液や脳画像にも異常が指摘されない人に突発波が現れる割合は，どう高く見積もっても 3% 以下である．
　ところが，健常者ではなく，種々の理由で病院を受診する人たちの場合，てんかんではなくても，IED を呈する割合が健常群よりも有意に高くなる．最初にこのことを網羅的に示したのは Zivin ら(1968)[4] であり，先天性もしくは周産期の脳障害，知的障害，脳腫瘍，抗癌剤による治療，頭部の手術の既往，生化学的疾患(電解質異常，

酵素異常，重金属によるもの，ビタミン異常，薬物離脱などを含む）の患者群では，てんかん発作が全くなくても，IEDが5.5〜10.6%で指摘された（上記各群で$p<.01$）．てんかん発作がなく，IEDが指摘された例はその後最長で十年以上追跡され，14.1%の例ではIEDを指摘された後にてんかん発作が生じた．つまり，発作がなく，IEDが指摘される症例の一部は後にてんかんと診断されうるのだが，後になっても発作が生じない例が多いのである．

　てんかんで現れるような発作性症状があり，脳波でIEDが指摘され，発作性症状とIEDが整合的に説明可能であれば，その症例はてんかんである可能性が高い．だが，発作性症状がなく，しかもIEDが現れる場合には，てんかんだけでなく，種々の神経学的病態を疑って，さらに検索を進めるべきであり，その時点で抗てんかん薬の投与を開始すべきではない．

5｜突発波が現れなければてんかんではないのか

　発作性症状を繰り返しており，しかも，発作間欠期に脳波を記録してもIEDが記録されない症例が，時々ある．この場合に我々が留意すべきなのは，次の4点であろう．

　まずは，発作性症状が詳しく把握されているか否かである．詳細は他項（第2章，39頁）に譲るが，要は，非てんかん性の症状が「発作」と称されている可能性も含めて，再検討する．

　次に，従前に行われた脳波の記録方法が問題となる．賦活，特に睡眠賦活が行われていないためにIEDが指摘されなかった場合があり，単に日中ルーチン脳波で睡眠記録も取るだけでIEDを指摘できる場合がまれならずある．

　さらに，記録が繰り返し行われたか否かが問題となる．てんかんの診断が確定した症例を後方視的にみた場合，最初の脳波で突発波が指摘された症例はおおむね3割前後（多く見積もっても5割未満）であるから，睡眠賦活脳波を繰り返し記録して，脳波の偽陰性率を下げる努力をすべきである[11,12]．図3-1の症例は，生涯6度目と7度目の脳波でIEDが見出された例であり，このような例があることを銘記すべきである．

　どうしても発作間欠期にIEDが記録されず，にもかかわらず発作が数日に一度生じるような症例では，発作時のビデオ・脳波同時記録を試みるべきである．てんかん診療ネットワーク（ECN-Japan）に参加しておられる先生方であれば，そのホームページ（http://www.ecn-japan.com/）へログインし，三次診療の機関を探して紹介し，ビデオ・脳波同時記録を検討してもらう手がある．筆者の場合，国立精神・神経医療研究センター，東京都立神経病院，順天堂大学医学部附属順天堂医院などへ紹介したことがある．

> 表 3-4　発作発射の分類
> (1) 大発作パターン
> (2) 棘徐波複合（群発）
> (3) 多棘徐波複合（群発）
> (4) 徐波群発
> (5) 脱同期化
> (6) 何も変化が生じないパターン

6 発作時のてんかん性放電

　一般精神科医の先生方は，発作発射についての詳細な勉強は後回しにして差し支えない．大まかな覚え方としては，発作発射は次の 6 つのパターンに大別できることだけを押さえておけばよい（表 3-4）．

(1) 大発作パターン

　初めに基礎波が全般性に低電位化して，低電位速波パターンを呈する（脱同期化）
　　→速波の電位が徐々に増大し（漸増律動），周波数は減る
　　　→徐波が現れ，やがて徐波群発を呈する
　　　　→徐波が低電位化し，睡眠の連波期のような脳波像を呈する
　　　　　→覚醒すれば覚醒の脳波像に戻るが，しばらく基礎波に徐波が混じることもある

という経過をたどるパターン．実際には，上記の脳波像に筋電や種々のアーチファクトも混入するので，「徐波が現れ，やがて徐波群発を呈する」部分はきれいに記録できないのが普通である．全般性強直・間代発作では最初から上記パターンが広汎に現れる．強直発作では，漸増律動のみか，漸増律動＋徐波 1 発のみの場合がある（図 3-6）．典型間代発作では，漸増律動が短時間で，徐波群発が長く続くとされる（図 3-7 がほぼそれに該当するが，図の発作の際には間代けいれんがはっきりしなかった）．脱同期化が特定の電極部位から始まる場合には，部分発作の二次性全般化を疑う．

(2) 棘徐波複合（群発）

　2〜4 Hz の棘徐波複合群発が広汎に現れるパターン．定型欠神ではきっかり 3 Hz である．このパターンから (1) 大発作パターンに移行して全般性強直・間代発作に移行する場合もある．定型または非定型欠神，間代発作，部分発作の二次性全般化（図 3-8a〜c）でこの脳波像を呈することがあるほか，脱力発作，ミオクロニー発作の際には群発ではなく単発の棘徐波複合が現れることがある．

(3) 多棘徐波複合（群発）

　ミオクロニー発作，脱力発作，一部の定型欠神発作の際に現れる．この多棘波は漸増律動（特に，あまり漸増しない漸増律動）と形が似る．筆者はかつて，この多棘波と

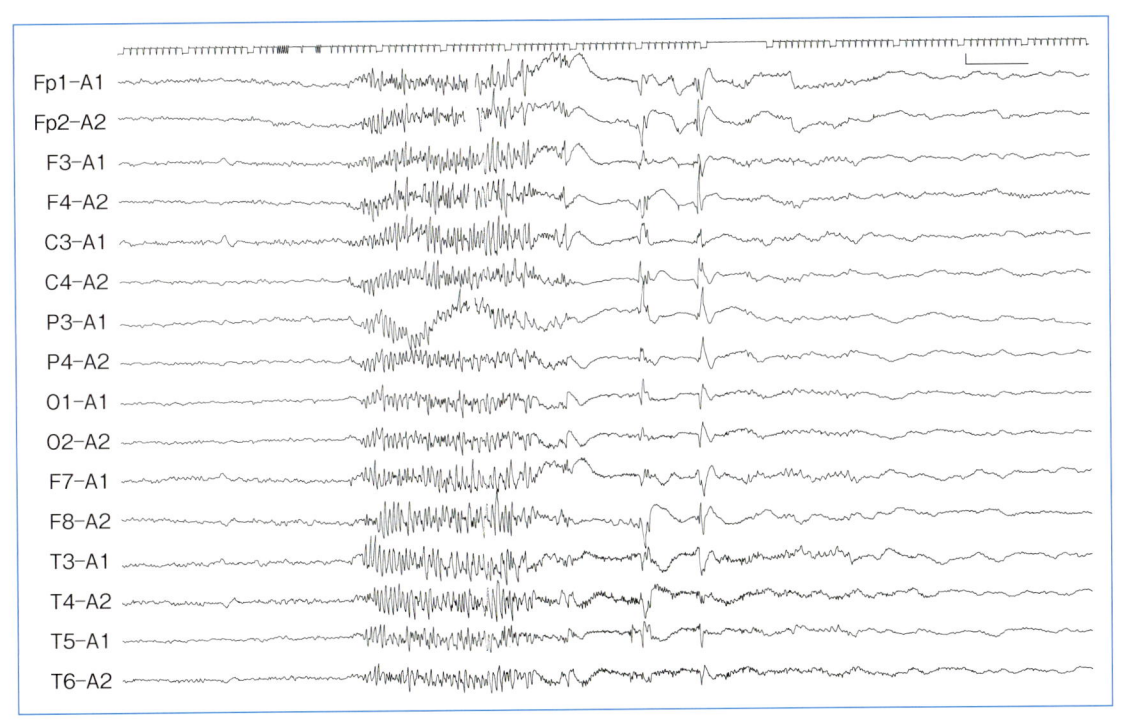

図 3-6　強直発作
48歳，女性，Lennox-Gastaut（レンノックス・ガストー）症候群．ウトウトしている間に顔面，体幹，両側上肢が短時間だけ強直した際の脳波．睡眠の脳波像に異常な速波活動が約2.5秒間現れ，徐波1発で収束した後，棘徐波複合が2発現れている．スケールはタテが50μV，ヨコが1秒間．

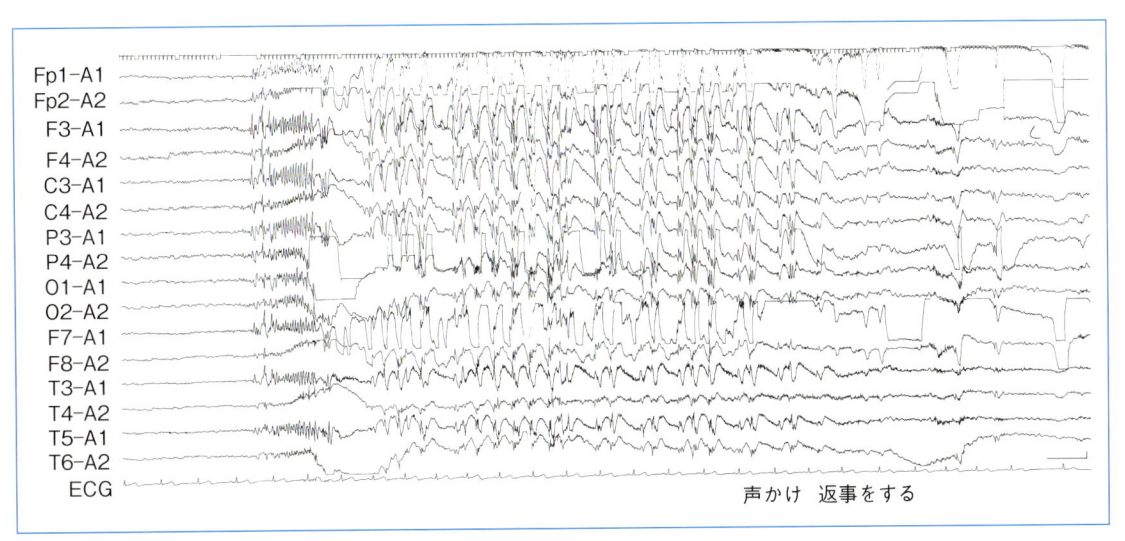

図 3-7　間代発作
30歳，男性，知的障害，症候性全般てんかん．脳波のモニター画面上では顔面の強直（目を見開く）のみ確認され，間代けいれんははっきりしなかった．脳波像のみを見れば，左半球優位の漸増律動が2秒弱現れた後，棘/鋭徐波複合群発が約13秒間続いて終息しており，軽い（小さな動きの）間代けいれんがあったとしても不思議ではない．スケールはタテが50μV，ヨコが1秒間．

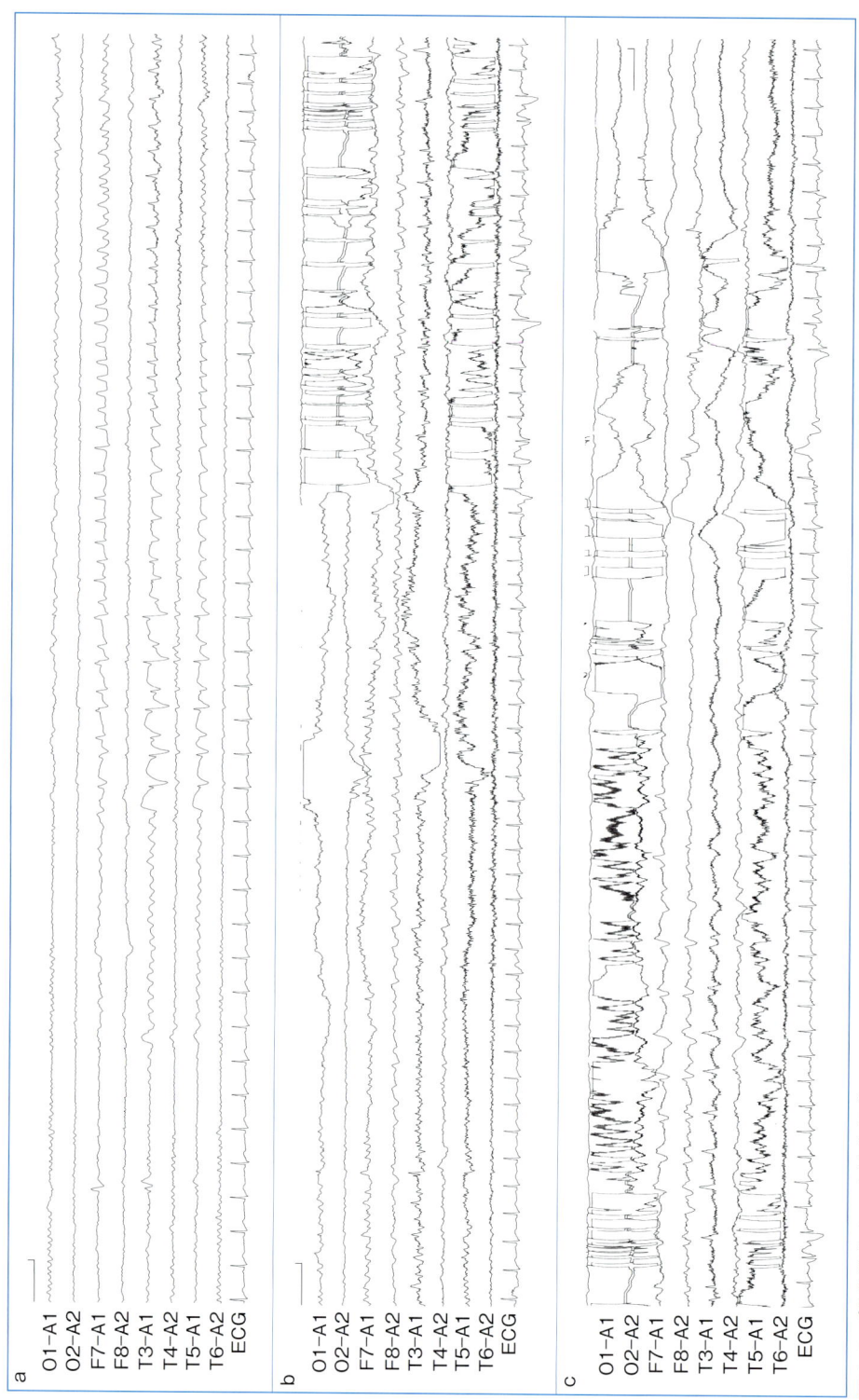

図3-8 部分発作の二次性全般化

41歳、女性。知的障害。元来発作はなかった。35歳頃から、年に数回、動作停止と前方凝視を指摘されていた。40歳時から、動作停止の後に四肢の間代けいれんが現れるようになった。a〜cは発作時のひとつながりの記録である。初めに左前側頭部(F7)から左中側頭部(T3)に鋭波が現れた後、低電位化し、続いて左中側頭部(T3)を中心とする徐波が加わって棘徐波複合群発が始まり、bでけいれんが始まり、cの後半でけいれんがおさまって基礎波が再び現れはじめている。スケールはタテが50μV、ヨコが1秒間。

漸増律動の区別を試みたことがあり，多棘波は両半球で同期して現れる一方，漸増律動は半球間で位相がずれる（おおむね反転する）ことを報告した[13].

(4) 徐波群発

部分発作では，限局性の遅い $\alpha\sim\theta$ 帯域の活動で始まり，次第に徐化・高電位化する場合がある．東北大学の中里信和教授がご講演で提示された脳波に，このパターンがあった．

(5) 脱同期化

発作の際に基礎波も IED 類似の波形も見あたらず，ただ低電位化する場合がある．複雑部分発作（特に重積状態）と West 症候群の点頭発作（強直発作）で現れるほか，筆者の症例では特発性全般てんかんの成人で強直発作の際にこのパターンが現れたことがある．

(6) 何も変化が生じないパターン

発作の際に頭皮上脳波では何も変化がみられず，基礎波が現れ続けるだけだが，頭蓋内電極では発作発射が記録される場合がある．ただし，このパターンしか記録されない症例は，おそらくいないと思われる（そういう報告を筆者はみたことがない）．

誤りやすいアーチファクト

電気や磁気を使う検査法でいうアーチファクトとは，目的とする生体信号以外の電気的・磁気的現象を指す．日常のルーチン脳波では，筋電，眼囲の電位，ECG，皮膚インピーダンス変化，生体以外に由来する電気的雑音などが，脳波のグラフをかき乱すもととなる．

脳波に混入するアーチファクトの多くは，一度それを見たことがあれば，二度目以降は大体わかりやすいものである．「一度それを見る」とは，記録中の脳波とモニター画面をリアルタイムで見るのが最もわかりやすいのだが，できあがった記録のうえでどれがアーチファクトであるかを技師諸氏に教えてもらってもよいし，図譜でアーチファクトの実例を見て覚えてもよい．

1 | 突発波と誤りやすいアーチファクト

鋭い形をしていて，突発波と誤りやすいアーチファクトは，出現頻度では筋電が圧倒的に高い[14]のだが，極性の反転がよくある点では ECG が非常に紛らわしく，電極や導線由来のものも紛らわしい．

頭皮上の ECG アーチファクト（図 3-9）は，首が短く太い被検者で現れやすい．ECG の QRS 軸は拍動ごとに角度が少しずつ異なるので，電極部位によっては ECG

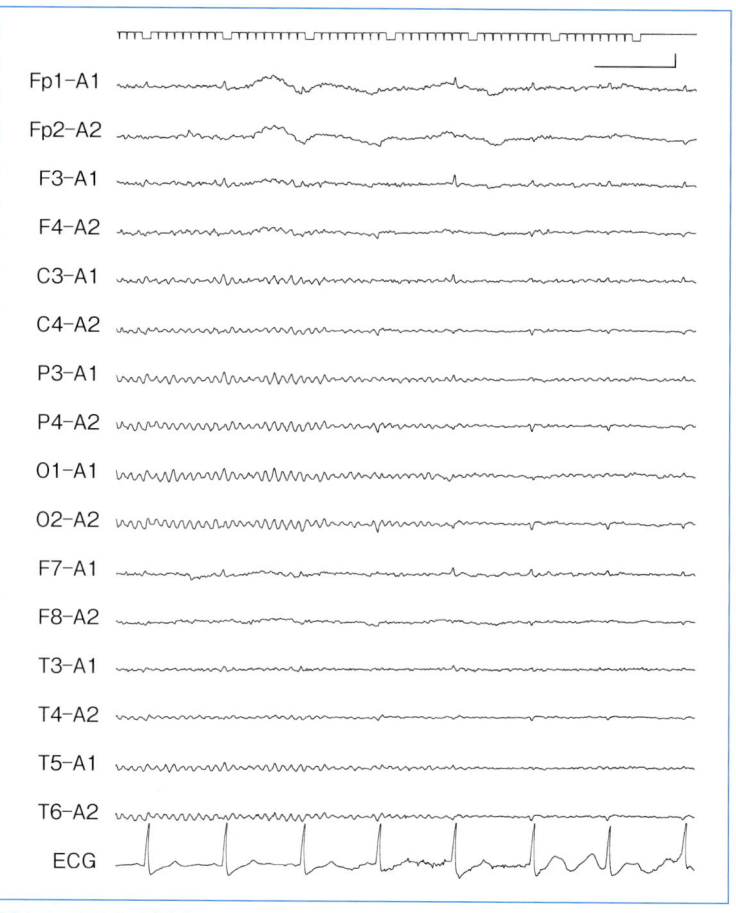

図 3-9　ECG の混入
87 歳，男性．物忘れの訴え．多くの電極部位に，周期的に，小さな尖った波形が現れている．これらは頭皮上に現れた QRS 波である．スケールはタテが 50 μV，ヨコが 1 秒間．

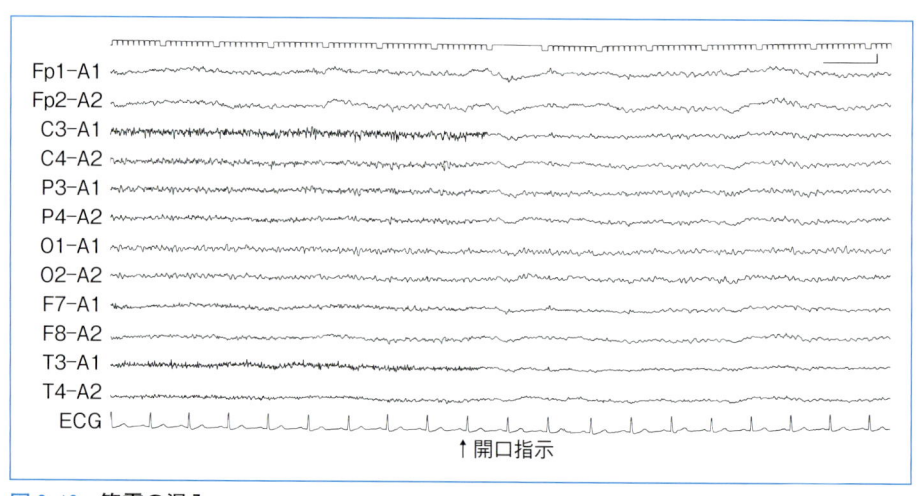

図 3-10　筋電の混入
69 歳，男性．うつ病．左中心部（C3）や左中側頭部（T3）に，主に側頭筋由来の筋電が混入しており，開口させると筋電が目立たなくなる．スケールはタテが 50 μV，ヨコが 1 秒間．

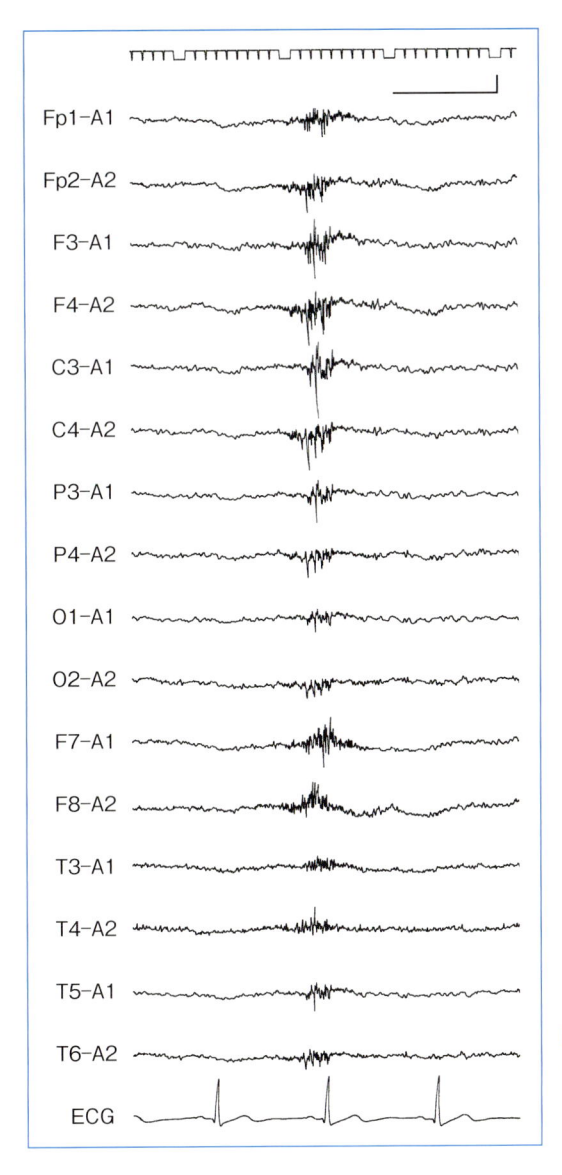

図 3-11 筋電の混入
71 歳，男性．てんかん．睡眠時に音刺激を加えた際に現れた筋電．スケールはタテが 50 μV，ヨコが 1 秒間．

がコンスタントに混入しない場合も多い．

　筋電は周波数が非常に高いため，グラフが黒塗りでギザギザの太い線のようになり，普通はわかりやすい．たとえば図 3-10 では，開口指示により筋電が減衰する様子がよくわかる．突然音刺激を加えられた際の筋電（図 3-11）や，嚥下の際の筋電は，鋭い波形が混じるものの，持続が 1 秒間前後なので，わかりやすい．顔面けいれんの際の筋電（図 3-12）は持続が短く，尖った形をしているが，周波数が高いためやや太く黒く塗りつぶされた部分があるほか，棘波よりも鋭い（鋭すぎる）のが特徴である．図 3-13 にあるような限局性の筋電も，場合によりかなり紛らわしい形を呈するが，周波数が高すぎる特徴がわかれば，棘波との区別はできる場合が多い．

　体動，特に頭部の動きの際には，筋電に加えて電極接着面や導線が動くことによる雑電流（棘波，速波，徐波に似る）も混入するので，多棘波や多棘徐波複合に似た形を

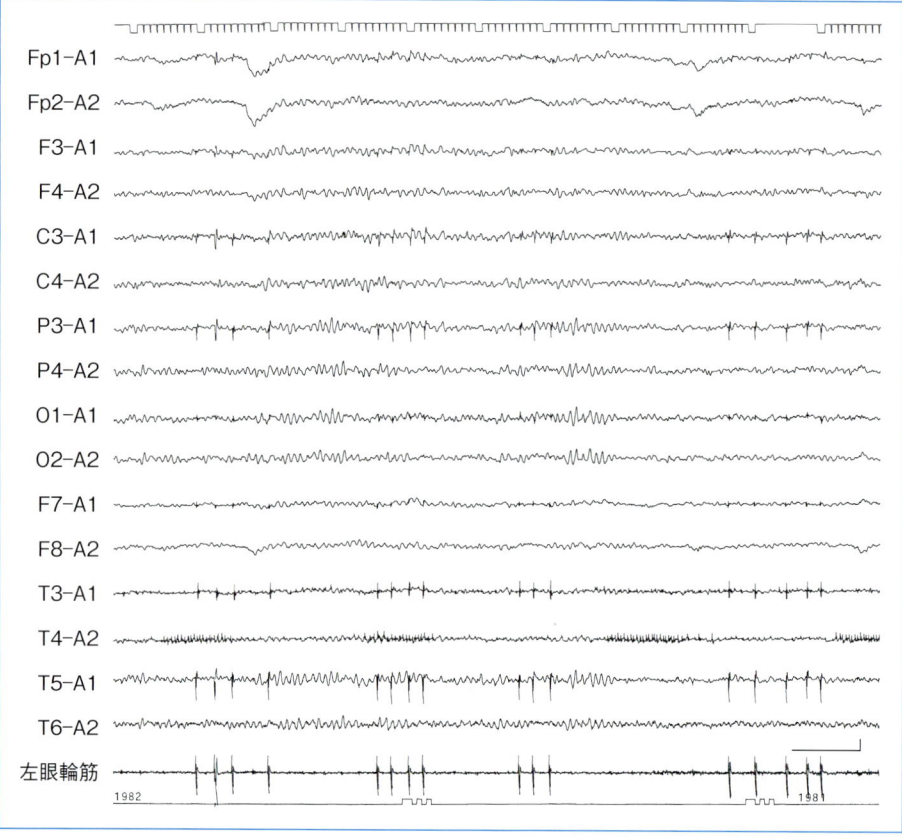

図 3-12 尖形の筋電の混入

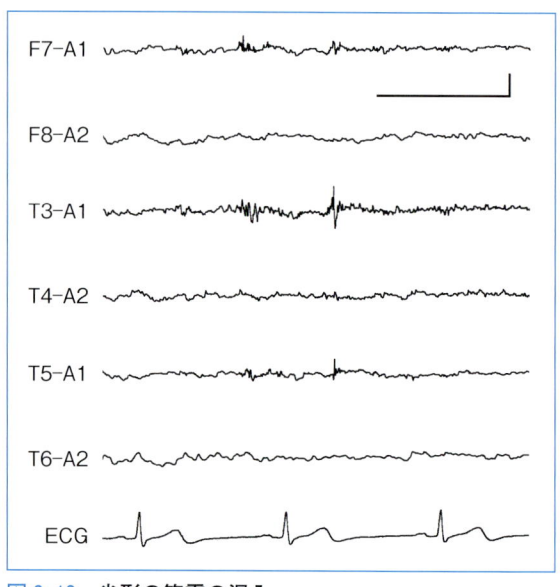

36 歳，男性．左顔面けいれん．左半球（本症例では中心部から後ろ側に多い）に尖った形の筋電が混入する．スケールはタテが 50 μV，ヨコが 1 秒間．

図 3-13 尖形の筋電の混入

39 歳，男性．知的障害．左中側頭部（T3）から左後側頭部（T5）にかけて鋭い形の筋電が混入している．スケールはタテが 50 μV，ヨコが 1 秒間．

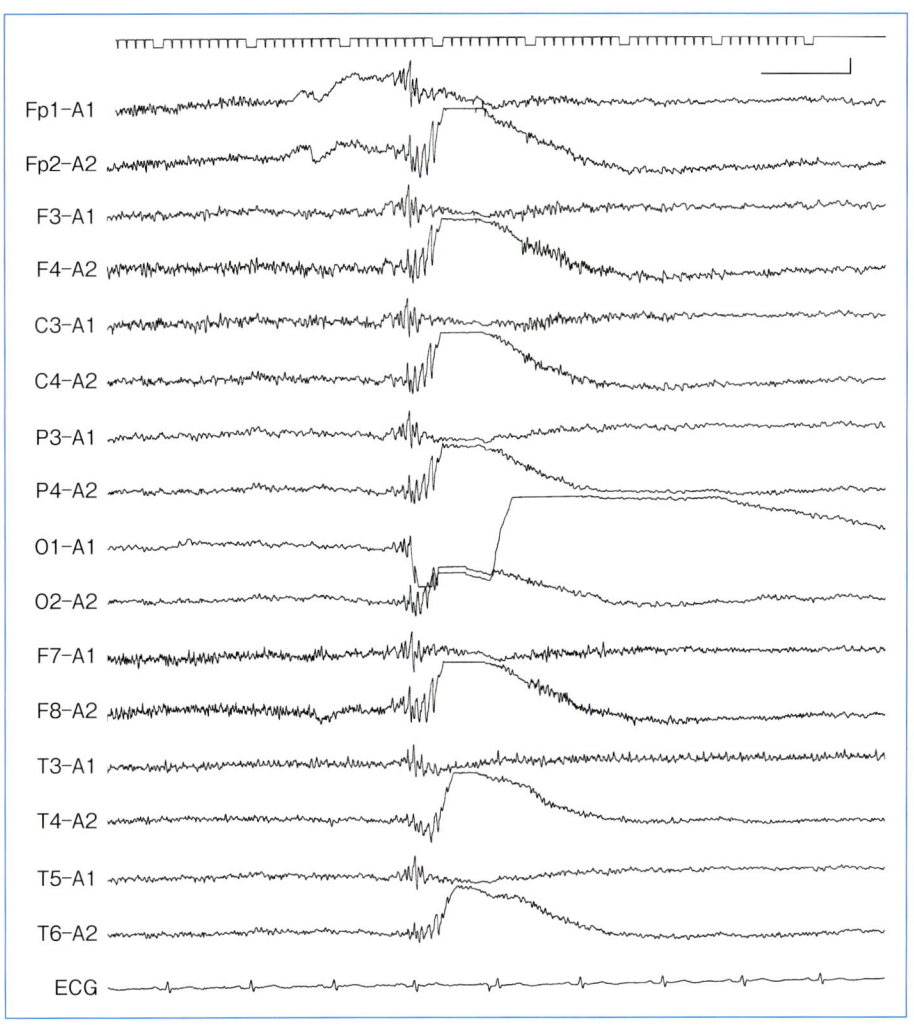

図 3-14　筋電と体動のアーチファクト
32 歳,女性.側頭葉てんかん.筋電の電位が漸増し,体動による導線の揺れが徐波のようにみえるが,多棘徐波複合ではない.スケールはタテが 50 μV,ヨコが 1 秒間.

呈することがある.図 3-14,図 3-15 はその例である.

電極の接着不良は,当該電極部位にのみ不整形のアーチファクトを発生させる.図 3-16 はわかりやすいアーチファクトだが,図 3-17 は単発の波形であり,判読に慣れないうちは棘波と見誤るかもしれない.

2 | 基礎波と誤りやすいアーチファクト

律動(リズム)を形成するように見えるアーチファクトも,一度それを見たことがあれば,二度目以降はおおむねわかりやすいものである.

前頭極部(Fp1,2)には眼囲由来のアーチファクト(ocular artifacts)が混入しやすい.図 3-18 では前頭極部に徐波のようなものが混入しており,しかもその徐波のよ

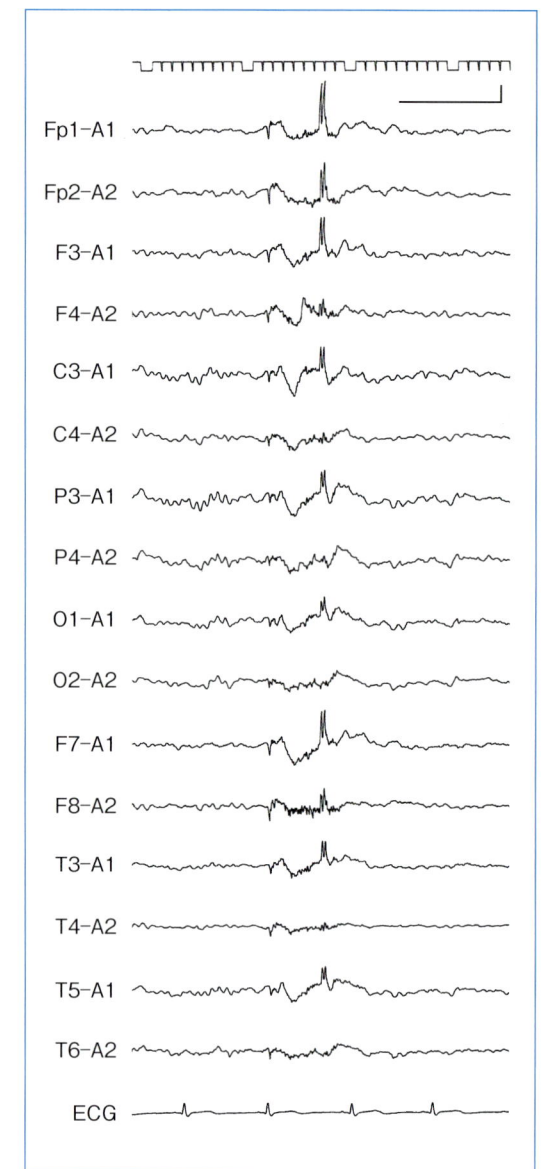

図 3-15 体動のアーチファクト
64歳，男性．てんかん．睡眠中に頭が動いた際に現れた鋭い波形．多棘波ではない．スケールはタテが 50 μV，ヨコが 1 秒間．

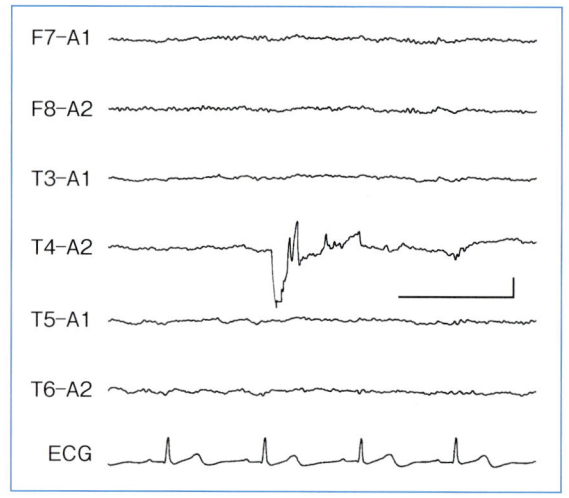

図 3-16 電極接着不良
21歳，男性．神経症．右中側頭部(T4)にのみ不整形のグラフが現れている．スケールはタテが 50 μV，ヨコが 1 秒間．

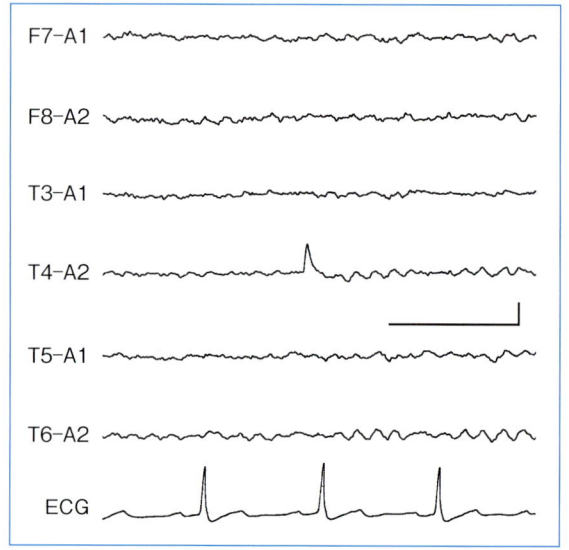

図 3-17 電極接着不良
71歳，男性．認知症．右中側頭部(T4)にのみ尖形のグラフが現れている．電位の立ち上がりは鋭いが，極性反転（直前の切れ込み）がない．スケールはタテが 50 μV，ヨコが 1 秒間．

うなものの周波数が途中でやや変わっているので，紛らわしいのだが，すべてアーチファクトである．どうしても本物の徐波と区別し難い場合には，検査中であれば図 3-12 のように眼囲にも電極を装着すればよい．

　舌や咽頭由来のアーチファクトは広汎に現れることが多い．図 3-19 は一見すると前頭極部優位に分布する徐波にみえるが，前頭極部は基準電極（耳朶）からの距離が比較的遠いので耳朶との電位差が見かけ上大きくなるのであり，実際の分布は広汎である．

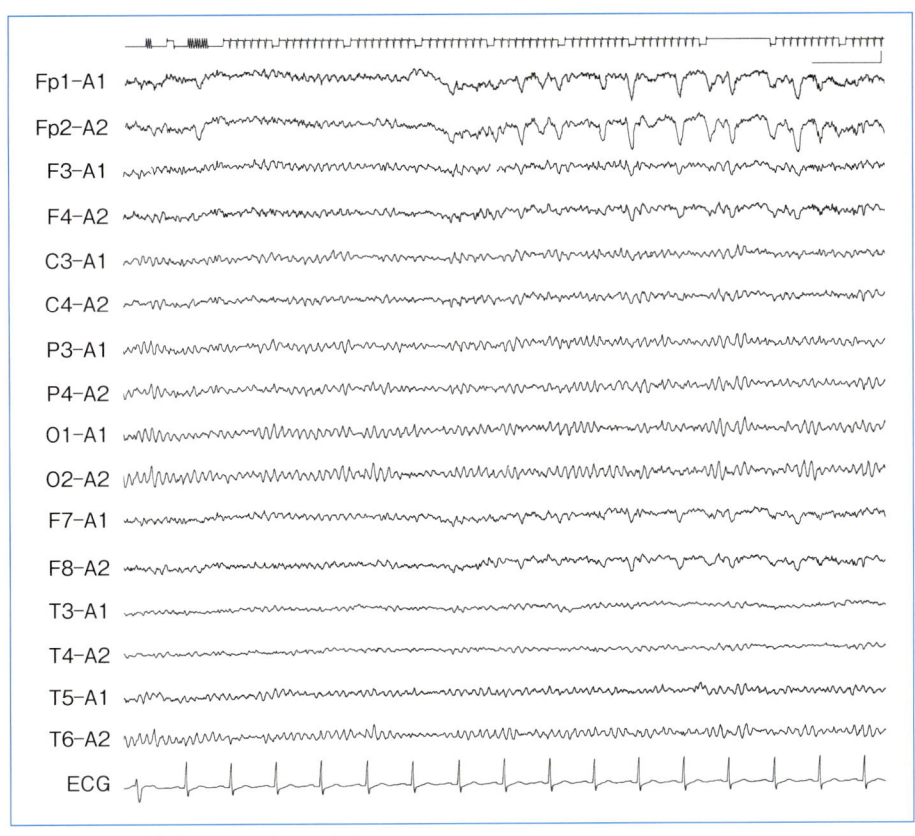

図 3-18　眼囲由来のアーチファクト
68歳，男性．うつ病．両側前頭極部(Fp1, 2)や前側頭部(F7, 8)に，陽性(下向き)の波形が繰り返し現れている．これらは眼囲の筋電と網膜由来の電位の混合であり，まとめて，眼囲由来のアーチファクト(ocular artifacts)と呼ばれる．前頭極部を中心とする徐波ではない．スケールはタテが50 μV，ヨコが1秒間．

　頭皮上の脈動が電極接着面を揺らすために生じるアーチファクト(脈波)は，浅側頭動脈の灌流域(前側頭部)か眼角動脈終末部(前頭極部)でみられることが多いが，図3-20のように後頭部に現れることも珍しくない．

脳波判読の練習法

　脳波の判読は，脳波の概観像や個別の波形を見つける視覚的パターン認識作業と，見つけたものを言語化する作業が，同時並行する作業である．したがって，判読の練習法は，パターン認識の練習と，所見を言語化する練習の同時並行のはずである．だが，それだけでは足りないものがある，と筆者は考える．何が足りないのかを，本項の最後に述べる．

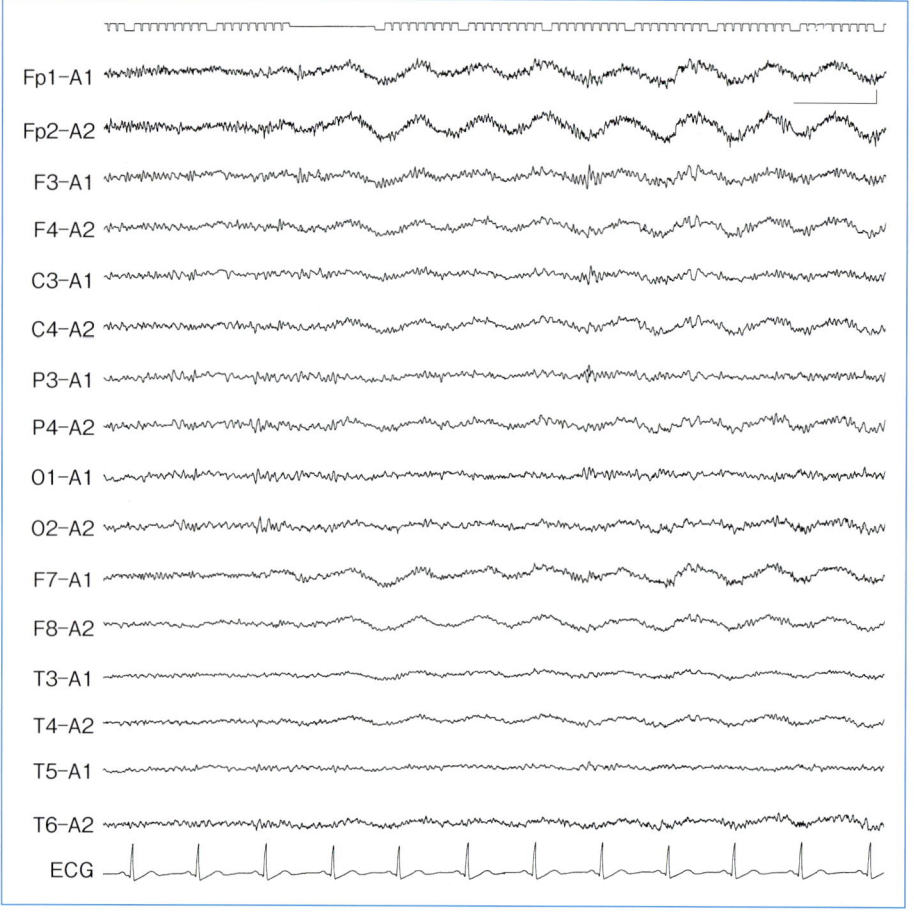

図 3-19　舌由来のアーチファクト
33 歳，女性．統合失調症．低電位の筋電に加えて，舌のジスキネジアに由来する 1〜1.2 Hz 前後の活動も記録の途中から混入している．これに似たアーチファクトに，頭皮の不感蒸泄に伴うインピーダンス変化の波形があるが，これよりも電位変動が大きく周波数が低いのが普通である．前頭極部を中心とする徐波ではない．スケールはタテが 50 μV，ヨコが 1 秒間．

1　視覚的パターン認識の練習法

　視覚的パターン認識は，視覚情報に曝露させられることによって，判別力が自ずから向上する．俗に言う「目で覚える」ということだ．筆者もやはり，やみくもに目で覚えた部類に属するのだが，振り返ってみると，目に覚えさせるための効率的な方法が，少しはあったように思われる．

　そのひとつは，上級医による判読を傍で一緒に眺める方法である．上級医の診療に陪診医として加わる，脳波検査室で上級医の判読をみる，脳波研究会に参加する，などをするのがよい．上級医は脳波を無造作にパラパラとめくって読むようにみえるのだが，時々めくる手を止めて，見直したり，定規を当てたりする．そこには，何か臨床的に意味がある波形があるかもしれないから，そこで手が止まるのである．そうして注目される波形の多くは異常ではなく，あるいは疑わしいだけの一過性の波形

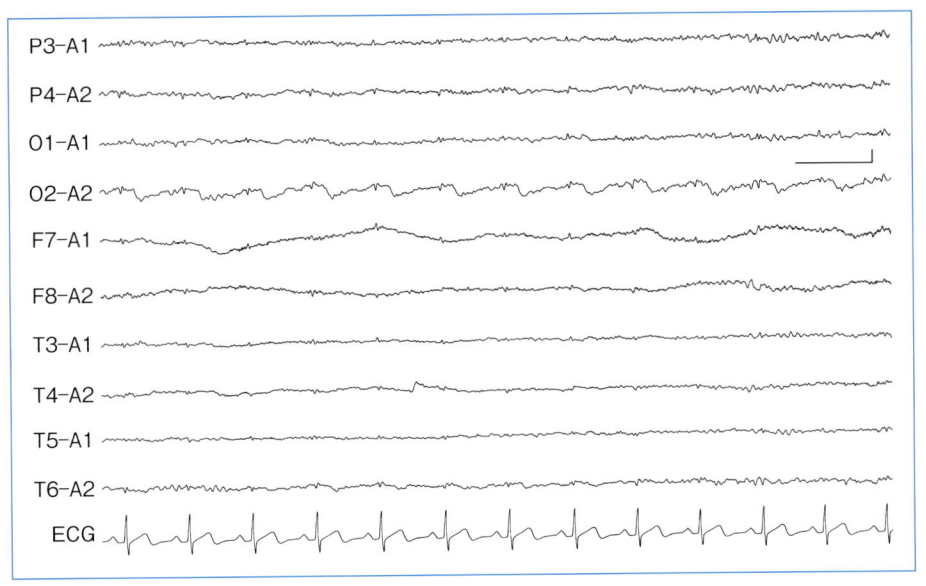

図 3-20 **脈波**
29歳, 男性. 肝機能障害. 右後頭部 (O2) に約 1 Hz の徐波があるようにみえるが, ECG と同じ周期で現れており, 脈波であることがわかる. 脈波が現れやすいのは, 前側頭部か後頭部である. スケールはタテが 50 μV, ヨコが 1 秒間.

(sharp transient など) であることも多いのだが, 一部ははっきりした異常波である. 異常波とそうでないものを上級医が見分けるプロセスを, 見分けるその場で下級医もみて, 後にそのマネをすれば, 単なる一過性波形を過大評価することが減っていくものである.

　もうひとつは, 最初のうちは, 正常脳波を上級医に選んでもらってそればかりを読む方法である. 15〜60歳の方々の正常脳波を 50 件程度読めばよくわかるのだが, この年代の方々の正常脳波は, 基礎波の個人差がややある以外は驚くほどワンパターンである. 判読が 20 件を超える頃には飽き飽きするかもしれないが, 我慢して 50 件程度まで読み, 正常変異にも慣れておくのがよい. その次には, 60歳以降の方々の正常脳波を 50 件読む. 60歳以降では, 優位律動は年齢とともに遅くなり, 80歳で家庭生活を営んでいる無症状の方々ではおおむね平均 8 Hz である. それに加えて, 睡眠脳波像がやや変化し, 漣波期の低電位化 (attenuation pattern) があまりみられなくなり, 瘤波の鋭さがなくなり, 側頭部に α〜θ 帯域の活動が現れる場合が多くなり, 睡眠段階の変化が速くなるのだが, こういうことは暗記しなくても自ずからわかるものである. 然る後に, 15歳以前の脳波を読ませてもらう. 15歳以前の脳波は, 小児神経学の専門家がおられる病院以外ではなかなかお目にかかれないし, 正常脳波だけをより分けてもらえるほどに多くの小児脳波を記録している検査室は少ないので, この年代の脳波は, 最初から正常と異常の脳波を並列的にみせてもらうのが現実的である.

2 | 言語化の練習法

　所見を言語化する練習は，非常に簡単である．他人の書いたレポートの書き方をそのまま流用すれば，それだけでよい．新人諸君のなかには，他人の書いたレポートをマネせず，一生懸命に自分の文体で文章を書いておられる人が多く見受けられるが，それは効率的な練習法ではない．

　たとえば，よくあるルーチン脳波の所見と判定は，次のようなものである．

> 基礎活動：10〜11 Hz，30〜50 μV，後頭部優位のα律動
> 開閉眼・光刺激・過呼吸：異常なし
> 睡眠：stage 2 まで
> 突発波：認められず．
> 判定：W. N. L.

　基礎活動(背景活動，基礎律動)の項では，目立つ優位律動のおおよその周波数，電位の大きさ，分布を記す．α律動のほかに低電位速波もよくみられるが，病的なものでなければ速波の記載は省略しても構わない．

　突発波の様子は，基礎活動の直後に書いても，所見の冒頭に書いても構わないのだが，突発波がなければ，上記のように最後に記しておいてもよい．

　賦活の際の脳波像については，特記すべき異常がなければ，異常なしと記しておけばよいが，睡眠賦活については，睡眠パターンの脳波像が現れたか否か，現れたならばどの段階の像まで現れたかを記しておけば参考になる．

　上記は筆者が普段行っている簡略な書き方であるが，精神鑑定の際には，上記と全く同じ所見を，次のように記す．

> 　安静・覚醒・閉眼時の基礎活動は，10〜11 Hz，30〜50 μV，後頭部優位に現れるα律動が優位律動であり，その出現率は高い．これに，20〜25 Hz，20〜30 μV，前頭部優位の速波が時折混入する．
> 　開眼させた際，α律動は明らかに減衰する．
> 　光刺激の際には，特記すべき異常を示さない．
> 　過呼吸賦活中には，上記α律動に加えて 6〜7 Hz の活動が少量混入し，過呼吸負荷の終了後には直ちに賦活前の脳波像に回復する．
> 　記録中に国際分類上ノンレム睡眠の第二段階までの正常睡眠脳波パターンが現れた．
> 　記録全体を通じて突発波は現れなかった．
> 判定：正常範囲内の脳波所見である．

　何々が「時折」現れたり「少量」混入するなどの表現はいかにもアナログ的，ファジーな書き方だが，種々の visual analogue scale (VAS)の評価者間一致度や再現性が意外に高く，信頼するに足る場合が多いのと同様に，脳波の報告の場合にも，ファジーな

書き方は参考になる．『臨床脳波学』（医学書院，1999 年）の記述を読む限り，大熊輝雄先生も，アナログ的表現で事足りる部分はアナログで書いておられたようだ．

よくある異常所見は，たとえば次のような書き方を筆者はする．

> 突発波：①，②とも，睡眠中に現れた．
> 　　①左前（〜中）側頭部優位の棘波，鋭波，棘/鋭徐波複合
> 　　②両側前頭部優位の鋭徐波複合（少数）
> 基礎活動：9〜10 Hz，30 μV 前後，後頭部優位の α 律動に，5 Hz 前後の活動が不規則に混入．
> 開閉眼・光刺激：異常反応なし．
> 過呼吸：徐波化し，広汎にやや電位が増高し，回復は遅い．
> 睡眠：stage 2 まで．傾眠期以降，左前〜中側頭部に低電位徐波（2.5〜4 Hz，50 μV 前後）も現れ，突発波①，②が現れた．
>
> 判定：Abnormal EEG
> 　＃症状と関係がありそうな異常です

臨床情報（症状やほかの徴候）と因果関連がありそうな異常，たとえば突発波や基礎波の異常があれば，それらを所見の冒頭に記して目立たせる場合がある．上記のような異常脳波から考え，いかにも左側頭葉にてんかん原性焦点がありそうではあるが，患者の病態を考えるうえで上記の所見をどう扱うかは，患者を最もよく知る担当医（多くの場合は脳波を依頼した医師）が考えるのがよいので，判読医はオセッカイにならぬ程度の解釈を指摘するにとどめるのが普通である．

上記のほかにも，いろいろな判読レポートの書き方（文体や項目立てなど）のマネをしてレポートを書き，書いたものを上級医に添削してもらうと，上達が早くなると思われる．

3 | 度胸の訓練法

脳波判読医数が減っている原因のひとつは，個々の医師の，単なる hesitation もあるのではないか，と筆者は推測している．やればある程度はできそうなことを，奥ゆかしい先生方は躊躇しておられるのだ．

振り返ってみられたい．我々が，どうやって二足歩行を覚えたか，を．もちろん，親に促されて歩くようになったのだが，親に促されたにせよ，根本は，自分の足で歩くことは，自分の足を使って覚えたのだ．歩くことだけではない．食べ物を咀嚼して嚥下することは，親に促されたにせよ，自分で咀嚼し，自分で嚥下しながら覚えたのだ．箸の使い方は，箸を使って覚えたのだし，言葉の発し方は，言葉を発しながら覚えたのだ．ヒトは，本能だけでは二足歩行や咀嚼さえマトモにできない生き物なのだが，周囲の助力はあるにせよ，根本的には自分で自分の能力を獲得して発達する生き

物なのだ．

　学校へ入れば，我々は鍵盤の押し方や笛の吹き方を教わった．楽器の鳴らし方も，楽器を鳴らしながら覚えるしかないのだが，楽器を上手に鳴らせなくても死活問題にはならず，怠惰な筆者は楽器を鳴らして覚える練習をマトモにしなかったので，鳴らせないのだ．

　脳波の判読も，種々の助力を得ながら，根本的には自分で判読しながら覚えていくのが王道である．脳波の判読は，ピアノで『猫踏んじゃった』を奏でるよりは難しいのだが，『英雄ポロネーズ』を弾くよりは簡単なはずなので，自分が脳波判読のマエストロでないからといって躊躇する必要はない．では，この躊躇を，どうやって外していけばよいのだろうか？

　まずは，自分の症例の脳波は自分で読んでレポートを書く，というところから始めるべきである．てんかんに限って言えば，異常所見の見落としよりも，誤った過剰診断のほうが有害である[15]から，見落としを恐れて躊躇する必要はないし，自分が判読した脳波とレポートを上級医にも見せてダブルチェックしてもらえば，誤読の可能性はほぼゼロになる．

　次には，自分が属する診療チームの担当症例の脳波を，主治医や主担当医ではなく自分が読む，ということをしてみてもよい．その場合も，自分が判読した後で，チーム内でさらに当該脳波を読み，何か疑義があればさらに上級医にも判読してもらえばよいのだ．

　もう少し度胸がついたら，自科の脳波を自分が読む，ということをすると，さらに自信がつく．1991年10月から翌年3月までの間，慶應義塾大学病院精神・神経科の脳波レポートの中に，新人医師齋藤正範が書いたものが百件あまり混じっていたはずだが，それで何かの事故が発生したという話を筆者は聞いたことがない．多少問題のある判読結果であっても，自科の先生方は，何とかフォローして下さるのだ．

　このように，脳波判読への曝露と，内心の躊躇を我慢する方法（曝露・反応妨害法）は，適切に段階を踏めば，度胸をつけるための有効な方法であろうと，筆者は考えている．

● 文献

1) 若林栄四：黄金の相場学．p 7，講談社，2007
2) Berger H：Uber das Elektrenkephalogramm des Menschen. Archiv fur Psychiatrie 87：527-570, 1929
3) 飛松省三：脳波の導出法．日本臨床神経生理学会認定委員会（編）：臨床脳波を基礎から学ぶ人のために：モノグラフ．pp 33-42, 日本臨床神経生理学会，2008
4) Zivin L, Marsan CA：Incidence and prognostic significance of 'epileptiform' activity in the EEG of non-epileptic subjects. Brain 91：751-778, 1968
5) Klein KM, Knake S, Hamer HM, et al：Sleep but not hyperventilation increases the sensitivity of the EEG in patients with temporal lobe epilepsy. Epilepsy Res 56：43-49, 2003
6) 大熊輝雄：脳波判読 step by step 入門編．pp 301-302, 医学書院，1986
7) Jaspers K：Allgemeine Psychopathlogie, 5 Aufl. Verlag von Julius Springer, Berlin, 1948〔内村祐之，西丸四方，島崎敏樹，他（訳）：精神病理学総論，上巻．pp 79-81, 岩波書店，1953〕

8) Ebersole JS, Pedley TA (eds)：Current practice of clinical electroencephalography, 3rd ed. Lippincott Williams & Wilkins, Philadelphia 2003
9) 齋藤正範：脳波レポートの読み方．pp 46-47，星和書店，2001
10) Pedley TA：Interictal epileptiform discharges：discriminating characteristics and clinical correlations. Am J EEG Technol 20：101-119, 1980
11) Ajimon-Marsan C, Zivin LS：Factors related to the occurrence of typical paroxysmal abnormalities in the EEG records of epileptic patients. Epilepsia 11：361-381, 1970
12) Salinsky M, Kanter R, Dasheiff RM：Effectiveness of multiple EEGs in supporting the diagnosis of epilepsy：an operational curve. Epilepsia 28：331-334, 1987
13) Saito M, Ishida T, Takei S, et al：Spline mappings and correlogram studies on polyspikes and recruiting rhythm. In：Koga Y, Nagata K, Hirata K (eds)：Brain Topography Today. pp 522-524, Elsevier Scientific B.V, Amsterdam, 1998
14) 石山陽事：脳波信号と雑音．日本臨床神経生理学会認定委員会（編）：臨床脳波を基礎から学ぶ人のために：モノグラフ．pp 21-31，日本臨床神経生理学会，2008
15) 池田昭夫：所見の解釈と脳波レポートの作成．日本臨床神経生理学会認定委員会（編）：臨床脳波を基礎から学ぶ人のために：モノグラフ．pp 91-97，日本臨床神経生理学会，2008

● Further Reading
- 飛松省三：脳波を楽しく読むためのミニガイド(1)．臨床脳波 46：665-673, 2004
- 飛松省三：脳波を楽しく読むためのミニガイド(2)．臨床脳波 46：731-742, 2004
- 飛松省三：脳波を楽しく読むためのミニガイド(3)．臨床脳波 46：807-820, 2004
  九大の飛松教授は，視覚伝導路の研究で国際的に高名で，しかも優れた臨床家である．脳波は楽しく読むべきものであり，恐ろしがるべきものではない．その tips が凝縮した tutorial reviews である．
- Pillai J, Sperling MR：Interictal EEG and the diagnosis of epilepsy. Epilepsia 47（Suppl. 1）：14-22, 2006
  てんかんを診断する際に脳波をどう解釈し利用するか，を述べるとともに，症状や病歴の詳しい聴取の重要性も強調している．日常臨床に直結する内容の論文である．

（齋藤正範）

第4章

てんかんの薬物治療

　抗てんかん薬の開発の歴史は，以下の3つの時期に分けることができる．

　第一期は1910年代から1960年代のPB(フェノバルビタール)やPHT(フェニトイン)などが開発された時期であり，有効性は高いが副作用も総じて強かった．

　1970年代から2000年代までの第二期は，VPA(バルプロ酸)やCBZ(カルバマゼピン)などの，副作用の忍容性が比較的高く標的となる症状が明確な薬剤が開発された時期である．本章では，第一期と第二期に開発された薬剤を併せて従来型の抗てんかん薬として扱っていく．

　2000年代からの第三期は，GBP(ガバペンチン)，TPM(トピラマート)，LTG(ラモトリギン)，LEV(レベチラセタム)など，効果はほぼ同等だが副作用がより軽減された薬剤が開発された時期である．本章では，これらの抗てんかん薬を新規抗てんかん薬として一括する．本邦ではほとんどの新規抗てんかん薬は単剤での使用が承認されていないため，併用療法で用いざるをえない．しかし，海外では単剤での有効報告や既承認例も多数あり，今後本邦でも新規抗てんかん薬の単剤使用の承認が待たれるところである．

　本章では，まず薬物療法の導入時における患者指導の原則について触れ，次に抗てんかん薬の作用機序，従来型の抗てんかん薬，新規抗てんかん薬について概説する．そして，難治性てんかんへの対応や，てんかんをもつ女性の妊娠の問題，抗てんかん薬と自殺の関連について論じる．

● 治療導入における患者指導の原則

1 | 医師-患者関係と服薬

　医師-患者関係は服薬規則性に影響を与える重要な因子である．医師が患者やその家族に対して抗てんかん薬治療と規則的な服薬の重要性・必要性について十分に説明し，それを患者に認識させることができれば，患者の自主的かつ積極的な服薬が長期にわたり維持されうる．逆に，患者の服薬の必要性についての認識が不十分なまま治療が開始されても，服薬が不規則になり，結果として発作のコントロールが不良となる[1]．

服薬を継続しながら生活指導内容を遵守し発作誘発因子を注意深く避けることにより，多くの患者で発作消失の状態を長期間維持できるが，これには種々の困難が付きまとう．

てんかん患者の服薬は，必ずしも規則的でないことが多い．不規則な服薬はてんかん発作を誘発し，患者の不利益に直結する．長期間にわたり発作が抑制されていたにもかかわらず，服薬が不規則になったり油断から怠薬することにより発作が再発する場合もしばしば認められる．これらのケースでは，服薬が規則的でありさえすれば発作が抑制されていたものと考えられ，真の意味での難治例ではないと判断される．

2｜規則的な服薬を維持する対策

服薬が不規則になる要因はさまざまであるが，先にも述べたように医師-患者関係は服薬規則性に影響を与える重要な因子であると考えられる．外来通院てんかん患者に関しては，外来主治医の存在が規則的な服薬に有意に関連しているという報告もある[1]．規則的な服薬を維持するための対策としては，患者に対して十分な疾病教育および情報提供を行うこと，医療者は処方内容や服薬回数の可能な限りの単純化を心がけることが重要である．意義に乏しい多剤併用による煩雑な処方を避け，過度な分散処方を避け，徐放剤なども利用して服薬回数を減じることによりアドヒアランスの改善をもたらすことができれば，患者にとって大きな利益となるであろう．

長期にわたって発作が抑制されていた患者が，自己判断で勝手に服薬を止めてしまう場合がある．このような場合でもそのまま良好な経過をたどる患者もまれにいるが，多くは発作再発や重篤化に結びついてしまう．10年間以上発作が抑制されていたにもかかわらず断薬によって発作が再発してしまうなど，自己判断による断薬と発作の再発との間には，しばしば密接な関連が認められる[2]．長期間発作が抑制されている患者における抗てんかん薬治療中止の判断は，発作再発を避けるためにも，患者の気持ちに寄り添い共通のゴールを目指すてんかんに精通した医師によってなされるべきである．

3｜発作の誘因

てんかん発作は，何の誘因もなく起きることも多いが，発作を起こしやすい特有の条件や何らかの誘因が認められる場合もあるため，患者指導に際してはそのような条件や誘因について丁寧に説明していくことが望ましい．発作誘発因子として，以下のものが知られている[1]．

(1)睡眠不足
てんかん発作の誘発因子として著名であり，臨床上非常に多く経験される．当然ながら睡眠不足を避けるように指導していくべきであるが，その際，ただ単に長時間睡

眠をとることが望ましいのではなく，患者の生活に合った規則正しい睡眠が必要であることを伝えるべきである．また，極度の睡眠不足と過度な睡眠を繰り返すような不規則な生活は慎むよう伝えるべきでもある．

(2) 過労

業務が多忙で長時間の残業が続くときなど，極度の疲労（過労）がてんかん発作の発現を誘発することがある．過労状態は睡眠不足を伴うことも多いため，生活指導の際は極端な疲労を避けるとともに十分な睡眠をとることの重要性を強調すべきである．

(3) 精神的負荷

精神的負荷はどの発作型においても発作をより誘発しやすくする．生活指導の際は精神的負荷をできるかぎり回避するよう伝えていくべきであるが，困難な場合も多い．医師による精神療法的な関わりや，場合によっては抗不安薬の投与などの薬物療法が有効な場合もある．

(4) 過度の飲酒

飲酒後に発作が生じる例がしばしばみられるため，てんかん患者にとって過度の飲酒は望ましくない．過度の飲酒の際には怠薬行為や深夜まで飲酒していたことによる睡眠不足が合併していることがあり，これらも発作を誘発すると考えられる．ただ，てんかん患者の通常の飲酒行為を一律に全面的に制限する必要はなく，適量の機会飲酒程度であればむしろストレスの発散や社会生活のために必要なこともある．なお，アルコール依存症の患者の後期離脱症候群としてのけいれん発作は，てんかん患者のけいれん発作とは異なるものである．

(5) 女性特有の発作誘発因子

女性のてんかん患者では，月経前から月経中にかけて発作が生じやすい場合がある．これは月経てんかんと呼ばれる[1]．発作の発現機序としては，内分泌的機序とそれに伴う水分貯留や電解質代謝の変化などが想定されている．

また，女性のてんかん患者では，妊娠に伴い発作が悪化，頻発する場合がある．多くの場合では怠薬や不規則な服薬によるが，月経てんかんと同様の内分泌的機序あるいは水分貯留や電解質代謝の変化などによる場合や，妊娠により抗てんかん薬の分布体積が増え，結果として血中濃度が低下することによる場合もある．妊娠中の発作頻発は患者本人のみならず胎児に対しても悪影響を及ぼす場合があるため，適齢期の女性のてんかん患者に対しては，妊娠前から積極的な情報提供や教育・指導をする必要がある．

抗てんかん薬の作用機序

1 | 実験てんかんモデル

　ヒトのてんかん発作は，全般発作と部分発作に大きく分類される（表1-2，3頁参照）[3]．全般発作には強直間代発作のようなけいれん発作と欠神発作のような非けいれん発作があり，部分発作には単純部分発作，複雑部分発作，およびこれらの二次性全般化発作がある[3]．これらの発作型に対応する実験てんかんモデルとして，マウスやラット，ネコなどを用いた種々の急性・慢性モデルが考案されてきた[4~6]．汎用されている実験てんかんモデルとしては，① maximal electroshock seizure（MES），② subcutaneous pentylenetetrazol seizure（scPTZ），③ electrical kindling seizure，があり，臨床的にそれぞれ，①全般性強直間代けいれん，②欠神発作，③部分発作の二次性全般化，に対応するモデルと考えられている[7~9]．これらのモデルが，抗てんかん薬の薬理学的プロフィールやヒトの各臨床発作型に対する効果を予測するために不可欠なテストバッテリーとして広く用いられてきた[6,8]．一例をあげると，バルプロ酸（VPA）のように多くの実験てんかんモデルに対して発作抑制効果を示す抗てんかん薬は臨床上も広範な治療スペクトラムを有しているのに対して，エトスクシミド（ESM）のように限られた実験てんかんモデルに対してのみ発作抑制効果を示す薬剤は，その実験モデルに対応する臨床発作型に対してのみ効果を示す[8]．

2 | 神経細胞レベル

　ヒトの臨床発作型のいずれにも共通する所見は，発作に一致して発作発射が頭皮上脳波で認められることである．発作発射の出現に一致して神経細胞の興奮性が異常に増大する．このとき，その神経細胞内の膜電位では発作性脱分極変位[9]という異常な脱分極波が出現するとともに，活動電位の高頻度のバースト状発火である sustained repetitive firing（SRF）がこの脱分極波に重畳した形で誘発される[9,10]．たとえば皮質てんかん原性焦点の場合には SRF は皮質下経路に沿って伝播する[11]．そのため，この SRF を抑制することが発作発射の拡延を阻止するために重要である[10,12]．このような異常な細胞膜脱分極は，1つの神経細胞の異常な興奮のみでは引き起こされず，多数の神経細胞が1つの群として興奮したときに生じることが知られている[13]．てんかん原性焦点の神経細胞群では，抑制性神経系の機能不全や興奮性神経系の機能亢進などの経シナプス性神経伝達の異常が存在するため，急速かつ過剰に同期する発作発射が生じると考えられる[13~16]．

　これまでの研究により，神経細胞レベルにおけるてんかん発作発現の基本的メカニズムとして，

①Na^+やCa^{2+}チャネルなどの膜イオンチャネルの機能変化がもたらす神経細胞膜の興奮性増大

②興奮性アミノ酸受容体を介する興奮性神経伝達の増強
③GABA受容体を介する抑制性神経伝達の減弱

の3つが考えられている[14,16〜19]．抗てんかん薬は，これらのいずれか1つあるいは複数のメカニズムを阻止することによってその効果を発揮すると考えられているが[6,16,18〜21]，今なお不明な点も多い[8,20]．

従来型の抗てんかん薬

1 | フェノバルビタール

フェノバルビタール（PB）は，1912年に開発された，最も歴史のある抗てんかん薬である．バルビツール酸系の薬剤であるが，睡眠をきたしにくい用量で抗てんかん作用を示すため，かつては臨床上広く用いられてきたが，認知機能や覚醒状態に対する副作用を念頭におくと，現在では積極的な理由がない限り第一選択薬として用いるのは避けるべきである[22]．PBは，MESによる強直発作，scPTZ誘発発作，およびネコ扁桃核キンドリング発作とその形成過程，のいずれに対しても抑制作用を有する[6,16]．PBはGABA$_A$受容体へアゴニストとして働き，抑制性神経系であるGABA神経系を賦活することで抗てんかん作用を発揮すると考えられているが[8]，高濃度でしかSRFを抑制できない[23,24]．パッチクランプ法による研究の結果から，PBは主にGABA$_A$受容体のCl$^-$チャネルの開口時間を延長することによってCl$^-$の細胞内流入を促進し，GABA作動系の増強効果をもたらすと考えられている[25]．

ⓐ 適応

全般発作，部分発作両方にあり広域の作用スペクトラムを示すが，複雑部分発作に対する効果は乏しく，欠神発作に対して単剤で使用されることはない．

ⓑ 動態

経口投与されたPBは，腸管からゆっくりと吸収され，約50%が血清蛋白と結合する．半減期は53〜140時間と，抗てんかん薬のなかでは最も長い部類に入る．このため，体内蓄積に注意が必要である．定常状態に達するには，成人で約28日，小児では約14日を要する．有効血中濃度は15〜25 μg/mLであり，40 μg/mL以上で傾眠などの副作用が著明に出現する．

ⓒ 用法・用量

内服では小児の場合は1日量3〜5 mg/kg，成人の場合は30〜200 mg（合剤などで100 mgを投与されることが多い）を分1〜3（半減期が長いので1日1回でも可）で服用する．注射の場合は1回50〜200 mg（多くは1アンプル分である100 mg）を皮下注射ないし筋肉内注射で投与する．

ⓓ フェノバール®とノーベルバール®

有機溶媒に溶解させた製剤である従来のPB製剤（フェノバール®）では，静脈内投与をしてしまうと投与後に主剤が結晶化して析出し血管塞栓症が起こる可能性がある

ため，緊急時以外は静脈内投与ができなかった．この欠点を改善したのが近年上市されたノーベルバール®である．これはPBを凍結乾燥させた製剤であり有機溶媒などの添加剤を含んでいないという特徴がある．PBの静脈内投与製剤は新生児けいれんやてんかん重積状態の治療薬として国際的に推奨されていることから，臨床現場からの強い要望が生じ，医師主導治験を通じて本邦でも使用が認可された経緯がある．

ノーベルバール®は，PBとしててんかん重積状態では15～20 mg/kgを1日1回静脈内投与する．新生児けいれんでは初回に20 mg/kgを投与し，発作抑制不良の場合に初回投与量を超えない範囲で追加投与する．維持投与としては，2.5～5 mg/kgを1日1回静脈内投与する．

2│プリミドン

プリミドン（PRM）はバルビツール酸系の薬物であり，代謝産物にPBを含む．PBと同様に睡眠をきたしにくい用量で抗てんかん作用を示すが，認知機能や覚醒状態に対する副作用の懸念から，PBと同様に，積極的な理由がない限り第一選択薬として用いるのは避けるべきである[22]．PRMはPBと同様に，主にGABA_A受容体のCl$^-$チャネルの開口時間を延長することでCl$^-$の細胞内流入を促進し，GABA作動系の増強効果をもたらすと考えられている[25]．

経口投与されたPRMは腸管で吸収された後肝臓で代謝され，約20%がPBに，また約50%はphenylethyl-malonamide（PEMA）になる．PRM，PB，PEMA，のいずれもが抗けいれん作用を有するが，それぞれの半減期が大きく異なる（PRM：10～12時間，PEMA：56時間，PB：53～140時間）のでPRM投与による半減期はこれらの総和としてみる必要がある．したがって，定常状態に達するには数週間を要する．PRMの有効血中濃度は5～12 μg/mLである．薬物血中濃度測定の際には同時にPBの血中濃度を測定する必要がある．

a 適応

PBと同様で，全般発作，部分発作両方にあり広域の作用スペクトラムを示すが，複雑部分発作に対する効果は乏しく，欠神発作に対して単剤で使用されることはない．

b 用法・用量

通常成人では治療初期3日間は1日250 mgを就寝前に経口投与する．以後3日間ごとに250 mgずつ増量して，症状によっては発作の消長を考慮して，1日量1,500 mgまで漸増し，2～3回に分割経口投与する．なお，必要によっては1日量2,000 mgまで増量することができる．このようにPBより薬量の幅が広いので症状に応じ用量を調整しやすい利点がある．小児に対しては，治療初期3日間は1日125 mgを就寝前に経口投与する．以後3～4日間ごとに125 mgずつ増量して，次の標準投与量まで漸増し2～3回に分割経口投与する．

3 | フェニトイン

ヒダントイン誘導体の代表的な薬物である[22]．フェニトイン（PHT）は，MES による強直発作ならびにネコ扁桃核キンドリング発作を強力に抑制するが[26]，scPTZ 誘発発作（欠神発作モデル）に対しては抑制作用を示さない[21]．PHT は，ニューロン発射の拡延に関わると考えられている post tetanic potentiation[g] を抑制する[27]．実験てんかん焦点の培養神経細胞を用いた研究では，PHT は SRF の初期成分を抑制しないがその持続を阻害することが報告されている[28]．これらの所見から，PHT は発作発射そのものを抑制するのではなく，発作発射がその焦点から拡延するのを阻止することを示している[27〜29]．この背景として，PHT の膜安定化作用が存在すると考えられている．PHT は，シナプス前終末の電位依存性 Na^+ チャネルを抑制することによって神経細胞膜における Na^+ 流入を阻止し，その結果，神経細胞膜の異常な興奮が抑制され，グルタミン酸の放出が阻止されると考えられている[21, 27]．

PHT は欠神発作を除くすべての発作を抑制する広域スペクトラムの抗てんかん薬である．血中で約 90% が蛋白と結合し，肝臓で代謝されて 5-p-hydroxyphenyl-5-phenylhydantoin となる．半減期は約 15 時間であり，定常状態に達するまでには約 7 日を要する．有効血中濃度は 10〜20 μg/mL であり，PHT では投与量に対して薬物血中濃度は一次関数的には上昇せず指数関数的に上昇するため，20 μg/mL を超えると急速に血中濃度が上がり副作用が出現する．副作用については表 4-1[30] にまとめた．

a 用法・用量

内服では成人では 1 日 200〜300 mg を分 3 で投与する．注射剤は主にけいれん重積時に用い，成人では 125〜250 mg を 50 mg/分を超えない速度でゆっくりと静脈内投与する．発作が抑制されない場合には 30 分後に計 100〜150 mg を同様の速度で緩徐に追加投与する．本剤は浸透圧が生理食塩水の約 29 倍であり pH が約 12 と非常に高いため，血管痛の副作用がある．血管外漏出により容易に組織壊死を招くため注意が必要である．

b ホスフェニトイン

近年，PHT のプロドラッグであり浸透圧や pH が改善されたホスフェニトインが上市され，けいれん重積状態，脳外科手術後や頭部外傷などの意識障害時のてんかん発作の発現抑制，フェニトインを経口投与されているてんかん患者における一時的な代替療法として頻用されている．

用法・用量としては，成人または 2 歳以上の小児のてんかん重積状態に対し，初回投与時に 22.5 mg/kg を静脈内投与する．投与速度は 3 mg/kg/分または 150 mg/分のいずれか低いほうを超えない．初回投与時から 12〜24 時間あけた維持投与時には，5〜7.5 mg/kg/日を 1 回または分割にて静脈内投与する．投与速度は 1 mg/kg/分ま

---

[g] post tetanic potentiation：神経に一定の頻回刺激を与えると，シナプス伝達が一定時間著しく増強する現象．

表 4-1　従来型の抗てんかん薬の重要な副作用

薬剤	副作用 用量依存性	副作用 特異体質性	薬剤	副作用 用量依存性	副作用 特異体質性
フェノバルビタール(PB)	倦怠感 不安 抑うつ 不眠(小児) 注意転化(小児) 多動(小児) 易刺激性(小児)	麻疹様発疹 表皮剥離 中毒性皮膚壊死 肝毒性 関節炎症状 Dupuytren拘縮 催奇形性	カルバマゼピン(CBZ)	複視 めまい感 頭痛 悪心 傾眠 好中球減少 低ナトリウム血症	麻疹様発疹 無顆粒球症 再生不良性貧血 肝毒性 Stevens-Johnson症候群 催奇形性
プリミドン(PRM)	倦怠感 不安 抑うつ 精神病 性欲低下 勃起不全	発疹 無顆粒球症 血小板減少症 SLE様症状 催奇形性	クロナゼパム(CZP)	倦怠感 鎮静 傾眠 めまい 興奮(小児) 多動(小児)	発疹 血小板減少症
フェニトイン(PHT)	眼振 運動失調 悪心 嘔吐 歯肉増生 抑うつ 傾眠 逆説的な発作増加 巨赤芽球性貧血	挫創 顔貌の悪化 多毛症 血液疾患 SLE様症状 発疹 Stevens-Johnson症候群 Dupuytren拘縮 肝毒性 催奇形性	バルプロ酸(VPA)	振戦 体重増加 消化不良 悪心 嘔吐 脱毛 末梢の浮腫	急性膵炎 肝毒性 血小板減少症 脳症 催奇形性

SLE：全身性エリテマトーデス
(Brodie MJ, Dichter MA：Antiepileptic drugs. N Engl J Med 334：168-175, 1996 より改変)

たは 75 mg/分のいずれか低いほうを超えない．

　脳外科手術または意識障害(頭部外傷など)時のてんかん発作の発現抑制のためには，初回投与時には 15〜18 mg/kg を静脈内投与する．維持投与時には 5〜7.5 mg/kg/日を1回または分割にて静脈内投与する．いずれも投与速度は 1 mg/kg/分または 75 mg/分のいずれか低いほうを超えない．

　また，PHT を経口投与しているてんかん患者における一時的な代替療法として用いる際には，ホスフェニトインナトリウムとして経口 PHT の1日投与量の 1.5 倍量を，1日1回または分割にて静脈内投与する．投与速度は 1 mg/kg/分または 75 mg/分のいずれか低いほうを超えない．

4 ｜ カルバマゼピン

　イミノスチルベン誘導体であるカルバマゼピン(CBZ)は三環系抗うつ薬に類似する化学構造を有しており，カルバモイル基(5位)の部分が抗てんかん作用に関連している．CBZ は，MES による強直発作を抑制し，また，ネコ扁桃核キンドリング発作と

その形成過程の両方を抑制することが知られている[26]．CBZ は，PHT と同様に電位依存性 Na$^+$ チャネルを抑制し，てんかん焦点からの発作発射の拡延を阻止すると考えられる[6,20,21]．

a 適応

部分発作，精神運動発作，強直間代発作に対して適応があり，現在も幅広く汎用されている．また，てんかん性格，てんかんに伴う精神障害，躁うつ病の躁状態や統合失調症の興奮状態に対しても適応を有している．

腸管からの吸収は緩徐であり，単回投与時に最高血中濃度に達するまでには 4～24 時間かかる．反復投与により酵素誘導が起こるため，反復投与時には半減期が約 24 時間に短縮し血中濃度にも影響を与えるので注意が必要である．

b 用法・用量

成人の場合は初回 200 mg/日から始めて通常 600 mg/日まで漸増する．最高投与量は 1,200 mg/日である．

c 副作用

副作用は表 4-1 のとおりであるが，特に投与後 2 か月以内に好発する重症薬疹〔多形性紅斑→Stevens-Johnson（スティーブンス・ジョンソン）症候群（SJS）→中毒性表皮壊死症（TEN）と発展する〕については留意が必要である．また，投与後 2 か月を超えて出現することが多い薬剤性過敏症症候群（drug-induced hypersensitivity syndrome；DIHS）では，薬疹そのものが消長を繰り返すため見落とされる場合もある．ウイルスの特殊な再賦活化によるものと推定されており，劇症肝炎へと発展する場合もある．いずれの重症薬疹も時に致死的となるため，発現時にはすみやかに CBZ の投与を中止したうえで皮膚科専門医にコンサルトすべきである．

近年，重症薬疹の発現を予測するための遺伝子多型の研究が進んでいる．漢民族を祖先にもつ患者を対象とした研究では，重症薬疹を呈した患者のほぼ全例が *HLA-B*1502* 保有者であったが[31]，日本人を対象とした研究では CBZ による重症薬疹発症と *HLA-B*1502* 保有との明らかな関係は示唆されなかった[32]．なお，*HLA-B*1502* の保有率は漢民族では 2～12% であるが，日本人では 1% 未満である[33]．また，日本人を対象としたゲノムワイド関連解析において，重症薬疹と *HLA-A*3101* との関連が示唆されている[32,34]．今後の知見のさらなる集積が期待される分野である．

5 | ベンゾジアゼピン系薬剤

ベンゾジアゼピン系薬剤（BZD）の大部分は多かれ少なかれ抗てんかん作用を有するが，なかでもクロナゼパム，ジアゼパム，ニトラゼパムは広く用いられてきた[22]．BZD も PB と同様に，高濃度でしか SRF を抑制することができない[23,24]．BZD は GABA$_A$ 受容体を介して GABA 作動系を増強することにより抗てんかん作用を発揮すると考えられている[8]．パッチクランプ法による研究によれば，BZD は Cl$^-$ チャネルの開口頻度を上昇させることで[25,35]，Cl$^-$ の細胞内流入を促進し，GABA 作動系

の増強効果をもたらすと考えられる．

(1) クロナゼパム

BZD のなかでも特に抗てんかん作用が強く，scPTZ 誘発発作，およびラット扁桃核キンドリング発作とその形成過程を抑制する[6,16]．小型運動発作，精神運動発作，自律神経発作に適応があり，他剤に追加する形で使用されることが多い．単回投与時に最高血中濃度には約 3 時間で達し，半減期は 20〜40 時間であり，4〜5 日で定常状態に達する．成人の場合，1 日 0.5〜1 mg より始めて最高 6 mg まで投与する．

(2) ジアゼパム

経口投与で抗けいれん薬として投与されることはほとんどない．てんかん発作重積状態に対して静脈内投与する場合が多い．この場合，呼吸抑制に留意しながら 5〜10 mg を 5 分以上かけて緩徐に投与する．また，4 mg・6 mg・10 mg の剤型の坐薬も流通しており，こちらはてんかん発作時の発作再発の予防や重積への進展を防ぐため用いられる．

乳幼児の熱性けいれんでは，高熱そのものより体温の上昇過程におけるサイトカインの放出がけいれん発作の出現に関与していると推定されている．そのため，特に複数回の熱性けいれんの既往がある患児の発熱時においては，37.5℃ を超えた段階で可能な限り早期に本剤の坐薬を投与し，高熱が持続していれば 8 時間後にもう一度投与し熱性けいれんの再発を防ぐ場合が多い．

(3) ニトラゼパム

睡眠導入剤であるが，強い抗けいれん作用を有するため，West（ウェスト）症候群や Lennox-Gastaut（レンノックス・ガストー）症候群などの一部の難治性てんかんに用いられることがある．この場合，1 日 5〜15 mg を適宜分割投与する．

(4) クロバザム

ほかの BZD は 1, 4 位に N 原子をもつ(1, 4-BZD)のに対して，クロバザム(CLB)は 1, 5 位に N 原子を有している(1, 5-BZD)．CLB は 1, 4-BZD と比して抗てんかん作用が強く，また鎮静作用が少ないという特徴を有する[21,36]．CLB は scPTZ 誘発発作に対する抑制作用は比較的弱いが，MES による強直発作を抑制する[18,21]．CLB は Lennox-Gastaut 症候群を含む広範な治療スペクトラムを有する[21]．

6｜バルプロ酸

バルプロ酸(VPA)は，ほかの従来の抗てんかん薬とは化学構造が全く異なる直鎖系の低級脂肪酸であり，その基本構造に N を含まないのが特徴である[22]．VPA は MES による強直発作と scPTZ 誘発発作を強力に抑制し[6,8]，かつネコ扁桃核キンド

リング発作を抑制する[37]．これらの動物モデルでの結果は，VPAがヒトの全般発作のみならず部分発作に対しても有効であるという臨床的知見とも一致している[6,8,21]．VPAはSRFを抑制し[38]，グルタミン酸作動性神経終末での電位依存性Na$^+$チャネルに対する抑制作用を有する[39,40]．さらに，VPAはシナプス後神経細胞での膜電位依存性T型Ca^{2+}チャネルに対する抑制効果も併せもつ[41]．ほかにも，GABA分解酵素の阻害作用[42]やGABA合成系の促進作用[43]によってGABA作動系を増強することが示唆されているが，この作用を支持しない報告もあり[21,44,45]，VPAのGABA作動系に対する作用についてはさらなる検討が必要とされている．

a 適応

強直間代発作，定型欠神発作，ミオクロニー発作などの特発性全般てんかんの各種発作に対して第一選択薬としての適応を有し，部分発作に対しても効力は全般てんかんへの発作抑制作用と比べると劣るが適応を有する．

b 用法・用量

VPA単回投与時の薬物血中濃度は30〜60分で最高に達する．半減期は約12時間であり有効血中濃度は50〜100 μg/mLである．成人の場合は1日400〜1,200 mgを分2〜3で投与する．錠剤，粉末ともに徐放剤があり，より少ない投与回数で安定した薬物血中濃度が得られる．また，主に小児を対象としたシロップ剤もあり，一部の臨床場面で重用される．

新規抗てんかん薬

1 ゾニサミド

ゾニサミド(ZNS)は，本邦で開発された数少ない抗てんかん薬である[22]．ZNSは本邦では1989年から，欧米では2000年代から使用可能となっており，特に本邦で多くの知見が蓄積されている．ZNSはほかの抗てんかん薬にみられるウレイド構造を含まず，アセタゾラミドと共通の側鎖をもつ．

ZNSはMESによる強直発作をPHTやCBZよりさらに強力に抑制するとともに[46]，ネコ扁桃核キンドリング発作を抑制する[47,48]が，scPTZ誘発発作は抑制しない[49,50]．ZNSは，SRFを抑制し[51,52]，グルタミン酸作動性神経終末での電位依存性Na$^+$チャネルに対する抑制作用を有し，シナプス後神経細胞での膜電位依存性T型Ca^{2+}チャネルに対する抑制効果を有し[53,54]，またドパミン・セロトニン遊離増加作用[55]や神経保護作用も併せもつ[56,57]．神経保護作用の例として，脳外科手術後のけいれん発作予防作用，脳損傷の急性期におけるけいれん抑制作用，および低酸素負荷による皮質梗塞縮小[58,59]の報告がある．

a 適応

ZNSは，抗てんかん薬として部分発作およびいくつかの全般発作に対して有効性を示し，West症候群[60]，Lennox-Gastaut症候群[61,62]などの小児難治性てんかんにも

有効である．

b 動態

ZNS は経口投与により腸管から迅速に吸収される．最高血中濃度には約 5 時間で達し，半減期は約 60 時間である．半減期が長いため，1 日 1 回投与でも安定した血中濃度が得られ，けいれんが起こる危険率が低いという特徴がある[63]．ZNS の投与により，PHT，CBZ，VPA などの血中濃度に有意な影響は与えないとされている．

c 用法・用量

小児では通常 2〜4 mg/kg で開始し，1〜2 週間ごとに 2 mg/kg 増量し最高で 12 mg/kg まで投与する．成人では，100〜200 mg で開始し，2 週間ごとに 100 mg ずつ 600 mg まで増量する．ZNS の血中濃度の治療域はおおよそ 10〜30 μg/mL である．

2 ガバペンチン

ガバペンチン(GBP)は，1970 年代にドイツで開発された GABA の誘導体である．欧米では 1990 年代に臨床使用が可能となり，本邦でも 2006 年にほかの抗てんかん薬で十分な効果が得られない部分発作に対しての併用療法(付加的投与)として承認された．GBP は諸外国では神経障害性疼痛や線維筋痛症の治療薬としても使用されている．

GBP は，GABA の誘導体であることから，GABA 受容体にアゴニストとして働くことで，抑制系の神経活動を賦活すると期待されていた．しかし，その後の研究により，本剤は GABA 受容体やベンゾジアゼピン受容体に親和性を有しないことが判明した[22]．GBP の作用機序はいまだ確定していないが，α2δ サブユニットへの結合を介した電位依存性 Ca^{2+} チャネルの抑制[64,65]と，脳内 GABA 量増加および GABA トランスポーターの活性化[66]により，抗けいれん作用を発現すると考えられている．GBP は MES による強直発作と scPTZ 誘発発作を強力に抑制し[67,68]，かつラット扁桃核キンドリング発作に対しても抑制効果を示す[69,70]．

a 適応

GBP は，臨床上部分てんかんや二次性全般化に対する付加療法としての適応を有する．全般てんかんに対しての有効性はない．たとえば，ミオクロニー発作はかえって悪化させてしまうので注意を要する[71]．

b 動態

GBP は経口で投与されるが，腸管からの吸収がトランスポーターによる能動輸送であり，投与量の増加により吸収機構が飽和するため投与量に比例して血中濃度が上昇するわけではない[72]．GBP の血中半減期は約 5〜9 時間と短時間であるため，投与は 1 日 3 回に分散させる必要がある．GBP は未変化体のまま腎臓より排泄されるため，腎機能が低下している患者では特に投与量設定を慎重にする必要がある．

c 用法・用量

成人および 13 歳以上の小児では初日 600 mg，2 日目 1,200 mg をそれぞれ 3 回に

分割経口投与する．3日目以降は，維持量として1,200〜1,800 mgを3回に分割経口投与する．なお，症状により適宜増減するが，1日最高投与量は2,400 mgまでである．幼児および小児には初日10 mg/kg，2日目20 mg/kgをそれぞれ3回に分割経口投与する．3日目以降は維持量として，3〜4歳の幼児には40 mg/kg，5〜12歳の幼児および小児には25〜35 mg/kgを3回に分割経口投与する．症状により適宜増減するが，1日の最高投与量は50 mg/kgまでである．なお，いずれの時期における投与量についても，成人および13歳以上の小児での投与量を超えてはいけない．GBPの血中濃度測定の臨床上の意義は確立されていないが，治験の結果より，GBPの治療域はおおよそ12〜20 μg/mLであるとされている．

3 トピラマート

トピラマート(TPM)は，1970年代に創製され，1995年に英国で世界で初めて臨床使用が承認された．その後世界100カ国以上で臨床使用が承認され，本邦でも2007年にほかの抗てんかん薬で十分な効果が認められないてんかん患者の部分てんかん（二次性全般化を含む）に対する併用薬としての抗てんかん薬として使用承認された．TPMは，MESによる強直発作を強力に抑制し[73,74]，かつラット扁桃核キンドリング発作を抑制する[75]が，scPTZ誘発発作は抑制しない[73,74]．したがって，TPMは発作波が脳内で広範に伝播するのを抑制すると考えられる[22]．

薬理学的作用機序としては，SRF抑制作用[76]，グルタミン酸作動性神経終末での電位依存性Na^+チャネルに対する抑制作用[76]，シナプス後神経細胞での膜電位依存性T型Ca^{2+}チャネルに対する抑制作用[73]，および，AMPA型グルタミン酸受容体やカイニン酸型グルタミン酸受容体の機能抑制作用を有する[77]．また，本剤は，炭酸脱水酵素阻害作用を通じた$GABA_A$受容体機能増強作用[78〜80]も有する．

a 適応

TPMは本邦では上述のように部分てんかんや二次性全般化に対する付加療法としての適応を取得しているが，海外を中心に，West症候群[81]，Lennox-Gastaut症候群[82]，Dravet(ドラベー)症候群[83]などの小児難治性てんかんへの有効性も報告されている．

b 動態

TPMは主に腎臓から排泄されるため，腎機能が低下している患者では特に投与量設定を慎重にする必要がある．TPMは経口投与後約2時間で最高血中濃度に達し，半減期は約30時間である．

c 用法・用量

成人では1日50〜100 mgを1〜2回の経口投与で開始する．以後，1週間以上の間隔をあけて漸増し，維持量として200〜400 mgを1日2回に分割経口投与する．症状により適宜増減するが，1日最高投与量は600 mgである．TPMの血中濃度の治療域はおおよそ5〜20 μg/mLである．

4 ラモトリギン

ラモトリギン（LTG）の開発経緯は，以下のとおりである．すなわち，抗てんかん薬による治療を受けているてんかん患者において葉酸欠乏がみられたことから，薬理作用として抗葉酸作用をもつ化合物は抗てんかん薬の候補となりうるという仮説の元に候補薬剤がスクリーニングされ，1970年代にLTGが見出された[22]．

LTGは1990年代より欧米で臨床使用が開始された．本邦では，2008年に，ほかの抗てんかん薬で十分な効果が認められないてんかん患者の部分発作（二次性全般化を含む），強直間代発作，Lennox-Gastaut症候群における全般発作に対する併用薬として使用承認された．

LTGはMESによる強直発作[84]，scPTZ誘発発作[85,86]，および，扁桃核キンドリング発作[70,87]を抑制する[37]．これらの動物モデルに対する薬理学的プロフィールから，LTGはヒトの部分発作および全般発作の両方に対して効果を有すると考えられる．

LTGは，グルタミン酸作動性神経終末での電位依存性Na^+チャネルに対する抑制作用[88]，および，AMPA型グルタミン酸受容体の機能抑制効果を有する[89,90]．

a 動態

LTGは，主に肝臓でのグルクロン酸抱合を通じて代謝される．CBZ，PHT，PB，PRMなどのグルクロン酸抱合を誘導する薬剤と併用した場合や，VPAなどグルクロン酸抱合に拮抗する薬剤と併用した場合にはLTGの半減期に極端な差が生じる[91]．

単剤投与でのLTGの血中濃度の半減期は約30時間であるが，グルクロン酸抱合を誘導する薬剤の併用時の半減期は約13時間，VPAなどグルクロン酸抱合に拮抗する薬剤の併用時の半減期は約70時間である[91]．このため，併用薬の有無やその種類により用法が大きく異なるので留意が必要である．

b 用法・用量

① VPAを併用する場合：最初の2週間は1回25 mgを隔日に投与し，次の2週間は25 mgを1日1回経口投与する．その後は，1～2週間ごとに25～50 mgずつ漸増する．維持用量は1日100～200 mgであり，2回に分割して経口投与する．

② LTGのグルクロン酸抱合を誘導する薬剤（CBZ，PHT，PB，PRMなど）を併用する場合：最初の2週間は50 mgを1日1回経口投与し，次の2週間は1日100 mgを2回に分割して経口投与する．その後は，1～2週間ごとに最大100 mgずつ漸増する．維持用量は1日200～400 mgとし，2回に分割して経口投与する．

③ ZNS，GBP，TPMなどLTGのグルクロン酸抱合に影響を及ぼさない，もしくは影響が明らかでない薬剤を併用する場合：①に準じる．

LTGの血中濃度の治療域はおおよそ2.5～15 μg/mLである．

c 副作用

LTGの副作用は表4-2[92]を参照．LTGはCBZと同様に重症薬疹が重篤な副作用としてあげられるため，特に外来通院中の患者にはあらかじめ皮疹発現の副作用やその発現の際の対処法について十分に説明をしておくべきである．具体的には，皮膚障害

表 4-2 新規抗てんかん薬の主な副作用

薬剤	投与初期に起こる副作用						投与後期に起こる副作用						
	傾眠	めまい	発作の悪化	胃腸障害	過敏症	発疹	鎮静	行動障害	膵炎	腎結石症	体重増加	体重減少	認知機能障害
ゾニサミド	++	+	−	+	(+)	−	−	+	−	+	+	−	−
ガバペンチン	+	+	+	(+)	(+)	−	−	−	(+)	−	+	−	−
トピラマート	++	++	−	−	−	−	(+)	++	−	(+)	−	+	+
ラモトリギン	+	+	−	−	(+)	+	−	−	−	−	−	−	−
レベチラセタム	+	+	−	(+)	−	−	−	+	−	−	−	−	−

++：5% 以上，+：5% 未満，(+)：非常にまれ．
(Elger CE, Schmidt D：Modern management of epilepsy：a practical approach. Epilepsy Behav 12：501-539, 2008 より改変)

の初期症状（目の充血，咽頭痛，口唇や口腔内のただれ，発熱，全身倦怠感，発疹）が現れた場合にはすぐに服用を中止しすみやかに受診するよう，あらかじめ伝えるべきである．

　LTG については，製薬会社から PMDA を通じて用法用量を遵守するよう通知がなされている[93]．この通知によると，承認用量で投与した第Ⅲ相臨床試験においては皮膚障害の発現率は 2.9% であったが，承認用量より高い用量で投与した国内臨床試験においては皮膚障害の発現率は 10.4% であった．

5 レベチラセタム

　レベチラセタム（LEV）は 1999 年にアメリカで承認され，現在約 100 カ国で使用されている抗てんかん薬である．本剤はほかの抗てんかん薬とは全く違った作用機序を有しており，また，腎排泄でほかの抗てんかん薬と相互作用を認めないといった特徴がある．

a 適応

　LEV は本邦では成人の難治性部分てんかんに対する併用療法剤として適応を取得しているが，海外では成人の部分てんかんに対する単剤使用，小児の部分てんかん，特発性全般てんかんの強直間代発作，また若年ミオクロニーてんかんに対しても適応が認められており，さらには静注用製剤も開発されている．また，二重盲検試験ではないが，てんかん重積状態[94]，光過敏性てんかん発作[95]，Landau-Kleffner（ランドー・クレフナー）症候群[96]，continuous spike-wave activity during slow wave sleep[97]，epileptic negative myoclonus[98]，benign myoclonic epilepsy in infancy[99]，myoclonic absence[99]，myoclonic-astatic epilepsy[99]，Lafora（ラフォラ）病[100]，myoclonus epilepsy with ragged-red fibers[101]，Unverricht-Lundborg（ウンフェルリヒト・ルンドボルグ）病[102]，などに対する有効性も報告されている．なお，欠神発作に対しては無効であるという報告が多い[103,104]．

　LEV は MES や scPTZ に対しては抗けいれん作用を有しないが[105]，DBA/2，GAERS てんかんモデル，カイニン酸誘発けいれんモデル，キンドリングモデルに対

表 4-3　クレアチニンクリアランスの値に応じたレベチラセタムの投与量

クレアチニン クリアランス (mL/min)	≥80	≥50～<80	≥30～<50	>30	透析中の 腎不全患者	血液透析後 の補充用量
1日投与量	1,000～ 3,000 mg	1,000～ 2,000 mg	500～ 1,500 mg	500～ 1,000 mg	500～ 1,000 mg	―
通常投与量	1回 500 mg 1日 2回	1回 500 mg 1日 2回	1回 250 mg 1日 2回	1回 250 mg 1日 2回	1回 500 mg 1日 1回	250 mg
最高投与量	1回 1,500 mg 1日 2回	1回 1,000 mg 1日 2回	1回 750 mg 1日 2回	1回 500 mg 1日 2回	1回 1,000 mg 1日 1回	500 mg

しては抗けいれん作用を示す．ほかの薬剤と違ってゴールデンスタンダードテスト以外のけいれんモデルで有効性を示した例はきわめて少ない[69,106,107]．

LEV はグルタミン酸，セロトニン，ドパミンなどの受容体やチャネル蛋白に対し親和性を有さない[108]．LEV の作用機序としては，前シナプスにおけるシナプス蛋白のひとつである SV2A への結合が報告されている[109,110]．SV2 ファミリーの機能はトランスポーター機能，開口分泌 Ca^{2+} センサー，神経伝達物質保持マトリックス機能などが有力視されているが[110,111]，いまだ仮説の域を出ない．LEV は SV2A を抑制すると推察されるため，今後この点を通じた作用機序の解明が期待される．

LEV の経口投与による血中濃度半減期は約 10 時間であり，定常状態に達するのには 2 日程度かかると考えられる．LEV の予想有効血中濃度はおよそ 8～26 μg/mL である．

b 用法・用量

成人には 1 日 1,000 mg を 1 日 2 回に分けて経口投与する．なお，症状により 1 日 3,000 mg を超えない範囲で適宜増減するが，増量は 2 週間以上の間隔をあけて 1 日用量として 1,000 mg 以下ずつ行う．4 歳以上の小児には，1 日 20 mg/kg を 1 日 2 回に分けて経口投与する．なお，症状により 1 日 60 mg/kg を超えない範囲で適宜増減するが，増量は 2 週間以上の間隔をあけて 1 日用量として 20 mg/kg 以下ずつ行う．ただし，体重 50 kg 以上の小児では，成人と同じ用法・用量を用いる．なお，前述のように本剤は主に腎臓で排泄されるため，クレアチニンクリアランスの値に応じた投与量の調整が必要になってくる(表 4-3)．

難治てんかん(治療抵抗性てんかん)への対応―外科治療を中心に

1 難治てんかんとは何か

難治てんかん(intractable epilepsy)とは，2 種類以上の抗てんかん薬(AED)を単剤または併用で 2 年以上継続治療しても，1 年以上発作が抑制されず，日常生活に支障をきたす状態である[112,113]．ただし，小児においててんかん発作による二次性てんか

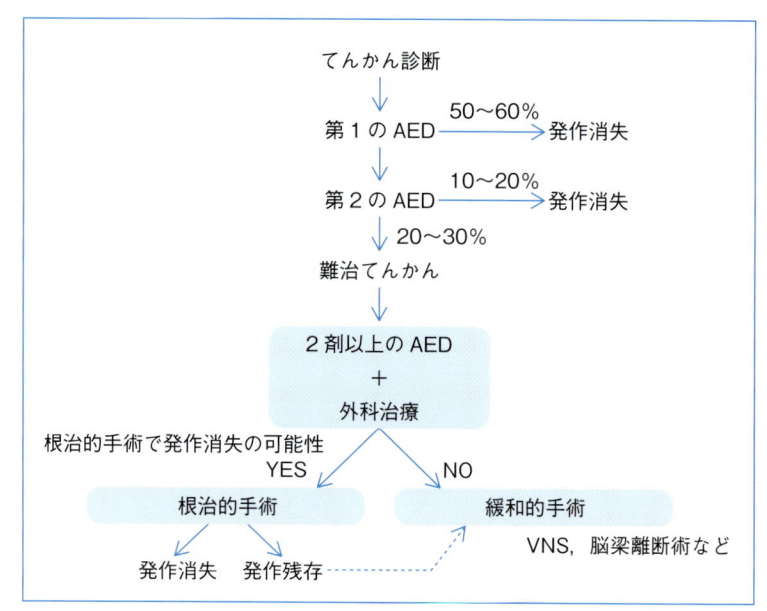

図 4-1　てんかん治療フローチャート
VNS：迷走神経刺激法

ん原（epileptogenesis）の形成や精神発達遅滞，てんかん性脳症の合併などが早期に生じると予想される場合には，2年以内でも難治てんかんと診断し，早期に対応を検討すべきである[113]．

　てんかん患者のなかで，難治性と診断されるのは20～30%と考えられている．すなわち，てんかんと確定診断された患者の50～60%は，第1のAEDによって発作が消失し，また，10～20%は第2のAEDによって発作が消失する．このように，てんかん患者の70～80%は適切な薬物療法により発作が抑制されるが，残る20～30%の患者は多剤併用療法によっても発作が持続する難治てんかんとなる（図4-1）[114]．

　ところで，近年てんかんの新定義が提案されている[115]．この提案では，てんかんとは「てんかん発作を起こす永続的素因と，その状態による神経生物学的，認知的，心理的，社会的帰結を特徴とする脳疾患である」と定義されている[114]．この新定義は，てんかんは発作のみならず，発作が引き起こす種々の心理社会的影響やQOL低下などを生じうる疾患であること，また，特に難治てんかんではその影響が深刻であることを示唆している．事実，発作が消失していない患者では，①不安や抑うつの頻度が有意に高く，②自己評価が有意に低く，③社会参加に有意な悪影響が起こり，かつ，④AEDの副作用が多い場合にはQOLに有意な悪影響がみられることが知られている[116]．今後，難治てんかんについての理解と治療・対策が，QOL向上を目指して，より包括的視点から行われる必要がある．

表 4-4　「見かけの難治」の主な原因

- 非てんかん性発作
- 不適切な AED の選択
- AED の不足（投与量不足，怠薬）
- 誘因（睡眠不足，アルコール摂取，心理的ストレス）

2 難治てんかんの診断をめぐる問題点

　臨床の現場では，真の難治てんかんとは異なる「見かけの難治（pseudo-resistance）」を呈する患者にしばしば遭遇する．以下に，「見かけの難治」の主な 4 つの原因について述べる（表 4-4）．

　第一に，てんかん発作と考えられていた発作が，実際には「非てんかん性」（心因性偽発作，失神など）であることがまれならずある[117〜120]．心因性偽発作は，一般人口では 1% であるのに対して，てんかん患者では 15〜20% であり，特に難治てんかんでは 20〜30% と高率であることが知られている[116,120]．AED は，心因性偽発作に対して無効であるため発作は消失せず，難治性と誤診されてしまう．真のてんかん発作に心因性偽発作が合併している患者では，心因性偽発作が増加した際に，これを真のてんかん発作が増加したと誤診され，AED が増量され，これがさらに心因性偽発作の増加を招くという悪循環がしばしば形成される[120]．逆に，真のてんかん発作が増加した際に，心因性偽発作の増加と誤診され，AED が減量され，真の発作がますます増加することもある．したがって，難治てんかんでは，患者が呈する発作がてんかん性か否かを常に注意深く検討すべきである．

　第二には，発作に対する不適切な AED の選択があげられる．AED が不適切であれば発作は抑制されず，見かけの難治となる．発作が抑制されない患者については，医師は，発作の臨床症状，脳波所見，脳画像所見などを再度検討し，てんかん症候群の類型に合致する AED が選択されているかどうかを確認すべきである．

　第三に，患者に投与されている AED の不足があげられる．これには，医師の投与量が発作抑制可能なレベルに至っていない場合と，患者が服薬を遵守していない（服薬していない）場合がある．

　患者が AED を服薬していなければ，当然の結果として発作は抑制されず，難治てんかんと誤診されることになる．このような患者では，AED 血中濃度を測定することによって服薬が遵守されていない事実を明らかにすることができる．

　なお，服薬を遵守しない患者に対しては，医師が一方的に叱責したり，服薬を厳しく指示するだけでなく，患者がてんかんをどの程度理解しているのか，診断名をどのように受け止めているのか，家族や親しい友人はどのようにとらえているのか，AED は日常生活において支障をきたしていないかなどと尋ねながら，患者の心身の状況や日常生活を多角的に理解するように努めることが重要である．このような治療的アプローチによって，患者は自分自身の病を理解し，かつ，克服しようという意志をもつようになり，服薬は自ずと遵守されていく．

表4-5 難治てんかんに対する外科治療

根治的手術
    病変切除術(lesionectomy)
    皮質切除術(corticectomy)
    前部側頭葉切除術(anterior temporal lobectomy)
    選択的扁桃核海馬切除術(selective amygdalohippocampectomy)
    脳葉切除術(lobectomy)
    多葉切除術(multilobar resection)
    半球切除術・半球離断術(hemispherectomy, hemispherotomy)
緩和的手術
    脳梁切断術(callosotomy)
    軟膜下皮質多切除術(multiple subpial transection)
    迷走神経刺激法(vagus nerve stimulation)

第四に，てんかん発作を起こしやすくする身体的・精神的誘因が関与している場合がある．たとえば，てんかん発作が抑制されない誘因として，慢性的な睡眠不足や心理的ストレス状況，慢性的なアルコール摂取が関与していることがある[121]．このような場合には，発作につながりやすい誘因を除去することによって発作が起こらなくなる．筆者らは，患者に，A4サイズの睡眠日誌(縦軸に日付，横軸に時刻が記入されている)に，1カ月間の発作出現時刻，食事時刻，睡眠時間帯，日中の活動内容などを記載させることによって日常生活をとらえるようにしている．

以上，臨床でしばしば誤診される「見かけの難治」の主な原因を念頭におき，難治てんかんの確定診断を行うことが重要である．

3｜難治てんかんに対する外科治療

(1) てんかんに対する外科治療とは何か

てんかんに対する外科治療の大部分は，難治てんかんに適応される．その基本手技は，脳の一部の切除(切除術)，または，神経連絡の遮断(離断術)である[122〜124]．具体的な術式は，根治的手術と緩和的手術に大別される(表4-5)．

近年，てんかんに対する外科治療は，その適応範囲が拡大しつつある．その理由は，多チャンネル脳波計によるてんかん性発射解析能力の進歩，脳画像の技術進歩による微細な脳病変の発見，および，外科技術の向上によるところが大きい[122,125〜127]．

(2) 外科治療が可能なてんかん(症候群)と各々の外科治療

外科治療が可能なてんかん(症候群)，および，それぞれに対して適応となる外科治療は，表4-6のように要約できる[125]．

以下，外科治療が可能なてんかん(surgically remediable epilepsy)，および，迷走神経刺激法(vagus nerve stimulation；VNS)について，簡潔に述べる[122,123,126,127]．

a 海馬硬化を伴う内側側頭葉てんかん

この発作は，側頭葉内側構造である扁桃核，海馬，海馬傍回などから起始するもの

表 4-6 外科治療が可能なてんかん(症候群)と外科治療

外科治療が可能なてんかん(症候群)	適応となる代表的外科治療
海馬硬化を伴う内側側頭葉てんかん	前部側頭葉切除術 選択的扁桃核海馬切除術
器質病変が検出された部分てんかん	焦点切除術 軟膜下皮質多切除術
器質病変を認めない部分てんかん	焦点切除術 軟膜下皮質多切除術
片側半球の広範な病変による部分てんかん	脳葉切除術 半球離断術
失立発作をもつ難治てんかん	脳梁切断術

(二宮宏智, 中野直樹, 加藤天美:どのような場合に脳神経外科専門医に紹介すべきか? 治療 94:1714-1717, 2012 より改変)

で, 病理学的には海馬硬化が認められる. 患者の多くが幼児期に熱性けいれん, 特にその重積状態の既往がみられる. その後, 10歳前後で, 口部自動症や行動自動症を伴う複雑部分発作, および, 二次性全般化発作が出現するようになり, 思春期から青年期にかけて次第に難治化していく[126].

本てんかんに対しては, 前部側頭葉切除術(側頭葉先端部から, 言語優位半球側では約3.5 cm, 非優位側では約4.5 cmを切除する), または, 選択的扁桃核海馬切除術(側頭葉先端部を切除せず, 扁桃体と海馬を切除する)が適応される[124]. いずれも標準的な手術方法であり, 手術成績に大きな優劣はない[124]. 術前に海馬硬化がみられる例では, すでに記憶機能が障害されていることが多いため, 切除による明らかな後遺症は少ない. 一方, 海馬硬化がみられない例では, 特に言語優位半球側での手術施行は慎重に検討されるべきである.

本症は, 扁桃核, 海馬, 海馬傍回などの構造を切除することによって約70~80%の症例で発作が消失することから, 外科治療が最適なてんかん症候群といえる[122~124,126].

b 器質病変が検出された部分てんかん

多くは大脳新皮質において, ①皮質形成異常, 胚芽異形成性神経上皮腫瘍, 神経節膠腫などの glioneuronal tumor, ②海綿状血管腫を中心とする血管奇形, ③外傷・血管障害による陳旧性病変, などの器質病変が見出される部分てんかんである. これらは, 焦点切除術や軟膜下皮質多切除術などの適応となる[126]. 軟膜下皮質多切除術は, 先端が4 mmの直角の剝離子で, 軟膜下の灰白質を5 mm間隔で切断(横断)するもので, この術式によって運動野や言語野などの切除不可能なてんかん原性焦点に対する手術が可能になる.

c 器質病変を認めない部分てんかん

このてんかんの大部分は, 新皮質てんかんであり[128], 基本的には焦点切除術を行う.

このてんかんは, 発作症状と脳波所見によって部分てんかんと診断できるにもかか

わらず，脳MRI所見では明らかな器質病変が見出されないものである．このため，外科治療が適応される脳部位を決定するためには頭蓋内（侵襲的）脳波記録法が必要になる．

頭蓋内脳波記録法には，①頭蓋内電極を数日以上留置して頭蓋内脳波を記録する慢性頭蓋内脳波記録，②術中頭蓋内脳波記録がある．

①の慢性頭蓋内脳波記録は，発作間欠期脳波異常域，発作起始域，初発症状域を同定し，構造・機能異常域や機能異常域との関連性からてんかん原性域を決定するために実施する．MRI所見に異常がない（器質病変を認めない）場合は，脳PET・SPECT所見などの機能画像所見を参考にして頭蓋内硬膜下電極の留置範囲を決定する．その他，深部電極を用いた脳溝や海馬活動の記録，頭蓋内電極の電気刺激や誘発電位の皮質上記録で作成された機能地図が必要になる場合もある．なお，慢性頭蓋内脳波記録は，患者への心理的負担が大きいことを忘れてはならない．

一方，②の術中頭蓋内脳波記録は，患者への精神的・身体的負担は少ないが，術中の限られた時間内の発作間欠期脳波記録であるため，てんかん原性域を正確に描けないという欠点がある[126]．

d 片側半球の広範な病変による部分てんかん

このタイプのてんかんとして，半側巨脳症，広範な皮質形成異常，脳性麻痺，外傷，血管障害，感染による半球性瘢痕回，Sturge-Weber（スタージ-ウェーバー）症候群，Rasmussen（ラスムッセン）症候群などがあげられる．これらのてんかんは，乳幼児期に発症したのち，次第に難治化していくことが多い．いずれも一側半球の病変に起因して発作が生じるため，外科治療としては複数の脳葉切除・半球離断術が行われる．

これらの乳幼児のてんかんは，二次的な発達遅延や停止，後退をもたらすてんかん性脳症へと進行する．一側半球を巻き込む病変がみられる場合には，その脳部位の発達は見込めず，すでに対側片麻痺をきたしていることが多い．このような患者では大脳半球離断術が有効である．

術後の脳機能障害の程度は重篤であると予想されるが，10歳以下の小児では，健側の半球が病側の半球機能を代償することが期待されるため，早期の手術を積極的に検討すべきであろう[123]．

e 失立発作をもつ難治てんかん

失立発作は，Lennox-Gastaut症候群に特徴的にみられ，また，急激に転倒するために受傷しやすい．本発作に対しては，発作の両側同期化を抑制する目的で脳梁の全離断または部分離断を行う[126]．小児例では，成人例と比較して脳梁離断症候群が引き起こされにくく，また，全離断よりも部分離断が効果的という．なお，欧米では，脳梁離断術が適応となる症例にはVNSがまず選択される傾向にある．

f 迷走神経刺激法（vagus nerve stimulation；VNS）

てんかんの緩和的手術として，電気刺激療法がある．
電気刺激療法には，①脳内に電極を装着して脳表や脳深部構造を直接刺激する方法，

および，②脳神経を刺激する方法に大別される．前者には，視床前核，視床下核，海馬，てんかん焦点皮質などの刺激がある[129]．後者には，VNSや三叉神経刺激法がある．これらの電気刺激療法のなかで，臨床的に有用性が認められ，かつ，広く施行されてきたのがVNSである．

　VNSは，植込型の電気刺激装置により，左の迷走神経を間欠的かつ慢性的に刺激することによって，難治てんかんの発作を抑制する補助的，緩和的治療である[130]．VNSの有効性は部分てんかんで示されており，平均発作減少率は25～30％である[112]．

　米国では，1990年代に2つの無作為二重盲検試験[131, 132]が行われた．その結果，VNSは，難治てんかん（部分発作）に対する有効で安全な補助的治療であることが確認され，米国神経学会指針（1999年）でも高い評価（クラス1エビデンス）に位置づけられている．一方，わが国では，2010年のてんかん治療ガイドライン[127]において，VNSは，AED治療抵抗性てんかんに対する補助的治療として高い有効性（グレードA）を有するとみなされており，また，同年7月からは保険診療として行われるようになった．

　VNSは，さまざまな実験てんかんモデルにおいて発作抑制作用や発作予防効果が確認されている[130]．その作用機序は十分に解明されていないが，VNSは視床からの抑制性出力を強化することによって発作に対して抑制性に作用すると推定されている[130]．

　VNSは，あくまでも補助的・緩和的治療であり，発作の完全な消失を期待することはできない[130]．このような理由もあって，VNSの適応と刺激装置植込術は，3学会合同ガイドライン（日本てんかん学会，日本てんかん外科学会，日本脳神経外科学会）[130]に準拠して厳密なルールのもとに施行されている．たとえば，VNSの実施は，てんかん外科治療を専門的に行っている医師であり，かつ，VNSに関する3学会共催の講習会を受講したものに限定されている[130]．

　難治てんかんに対する外科治療の流れを図4-1（122頁）に示す．難治てんかんに対しては，AED内服下において根治的手術によって発作が消失する可能性があれば，根治的手術をまず施行する．しかし，根治的手術によって発作が消失する可能性がなければ，最初から緩和的手術を施行する．なお，根治的手術を行った結果，発作が残存すればVNSや脳梁離断術などの緩和的手術に移行する[130]．

(3) 外科治療の実施はどのように決定されるか

　難治てんかんの診断と治療については，理想的には，以下のようなプロセスが考えられる．

Step 1：てんかんの包括的精査を実施する
　　　　（一般的医学的検査，脳波を含む長時間ビデオポリグラフィ，脳画像，神経心理検査など）
Step 2：これらの包括的精査の結果をもとに，専門家（主治医のみならず脳神経外科，

小児科，神経内科，精神科などの各診療科医師や，検査技師，看護師，薬剤師など）で構成される医療チームが診断を確定する

Step 3：上記医療チームが，医療側の治療方針を検討し，決定する（外科治療か内科治療かなど）

Step 4：主治医（医療チーム）が，患者・家族に対してStep 3の具体的な治療方針を説明し，かつ，同意を得たうえで，実際の治療を施行する

　臨床の現場では，それぞれのStepにおいてさまざまな困難や問題が生じることは想像に難くない．しかし，特に以下の2つの点が重要と思われる．

　第一は，Step 3における検討によってすべての症例が外科治療の適応になるわけではないことである．多職種による検討は一職種の検討に比較してはるかに情報量が多いことから，こうした検討会によって外科治療の適応があるか否か決定されることの意義は大きい．

　第二は，たとえ検討会によって外科治療が推薦されたとしても，患者と家族が同意しない場合があることである（同意していても手術直前に拒否することがある）．患者の同意が得られない場合に注意しなければならないのは，患者の心理的変化である．たとえば，患者は，自分が外科治療に同意しなかったために医療スタッフに嫌われたとか見捨てられたと思い込んだり，「よく理解できない外科治療を勧めるとは主治医は何を考えているのか」と不信感を抱くこともある．このような心理状態は，患者が，その後に外科治療を選択する可能性を奪うことになりかねない．したがって，主治医（医療チーム）は，患者が同意しなかった場合の患者の心理状態に注意を払い，患者（家族）が同意しなかった後にも，適切な医師・患者関係が持続できるように配慮することが重要である．患者のなかには，かつて同意しなかった外科治療について医師に再び説明を求め，最終的に外科治療に同意し，受けた手術によって発作から完全に逃れることができた例もある．医療側は，常に患者に治療選択の自由を用意すべきであろう．

4 | 難治てんかんのための包括医療

(1) わが国のてんかん・難治てんかんに対する医療の問題点

　てんかんの80歳までの生涯罹患危険率は3.1%，有病率は1,000対3～10と高い[121]．てんかんは，発達期のみならず老年期にも発症のピークがあること，また，てんかんが認知症や脳血管障害などの脳疾患としばしば合併することも知られている[121]．このように，てんかんは非常にポピュラーな脳疾患であり，現在わが国におけるてんかん患者は約100万人いると推定される[121]．なお，てんかん患者の約20～30%は難治てんかんであることから，わが国では約20～30万人の難治てんかん患者がいると考えられる．

　てんかん医療は，小児期患者の心身の発達を促し，また，成人期以降の患者の就労や生活の自立をもたらすものであり，患者のQOL向上にとって不可欠である．ま

た，てんかん医療は社会経済的損失を抑制する意味でも重要である．

　それでは，わが国において，てんかん医療は容易にアクセスできる形で行われているであろうか．

　患者の立場からみると，①どの医師に相談し，正しい診断を求めればよいのか，②どこで，または，どの診療科でてんかん診療を行っているのか，③てんかんの専門的医療についてはどこに相談すればよいのか，といったアクセスポイントが不明な状況に陥っているのが現状である．

　一方，医療側からみると，日本てんかん学会認定のてんかん専門医は469名と少なく，しかも専門医は47都道府県にきわめて不均一に分布している．また，日本てんかん学会会員よりも日本医師会会員のほうがてんかんの一次診療を担っている実態などが明らかにされている[133]．すなわち，医療側の問題点として，①てんかん専門医が少ないこと，②どの医師がてんかん診療にかかわっているのかに関する情報が不足していること，③てんかん専門医と非専門医との間の連携や，てんかん診療に関与している各診療科（小児科，神経内科，脳神経外科，精神科など）の間での診療連携が希薄であること，などがあげられる．

(2) わが国のてんかん診療ネットワーク構築への動き

　このような患者側と医療側における問題点を踏まえて，厚生労働省は平成24年度から研究班（「てんかんの有病率等に関する疫学研究及び診療実態の分析と治療体制の整備に関する研究」班，班長：大槻泰介）を立ち上げるとともに，日本医師会と日本てんかん学会の支援のもと，全国各地で「てんかん診療ネットワーク」の参加型ユーザー登録サイトを開設した．

　この研究班が提案しているてんかん診療ネットワークによれば，てんかん診療は，1次診療，2次診療，3次診療に分類される．要するに，てんかんの診療は，地域のかかりつけ医による1次診療（プライマリケア医）から，てんかんの診断と専門治療を行う2次診療（神経学，精神医学などの専門医），さらには，外科治療も含めた包括的医療が可能な3次診療（てんかん専門医など）に至る層状構造が提唱されている．難治てんかんは，3次診療の対象となる．2次・3次診療施設は必ずしも単一施設ではなく，一定の基準を満たす連携グループとしての機能単位であってもよいという．さらに，この3つの層状構造からなる機能的診療ネットワークは，教育や福祉，保健，警察などの行政機関や地域医療とも連携するイメージ図が描かれている．

　2013年1月現在，2次診療施設として664施設，3次診療施設として136施設が登録されている[134]．しかし，このてんかん診療ネットワークが，実際にどのように機能していくかは今後検証しなければならない課題である．

(3) てんかんセンターとは何か

　歴史的には，ヨーロッパでは，てんかんコロニーという博愛精神による患者の生活を守る運動が，その後の国家的政策に発展し，包括治療の概念が生まれた．この包括

表 4-7　ドイツにおけるてんかん医療システム

	スタッフ	診療内容
第1段階	家庭医/一般医	一次医療
第2段階	専門医（神経内科医，精神科医，小児神経科医，小児思春期精神科医）	外来での標準的診断，相談および治療の導入
第3段階	てんかん外来　てんかん専門医，医師，心理士，ソーシャルワーカー	地域における医学，心理社会的問題事例の診断，医学・社会的医療．問題例の診断，治療，社会医学的ケアを行い，開業医およびてんかんリハビリテーションにかかわる人のてんかん学研修を行う．血中濃度測定が可能であること（他院に依頼してもよい），ビデオ脳波同時記録ができること，MRI検査を依頼できることが重要な条件である．
	神経内科/小児科病棟（てんかんに重点）（てんかん外来も併設）	MRI，脳波，長期脳波，ビデオによる発作観察などの診断装置があること．血中濃度測定が可能であり，心理診断や社会相談も可能であること．複雑でない外科治療も行われる．
	変則入院	診断やリハビリテーションのための昼間の入院，診断，治療，リハビリテーションのための夜間の入院．
第4段階	てんかんセンター　学際的なチーム．てんかん学を修め精神医学の素養のある医師のほかに，心理学・神経心理学，画像診断学，機能診断学，社会学・ソーシャルワーク，作業療法，子どもではさらに教育学を修めた専門スタッフ．	地域を越えたてんかんのための施設で，外来・入院による診断・治療，リハビリテーションおよび研究と教育を行う．①人のためのセンター，②小児のためのセンター，③てんかん外科のためのセンター，④職業リハビリテーションの可能なセンター，⑤重複障害をもつ患者のための中期・長期ケアが可能なセンターがある．

〔Heinemann U, Rating D, Thorbecke R, et al (eds)：Epilepsie-Kuratorium Epilepsie Bericht '98. Verlag Einfaelle, Berlin, 1998 より〕

　治療においては，てんかんセンター（短期治療と居住型長期入院治療を提供）とてんかんリハビリテーションの2つが大きな柱となっている．参考までに，ドイツ（表4-7）[135]のてんかん診療システムを示す．一方，米国では，ヨーロッパ型てんかんセンターのような居住型長期入院治療を提供するものはなく，1975年にNIHの包括的てんかんプログラム（てんかんの診断・治療・予後・予防研究，医師などの専門職と市民への教育，リハビリテーション，心理，職業，教育，福祉サービスの業務確立を目的とする）を作成，このプログラムに従ったてんかんセンターから包括治療が始まったのが特徴である．その後，1990年に米国 National Association of Epilepsy Centers（NAEC）が包括治療のガイドラインを作成，2001年の改訂を経て，2010年に第3版が公表されている（表4-8）[136]．

　要するに，てんかんセンターとは以下のような特徴をもつといえる．

　①包括治療を実行する多面的・学際的スタッフからなり，てんかん，特に難治てんかんに関する高度な診療，教育，研究を担う（単に外科治療が行える医療機関の呼称ではない）．

　②関連学会，てんかん協会関連団体，教育，雇用，福祉，行政などと密接な関係性を維持・強化しながら，患者のQOL向上のための包括的プログラムの実行を目指す．

　③活動規模によって，地域センターまたは広域センターに分類できる．

表4-8 米国におけるてんかん診療システム

	スタッフ	診療内容
第1段階	一般医（一次医療）	3カ月以内に発作が抑制できなければ第2段階へ
第2段階	一般神経科医	1年経っても発作が抑制できないとき，診断に疑義があるときは第3段階ないし第4段階へ
第3段階	てんかん専門医，脳波技師，脳神経外科医（てんかん専門医），神経放射線科医，神経心理士，心理社会面スタッフ（臨床心理士，ソーシャルワーカー，教育職），臨床薬理へのアクセス，専門看護師，リハビリテーション関連職種，その他の臨床職種，ITサポート	難治てんかんの一次センター 長時間脳波診断 簡単なてんかん外科，迷走神経刺激 神経画像 神経心理 薬理的サポート 看護サポート リハビリテーション コンサルテーション
第4段階	より経験を積んだてんかん関連職種	難治てんかんの地域あるいは広域センター より複雑な診断モニタリング，より包括的な治療を行う．複雑あるいは侵襲的検査を経たてんかん外科治療．積極的な治験参加．

(Labiner DM, Bagic AI, Herman ST, et al：Essential services, personnel, and facilities in specialized epilepsy centers-Revised 2010 guidelines. Epilepsia 51：2322-2333, 2010 より)

(4) 目指すべき包括治療

てんかんの包括治療の最も適切な定義は，「医師，心理士，看護師，ソーシャルワーカーや専門的技術者が有機的に協力しあい，てんかんをもつ人の複雑多岐な問題を解決するための多面的，学際的チーム医療」というものである[137]．このような包括医療を目指して，欧米を中心にそれぞれの国内状況に合わせた活動が展開されてきた．また，前述したてんかんセンターは，包括治療の中できわめて重要な役割を果してきたことは言うまでもない．

ここで，目指すべき包括治療の具体的内容を改めて考えてみたい．すなわち，「てんかん治療のゴールとは何か？」ということである[138,139]．治療のゴールは，社会的観点と個人の観点に分けて考えられる（表4-9）[139]．このなかで最も主軸に位置づけられるのは，何といっても発作の完全な消失(seizure freedom)である．

一方，医師は，包括治療において多くの役割を担っている（表4-10）．特に，近年の薬物療法と外科治療の進歩を踏まえれば，治療目標として"seizure freedom"を医師から提示することは重要である．患者たちは何といっても発作が消失することを願っている．発作の100%の消失が得られた場合には，たとえ75〜99%の発作消失が得られた場合と比較しても，患者のQOLは飛躍的に向上することがわかっている[138]．したがって，"seizure freedom"が医師の目標でもあること，そのためにはどのような治療法が可能なのか，などを医師の側から時間をかけて積極的に説明すべきである．

表 4-9　治療のゴール

社会的観点	健康状態の改善 罹患率の低下 死亡率の低下 経済的負荷の軽減
個人的観点	発作の完全消失（50% 減少では益は少ない） 薬物の副作用がない（認知への影響・催奇形のリスクなどがない） 負担のない薬物治療（1 あるいは 2 分服，相互作用がない） 普通の生活スタイル

（レイ・サンダー：てんかんの包括医療—英国が理想とするモデル．Epilepsy 4：61-66, 2010 より）

表 4-10　てんかん包括医療における医師の役割

- 正しい診断
- 適切な薬物療法
- 治療目標"seizure freedom（発作消失）"の提示
- 薬物の有効性とアドヒアランスの把握
- 発作頻度の把握
- 患者の症状，治療，日常生活，学業，仕事などに関する包括的指導・助言
- 患者が自分自身のてんかんをどのようにとらえているかの把握
  （てんかんに関する知識，発作の危険性，発作の長期的な影響・予後についての理解など）
- 治療に関する最新情報の提供
- 患者の QOL 向上とレジリアンスの支援
- 包括医療におけるコーディネーターの役割

〔千葉　茂，Steinhoff Bernhard，武田洋司，他：再考「てんかん治療のゴールとは何か？」—"Seizure Freedom"（発作消失）を主軸とする新たな包括医療を目指して．臨床精神薬理 13：2355-2363, 2010 より改変〕

　ここで忘れてならないことは，"seizure freedom"が達成できたらてんかん医療が終了するのではないということである．患者の置かれた心理社会的状況や問題を理解・共感し，QOL 向上とレジリアンス（resilience）[140]を支援することが重要である．このような包括的視点からの治療は，精神医学の立場をおいてほかにない[121]．

妊娠，てんかん発作，および抗てんかん薬

　てんかん患者が女性である場合には，男性とは異なる医療の視点が必要になることはよく知られている[141,142]．そのなかでも，妊娠をめぐる医療や対策は重要である．てんかんをもつ妊娠可能年齢の女性に対しては，妊娠を予定している時期だけでなく，妊娠を前提としないより早い時期から，妊娠をめぐるカウンセリングが必要であることも指摘されている[141,142]．このようなカウンセリングにおいて重要な点を，表

　レジリアンス（resilience）：防御・回復に向けた力動過程．人間が侵襲をこうむるという受動的な状態に置かれた局面で，これを乗り越え，新たな心身複合体としての主体性を生み出させる能動的な振舞の過程を指す[140]．

表 4-11 妊娠の可能性のあるてんかん患者への対応

妊娠前	①本人・家族との対話 ・妊娠前カウンセリングに十分な時間をとる 　カウンセリング項目： 　　てんかんをもつ女性の出産と妊娠についての基礎知識 　　生活および服薬指導につき説明 　　計画的な出産の勧め 　　妊娠，出産が現実的か否か：家族の協力を含めて 　　妊娠前の発作の抑制が可能か否か ②患者と相談のうえでの医師の判断 ・患者が抗てんかん薬(AED)の減量・整理もしくは断薬可能か否か ・必要最小限の AED，できる限り単剤 ・薬剤の組み合わせに注意する 　VPA 投与はなるべく控え，投与が必須の症例では徐放剤が望ましい 　避けるべき AED の組み合わせ：VPA＋CBZ あるいは PHT＋PRM＋PB ・非妊娠時からの葉酸の補充(0.4 mg/日)
妊娠中	・断薬せず定期的な通院 ・AED 投与量の増量は服薬が規則的でかつ発作が悪化したときにのみ行う ・妊娠前に 1 回，その後必要に応じて AED・葉酸濃度を測定する ・妊娠 16 週で血清 α-フェトプロテインの測定，胎児モニタリングは妊娠 18 週で超音波診断を行う ・全般性強直間代発作を起こす症例では切迫流・早産に注意
出産時 および 産褥期	・一般には自然分娩が可能である ・分娩前後の不規則服薬によるけいれん発作の頻発，重積状態に注意する ・AED 投薬例の母親には出産前にビタミン K を内服させる
出産後	・産後に AED 血中濃度が上昇する症例では AED の投与量を調整する ・授乳は原則的に可能

〔日本神経学会(監)：第 13 章　てんかんと女性(妊娠)．CQ 13-1 患者教育①．てんかん治療ガイドライン 2010．p115，医学書院，2010 より〕

4-11 に要約するとともに，妊娠，てんかん発作，および抗てんかん薬の関連性について以下に概説する．

1 妊娠がてんかん発作に及ぼす影響

約 7 割の患者において，妊娠中に発作頻度は変化しないことが知られている[127,143,144]．わが国の報告[144]によれば，70% 以上の症例において妊娠中の発作頻度は変化せず，約 20% で増加，約 10% で減少したという．また，ヨーロッパを中心とする国際共同研究[145]によれば，単剤治療(CBZ，LTG，PB，VPA)による規則的な服薬状況下における妊娠中に，患者の 66.6% で発作はみられず(全般発作：73.6%，部分発作：59.5%)，33.4% で発作が生じ(けいれん性 15.2%，非けいれん性 18.2%)，0.6% でてんかん発作重積が認められた(けいれん性 0.3%，非けいれん性 0.3%)．さらに，American Academy of Neurology(AAN)のガイドライン(AAN ガイドライン)[146]によれば，少なくとも妊娠前 9 カ月にわたって発作が抑制されていた症例については，妊娠中にも発作が消失していた患者の割合は 84〜92% と高率であった．

一方，妊娠中に発作頻度が上昇する場合には，①妊娠に伴う女性ホルモン分泌の変化，② AED 血中濃度の低下(消化管運動低下や悪阻などによる AED 吸収不全，体内分布容量の増大，薬物クリアランスの増加，蛋白結合率の低下などによる)，③睡眠不足，④水分や Na の貯留，⑤妊娠に伴うストレスや不安，⑥児への AED の影響を心配して自ら AED を減量・中止する行動(妊婦の 19% にみられる)，などの要因が考えられる[142,147]．したがって，妊娠中には経時的に AED 血中濃度測定と脳波検査を施行し，睡眠の確保や AED の規則的服薬などの生活指導を繰り返し行うことが重要である[127,142]．

2 | 妊娠が AED に及ぼす影響

妊娠中には，AED 血中濃度は低下することが多い(特に，LTG，CBZ，PHT，および LEV)[148]．妊娠中の AED 投与量の増量は，服薬が規則的であるにもかかわらず発作頻度が上昇した場合にのみ行う[127,142,149]．なお，AED 増量の際には，妊娠前に測定した治療域の AED 血中濃度を参考にしながら行う[142,149]．

AED 血中濃度の測定は，遊離型も測定することが望ましい[127]．一部の患者では，妊娠中の血中蛋白減少により AED 血中濃度が低下しても遊離型 AED は増加している場合があるため，このような患者に対して安易に AED を増量するべきではない[127,149]．

3 | 発作が母体と胎児に及ぼす影響

妊娠中には，複雑部分発作も全般性強直間代発作も，胎児の心拍数を抑制する[150]．全般性強直間代発作は，転倒・外傷を引き起こし，切迫流産や早産の原因になりえるだけでなく，胎児に重篤な低酸素状態を引き起こす[127,149]．すなわち，全般性強直間代発作は，母子にとって生命の危機をもたらすことがある．ただし，妊娠初期の発作がもたらす胎児の低酸素状態が，奇形を直接誘発するというエビデンスは報告されていない[149]．

4 | AED と催奇形性

妊娠前に AED によって発作を抑制しておくことは重要である．問題は，いかに催奇形性を低下させるかである．ただ漫然と AED を投与・継続するのではなく，AED の種類の切り替え，多剤から単剤への変更，あるいは可能であれば AED の減量・中止についても，十分に検討すべきである[142]．

妊娠第 1 期に何らかの AED を服用していた場合，出生した児の平均奇形発現率は，一般人口と比較して 2～3 倍高いと考えられる[127,149,151]．最近の国際共同研究[152]によれば，てんかん女性群における AED 単剤による奇形発現率は，健常女性群 1.1%

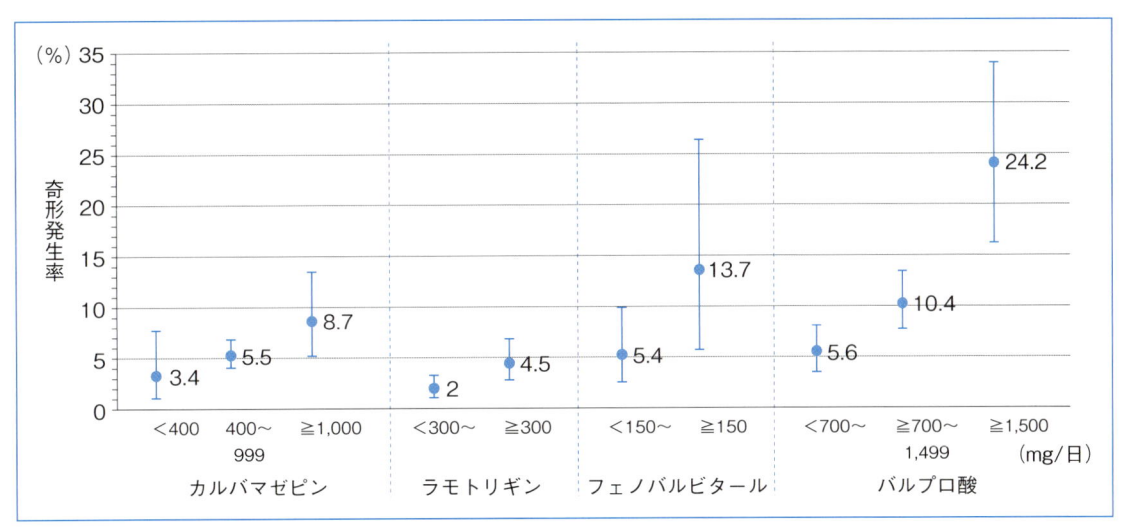

図 4-2　AED 単剤療法における奇形発生率と投与量
〔Pennell PB：Pregnancy, epilepsy, and women's issues. Continuum（Minneap Minn）19：697-714, 2013 より改変〕

に対して，VPA 9.3%，PB 5.5%，TPM 4.2%，CBZ 3.0%，PHT 2.9%，LEV 2.4%，およびLTG 2.0% であった．すなわち，奇形発現率は，てんかん女性群では健常女性群と比較して約 2 倍（LTG）から約 9 倍（VPA）高いといえる．なお，新規抗てんかん薬の奇形発現率についてのメタ解析による研究[153]によれば，健常女性群 1.1〜3.6% と比較して，LTG 2.0〜5.6%，TPM 3.2〜4.9%，および GBP 0.0〜3.2% であった．AED 単剤治療による奇形発現率は，AED の種類だけでなく，それぞれの用量によっても異なる（図 4-2）[154,155]．

VPA 単剤治療時の奇形発現率を低下させるためには，投与量を 1,000 mg/日以下[127,149,156]，あるいは血中濃度は 70 μg/mL 以下[149]にする．また，分割投与や徐放剤での使用が推奨される[127,149]．

一方，ほかの AED 単剤投与時において奇形発現率を上昇させる 1 日投与量は，PRM では 400 mg 以上，PHT では 200 mg 以上，CBZ では 400 mg 以上[149,151]，LTG では 200 mg 以上[151,156]，TPM では 400 mg 以上[151]と報告されている．なお，ZNS は，多剤併用療法では常用量，治療濃度でも奇形を発現させる可能性があるが，単剤での催奇形性は明らかでない[149,151]．LTG は奇形発現率が低いことから推奨される[127]．

一般に，多剤併用療法は，単剤治療よりも催奇形性を高める[127,149,156]．多剤併用療法では，奇形発現率を高めるのは，VPA＋CBZ，VPA＋LTG，PHT＋PRM＋PB などの組み合わせであることが報告されている．したがって，こうした組み合わせは可能な限り避けるべきである[127]．

奇形としては，一般人口と同様に，口唇裂，口蓋裂，心奇形などが多くみられるほか，VPA または CBZ と二分脊椎発症との関連性が注目されている[127,149]．一部のAED は血中葉酸濃度を低下させて神経管閉鎖障害をもたらすリスクがあるため，そ

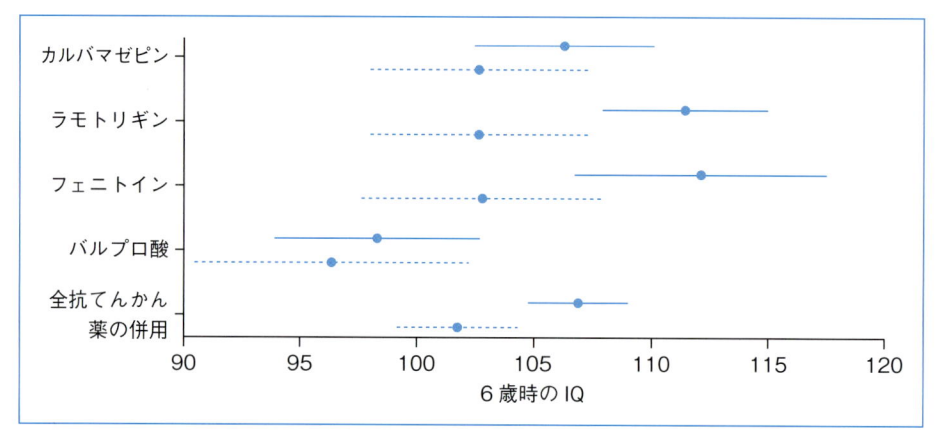

図 4-3 AED 単剤療法下で葉酸投与を受けた群(実線)と受けなかった群(破線)の IQ 比較(6歳時の IQ)

〔Meador KJ, Baker GA, Browning N, et al：Fetal antiepileptic drug exposure and cognitive outcomes at age 6 years(NEAD study)：a prospective observational study. Lancet Neurol 12：244-252, 2013 より〕

の予防として葉酸補充(0.4〜0.6 mg/日)を非妊娠時から行うことが推奨されている[127,149]．

　VPA または CBZ が投与されている場合，過去に神経管閉鎖障害をもつ児を出産した既往があるか，近親者に神経管閉鎖障害がみられる場合には，児にその発生リスクが高いと考えられるため，葉酸を予防的に投与することが望ましい[127,149]．妊娠前および妊娠中の定期的な母体血中 AED・葉酸濃度測定は重要である．また，妊娠 16 週目の α-フェトプロテインの測定，18 週目の胎児超音波診断による二分脊椎や無脳症などの検索も忘れてはならない[127,149]．

5｜胎児の発育，新生児仮死，児の神経発達障害

　母親が AED を内服している場合，胎児発育遅延と新生児仮死(出産 1 分後の Apgar score <7)のリスクが高くなることがある．なお，周産期死亡については十分なエビデンスがない[156]．

　AED は，児の神経発達障害をもたらす可能性もある．最近の国際共同研究[157]では，妊娠中の 4 つの単剤療法(CBZ, LTG, PHT, VPA)がその後の児の IQ(6 歳時)に及ぼす影響について，以下のような結果が得られている(図 4-3)．

　①児の平均 IQ は，妊娠中に VPA を内服していた群(VPA 群)にのみ，有意な低下が認められた(平均 IQ は，CBZ 群 105，LTG 群 108，PHT 群 108，VPA 群 97)．

　②各 AED の妊娠中の内服量と IQ との関連性をみると，VPA 群だけに用量依存性の IQ の有意な低下が認められた(VPA 群では，1,000 mg/日未満では平均 IQ が 104 であったのに対して，1,000 mg/日以上では平均 IQ は 94)．

③AED 内服下において，妊婦した時期に葉酸(0.4 mg/日以上)が投与された群とされなかった群の児の平均 IQ を比較検討すると，葉酸が投与された群(投与群)の平均 IQ は，葉酸非投与されなかった群(非投与群)のそれと比較して有意に高かった(平均 IQ は，投与群 107，非投与群 102)．

以上を要約すると，AED が児の IQ に及ぼす影響からみると，1,000 mg/日以上の VPA の使用は避けるべきであり，また，葉酸の投与は，AED による IQ 低下を阻止するために有効であると考えられる．

AAN ガイドライン[156]によれば，妊婦の AED 内服が児のその後の認知機能に対して悪影響を及ぼすことを避けるためには，AED の多剤併用療法を避けること，また，単剤で用いる場合には，VPA，PHT，PB を避け，CBZ を選択することが推奨されている．

6 | 出産時，産褥期，出産後の注意点

出産前に，主治医は産婦人科主治医と連絡を取り合うことが重要である．すなわち，出産前後の発作出現時の対応，患者の服薬状況の確認(特に陣痛から出産までに時間を要する可能性がある症例)，患者が AED を紛失した場合に代替の AED の準備が可能かなどについて，事前に情報を交わしておく．

一般に，治療中のてんかん患者においては自然分娩が可能である[127,149]．妊婦の約 1〜2％ において，陣痛開始から分娩後 24 時間までの間に，てんかん発作(全身けいれん発作)が起こる可能性があるが，その理由のほとんどは，陣痛から出産までの時間の遷延，これによる怠薬，あるいは睡眠不足によると考えられる．全身けいれん発作に対しては，ジアゼパムを静脈内投与する[149]．てんかん重積に対しては，すみやかに帝王切開で出産させたのち，重積状態の治療に移る[150]．

産褥期は，AED 血中濃度がしばしば上昇して中毒域に達することがあるため，血中濃度を測定しながら AED の投与量を調整する．特に，妊娠中に AED を増量した場合には注意が必要である[127,143,149,158]．

授乳は原則的に可能であり，また，初乳を与えることの意義は大きい[127,143,149,158]．ただし，半減期の長いベンゾジアゼピン系，PRM，LEV，PB などのバルビツール系薬剤，母乳内移行性の高い ZNS などが投与されている母親が授乳する場合には，新生児の状態を注意深く観察すべきである．たとえば，新生児が傾眠や低緊張，哺乳能力低下などの状態を呈した際には AED 血中濃度の上昇を疑い，母乳を控えるとともに児の AED 血中濃度を測定する[151]．

妊娠中の AED 投与が，ビタミン K の不足をきたし，ひいては新生児頭蓋内出血などの新生児出血をもたらすことがある．わが国では，1987 年度厚生省班研究「新生児管理における諸問題の総合的研究」でビタミン K 投与に関する検討がなされて以来，母親が AED を内服しているか否かに関係なくすべての新生児にビタミン K シロップを飲ませるように産科でマニュアル化されている[159]．なお，新生児頭蓋内出

血を予防するために，母親に対して出産 1～2 週間前からビタミン K を投与することが推奨されている[127,151].

抗てんかん薬は自殺を招くのか

1 | てんかんにおける自殺率

　19 世紀から 20 世紀前半までの約 77,000 例のてんかん患者を対象とした Prudhomme(1941)の研究では，自殺は相対的に少ないと記載されている[160]. しかし，最近の研究によれば，てんかんにおける自殺による死亡率は，躁うつ病の場合と同程度であり[161]，一般人口の場合と比較して数倍高率である[161～163]. たとえば，てんかん患者の自殺による死亡に関する 74 論文を用いたメタ解析[164]では，標準化死亡比(standardized mortality ratio；SMR)は，3.3(95% 信頼区間 2.8～3.7)であり，また，SMR の有意な高値は，新たにてんかんと診断された群(SMR 2.1)，すでにてんかんと診断されている群(SMR 4.8)，側頭葉てんかん群(SMR 6.6)，側頭葉切除群(SMR 13.9)，その他の外科治療群(SMR 6.4)などで認められた.

2 | てんかんにおける自殺とその要因

　suicidality，すなわち自殺傾向(自殺企図と自殺念慮)は精神症状の 1 つである. したがって，てんかんにおける精神症状の出現と関連するのは当然である. てんかんにみられる精神症状の発現要因は，以下の 5 つに大別できる[120].
　①脳器質性障害：てんかんの原因としてだけでなく，精神症状の原因となる.
　②てんかん性脳機能障害：てんかん性発射が脳機能を時間的・空間的に亢進または抑制することによって精神症状をもたらす. 亢進の例として Geschwind(ゲシュヴィント)症候群が，また，抑制の例として強制正常化などがある.
　③てんかん発作：精神症状が発作そのものである場合である.
　④AED：AED の投与・過剰投与，あるいは，離脱によってさまざまな精神症状が出現しうる.
　⑤心因：ストレス障害や解離性障害，非てんかん性の心因性偽発作が出現することがある.
　てんかん患者の自殺の病態生理は，十分に解明されていない. しかし，上記の要因のなかでは，てんかん性脳機能障害，AED，心因が自殺に関連しうる要因と推定されるため，以下にこれらの側面と自殺の関連性について考察する.

3 | てんかん性脳機能障害

　この機序は，発作間欠期の精神症状(感情障害，交代性精神病，慢性てんかん性精

神病, パーソナリティ障害など)の発現を説明するものとして 1950 年代から提唱されてきた.

　発作間欠期の精神症状については, 抑うつ状態が 37% と高率にみられることが知られている[165]. なお, この抑うつ状態は, 典型的なうつ病とはやや異なり, 不機嫌, 焦燥感, 不安, 脱力などが前景に立ったり, 気分が変動性を示すことが少なくない[120]. 自殺の背景に, てんかん特有の抑うつ状態が関連することは想像に難くない[161].

　てんかん性脳機能障害による精神症状の発現機序とは, 臨床発作および脳波上のてんかん発射の抑制によって, いわゆる強制正常化あるいは交代性精神病が起こるという仮説である[161]. すなわち, 臨床発作の抑制あるいはてんかん性発射の消失に対する反応として抑制性機能の亢進が起こり, これによって精神症状が現れると考えられる[161].

　抑制性機能の亢進が精神症状の発現に関与することを支持する所見として, ①難治てんかん(例:内側側頭葉てんかん)では, 不機嫌(不快気分)や交代性精神病のような精神症状は, てんかん発症から遅れて現れる, ②発作が減少したときや完全に抑制されたときに精神症状が現れやすい, ③同様の精神症状が, 時には, 発作が頻発している para-ictal の時期に para-ictal psychosis として出現する(てんかんによる興奮性機能が抑制性機能の増強を引き起こしている), ④外科治療によるてんかん原性域の完全な除去後に精神症状が出現した場合, その改善に 6～18 カ月かかる(おそらく抑制系が徐々に減弱するためと推定される), ことがあげられる[161].

　以上を要約すると, てんかん性脳機能障害としての抑制性機能の亢進が, 精神症状の 1 つとしての自殺企図を招く可能性がある.

4 | AED

　AED については, AED と自殺の密接な関連性について, むしろ否定的な結果が得られていた. たとえば, LEV 服用中の 517 例のてんかん患者では 0.7% しか自殺念慮が出現せず, いずれも既往にうつ病がみられた[166]. しかし, 自殺の原因として AED に注目が集まったのは, 2008 年 1 月 31 日, 米国 Food and Drug Administration(FDA)から以下のような警告が公表されてからである[167].

　FDA によれば, suicidality(自殺企図または自殺念慮)と AED の間に関連性があるかどうかを検討するために, 199 施設のてんかんや精神障害, その他の疾患をもつ患者(5 歳以上で, AED 服薬群 27,863 例, プラセボ群 16,029 例)において, 表 4-12 に掲げた 11 種類の AED についてプラセボ対照臨床試験を行った. その結果, AED に無作為に割り付けられた AED 服薬群の自殺関連現象のリスクは, プラセボ群のリスクに比べて約 2 倍と有意に高かった(それぞれ 0.43% と 0.22%). 自殺関連現象のリスク上昇は AED 投与開始 1 週後からみられ, 少なくとも 24 週間持続した. しかし, 多くの試験で AED 投与期間が 24 週以下であったことから信頼性のある評価はでき

表 4-12 自殺企図または自殺念慮との関連性が検討された AED

カルバマゼピン
バルプロ酸ナトリウム
Felbamate
ガバペンチン
ラモトリギン
レベチラセタム
Oxcarbazepine
Pregabalin
Tiagabine
トピラマート
ゾニサミド

〔http://www.fda.gov/Drugs/DrugSafety/PostmarketDrugSafetyInformationforPatientsandProviders/ucm100200.htm より（2014 年 2 月 10 日閲覧）〕

なかった．この結果は，11 種類の AED についてほぼ一貫してみられ，疾患による違いもなかった．これらの結果から，FDA は，AED が自殺関連現象のリスクを高めること，また，医療者が患者や家族にこうしたリスクについて説明するとともに，AED 服用患者の自殺関連現象や抑うつなどの徴候に注意を払う必要があることを公表した．

この警告に対しては，メタ解析における不適切な方法などの厳しい批判が公表され[163]，FDA の警告が事実かどうかを確認するための系統的研究の必要性が指摘された．

さらに最近になって，AED と自殺の関連性に関する 11 の研究論文を解析した系統的レビュー[168]が公表された．このレビューは，現時点では，AED と自殺の関連性について明確な証拠はないと結論づけている[168]．その理由として，対象になった研究における臨床上の問題（うつ病や双極性障害のリスクが高い，単剤の AED 使用など）や方法論の違い，てんかん患者では AED が自殺を防ぐ作用があるという逆の結論が得られた，ことなどがあげられている．

5｜心因

てんかん発作が生じること，あるいは，たとえ発作が完全に抑制されていてもてんかんを有しているという事実が，患者にさまざまな心理社会的問題を引き起こすことが知られている[120,138,161]．このような心理社会的に困難な状況が，患者の精神的苦悩をもたらし，suicidality につながるプロセスが推定される．

また，著明に良心的なパーソナリティや過度の宗教心を有する患者では，てんかん性脳機能障害による突発的な不機嫌・怒りが生じると，心理的葛藤状況が起こり，その結果，耐え難い状況のなかで自殺に追いやられる可能性がある[161]．

なお，てんかん患者が選ぶ自殺の手段は，高所からの飛び降りや列車に飛び込むなど，より劇的な場合が多いという指摘がある[161]．

6 | まとめ

てんかん患者の自殺率は高いが，AEDをその要因と考えることはできないというのが現時点での研究結果である．すなわち，2008年のFDAの警告の内容は，その後の論文では支持されず，むしろ否定されている．いずれにせよ，今後さらに洗練された方法による研究が必要であろう．

臨床の現場では，てんかん患者の自殺の問題はきわめて重要である．医師には，自殺に先行する精神症状あるいは心理状態を把握すること，また，その変化の原因を追究すること（AED血中濃度を含めた血液生化学検査所見や脳波所見，脳画像所見，心理社会的状況などについての多角的検索）が求められる．このような診療姿勢が，自殺の予防につながることを忘れてはならない．

● 文献

1) 兼子　直，和田一丸：てんかんの薬物療法．神庭重信，大森哲郎，加藤忠史（編）：臨床精神薬理ハンドブック．pp 319-330, 医学書院，2009
2) 和田一丸，福島　裕，斎藤文男，他：てんかん発作の再発—10年間以上の発作抑制後に再発を認めた24症例について．精神医学 38：1043-1047, 1996
3) Proposal for revised clinical and electroencephalographic classification of epileptic seizures. From the Commission on Classification and Terminology of the International League Against Epilepsy. Epilepsia 22：489-501, 1981
4) Purpura DP, Penry JK, Tower D, et al (eds)：Experimental Models of Epilepsy；A manual for the laboratory worker. Raven Press, New York, 1972
5) 佐藤光源：キンドリング—定義と概説．Wada JA, 森本　清，佐藤光源（編）：てんかんの神経機構—キンドリングによる研究．pp 1-9, 世界保健通信社，1994
6) Upton N：Mechanisms of action of new antiepileptic drugs：rational design and serendipitous findings. Trends Pharmacol Sci 15：456-463, 1994
7) 清野昌一：てんかんの新治療．精神神経学雑誌 93：759-767, 1991
8) White HS：Clinical significance of animal seizure models and mechanism of action studies of potential antiepileptic drugs. Epilepsia 38 (Suppl 1)：S9-S17, 1997
9) Ayala GF, Matsumoto H, Gumnit RJ：Excitability changes and inhibitory mechanisms in neocortical neurons during seizures. J Neurophysiol 33：73-85, 1970
10) Wamil AW, McLean MJ：Limitation by gabapentin of high frequency action potential firing by mouse central neurons in cell culture. Epilepsy Res 17：1-11, 1994
11) Sypert GW, Reynolds AF：Single pyramidal-tract fiber analysis of neocortical propagated seizures with reference to inactivation responses. Exp Neurol 45：228-240, 1974
12) Wamil AW, McLean MJ：Use-, concentration-and voltage-dependent limitation by MK-801 of action potential firing frequency in mouse central neurons in cell culture. J Pharmacol Exp Ther 260：376-383, 1992
13) 山内俊雄：けいれんの神経生理学．Clinical Neuroscience 12：257-262, 1994
14) 森本　清，難波多鶴子：発作発現にかかわる脳内抑制系と促進系．佐藤光源，加藤進昌（編）：てんかん—けいれん準備性と発作発現の神経機構．pp 85-98, 学会出版センター，1995
15) 鶴　紀子：キンドリング研究からみた発作発現機序．秋元波留夫，山内俊男（編）：てんかん学の進歩—第3集．pp 389-401, 岩崎学術出版社，1996
16) 山田了士，森本　清，大月健郎，他：向精神薬開発の最近の動向—抗てんかん薬：作用機序と

最近の開発動向．神経精神薬理 16：151-159, 1996
17) During MJ, Spencer DD：Extracellular hippocampal glutamate and spontaneous seizure in the conscious human brain. Lancet 341：1607-1610, 1993
18) Pranzatelli MR, Nadi NS：Mechanism of action of antiepileptic and antimyoclonic drugs. Hallet M, Luders HO, Mardsden CD (eds)：Negative Motor Phenomena ; Advances in neurology, Vol 67. pp 329-360, Lippinsott-Raven Publishers, Philadelphia, 1995
19) White HS, Wolf HH, Swinyard EA, et al：A neuropharmacological evaluation of felbamate as a novel anticonvulsant. Epilepsia 33：564-572, 1992
20) Meldrum BS：Update on the mechanism of action of antiepileptic drugs. Epilepsia 37 (Suppl 6)：S4-S11, 1996
21) Rogawski MA, Porter RJ：Antiepileptic drugs：pharmacological mechanisms and clinical efficacy with consideration of promising developmental stage compounds. Pharmacol Rev 42：223-286, 1990
22) 千葉　茂，吉田幸宏：抗てんかん薬の作用機序．村崎光邦，青葉安里(編)：臨床精神医学講座第 14 巻―精神科薬物療法．pp 350-363, 中山書店，1999
23) Macdonald RL, Kelly KM：Antiepileptic drug mechanisms of action. Epilepsia 36 (Suppl 2)：S2-S12, 1995
24) McLean MJ, Macdonald RL：Benzodiazepines, but not beta carbolines, limit high frequency repetitive firing of action potentials of spinal cord neurons in cell culture. J Pharmacol Exp Ther 244：789-795, 1988
25) Twyman RE, Rogers CJ, Macdonald RL：Differential regulation of gamma-aminobutyric acid receptor channels by diazepam and phenobarbital. Ann Neurol 25：213-220, 1989
26) Wada JA：Kindling, antiepileptic drugs, seizure susceptibility and a warning. Robb P (ed)：Epilepsy updated―Cause and treatment. pp 51-69, Year Book Medical Publishers, Chicago, 1980
27) Tunnicliff G：Basis of the antiseizure action of phenytoin. Gen Pharmacol 27：1091-1097, 1996
28) McLean MJ, Macdonald RL：Multiple actions of phenytoin on mouse spinal cord neurons in cell culture. J Pharmacol Exp Ther 227：779-789, 1983
29) MacDonald RL：Antiepileptic drug actions on neurotransmitter receptors and ion channels. Fisher RS, Coyle JT (eds)：Neurotransmitters and Epilepsy. pp 231-245, Wiley-Liss, New York, 1991
30) Brodie MJ, Dichter MA：Antiepileptic drugs. N Engl J Med 334：168-175, 1996
31) Chung WH, Hung SI, Hong HS, et al：Medical genetics：a marker for Stevens-Johnson syndrome. Nature 428：486, 2004
32) Ozeki T, Mushiroda T, Yowang A, et al：Genome-wide association study identifies HLA-A*3101 allele as a genetic risk factor for carbamazepine-induced cutaneous adverse drug reactions in Japanese population. Hum Mol Genet 20：1034-1041, 2011
33) Middleton D, Menchaca L, Rood H, et al：New allele frequency database：http://www.allelefrequencies.net. Tissue Antigens 61：403-407, 2003
34) Kashiwagi M, Aihara M, Takahashi Y, et al：Human leukocyte antigen genotypes in carbamazepine-induced severe cutaneous adverse drug response in Japanese patients. J Dermatol 35：683-685, 2008
35) Rogers CJ, Twyman RE, Macdonald RL：Benzodiazepine and beta-carboline regulation of single GABAA receptor channels of mouse spinal neurones in culture. J Physiol 475：69-82, 1994
36) Shovron SD：Benzodiazepines ; Clobazam. Levy RH, Mattson RH, Meldrum BS (eds)：Antiepileptic Drugs, 4th ed. pp 763-777, Raven Press, New York, 1995
37) 日吉俊雄：ネコ扁桃核キンドリングでの観察．Wada JA, 森本　清，佐藤光源(編)：てんかんの神経機構―キンドリングによる研究．pp 242-256, 世界保健通信社，1993
38) McLean MJ, Macdonald RL：Sodium valproate, but not ethosuximide, produces use-and voltage-dependent limitation of high frequency repetitive firing of action potentials of mouse central neurons in cell culture. J Pharmacol Exp Ther 237：1001-1011, 1986
39) VanDongen AM, VanErp MG, Voskuyl RA：Valproate reduces excitability by blockage of sodium and potassium conductance. Epilepsia 27：177-182, 1986
40) Zona C, Avoli M：Effects induced by the antiepileptic drug valproic acid upon the ionic currents recorded in rat neocortical neurons in cell culture. Exp Brain Res 81：313-317, 1990

41) Kelly KM, Gross RA, Macdonald RL：Valproic acid selectively reduces the low-threshold (T) calcium current in rat nodose neurons. Neurosci Lett 116：233-238, 1990
42) van der Laan JW, de Boer T, Bruinvels J：Di-n-propylacetate and GABA degradation. Preferential inhibition of succinic semialdehyde dehydrogenase and indirect inhibition of GABA-transaminase. J Neurochem 32：1769-1780, 1979
43) Löscher W, Nau H：Valproic acid：metabolite concentrations in plasma and brain, anticonvulsant activity, and effects on GABA metabolism during subacute treatment in mice. Arch Int Pharmacodyn Ther 257：20-31, 1982
44) Biggs CS, Pearce BR, Fowler LJ, et al：The effect of sodium valproate on extracellular GABA and other amino acids in the rat ventral hippocampus：an in vivo microdialysis study. Brain Res 594：138-142, 1992
45) Sayin U, Timmerman W, Westerink BH：The significance of extracellular GABA in the substantia nigra of the rat during seizures and anticonvulsant treatments. Brain Res 669：67-72, 1995
46) Masuda Y, Utsui Y, Shiraishi Y, et al：Relationships between plasma concentrations of diphenylhydantoin, phenobarbital, carbamazepine, and 3-sulfamoylmethyl-1, 2-benzisoxazole (AD-810), a new anticonvulsant agent, and their anticonvulsant or neurotoxic effects in experimental animals. Epilepsia 20：623-633, 1979
47) Hamada K, Hiyoshi T, Kobayashi S, et al：Anticonvulsive effect of dapsone (4, 4'-diaminodiphenyl sulfone) on amygdala-kindled seizures in rats and cats. Epilepsy Res 10：93-102, 1991
48) Kamei C, Oka M, Masuda Y, et al：Effects of 3-sulfamoylmethyl-1, 2-benzisoxazole (AD-810) and some antiepileptics on the kindled seizures in the neocortex, hippocampus and amygdala in rats. Arch Int Pharmacodyn Ther 249：164-176, 1981
49) Ito T, Hori M, Masuda Y, et al：3-Sulfamoylmethyl-1, 2-benzisoxazole, a new type of anticonvulsant drug. Electroencephalographic profile. Arzneimittelforschung 30：603-609, 1980
50) Masuda Y, Karasawa T, Shiraishi Y, et al：3-Sulfamoylmethyl-1, 2-benzisoxazole, a new type of anticonvulsant drug. Pharmacological profile. Arzneimittelforschung 30：477-483, 1980
51) Hashimoto Y, Odani A, Tanigawara Y, et al：Population analysis of the dose-dependent pharmacokinetics of zonisamide in epileptic patients. Biol Pharm Bull 17：323-326, 1994
52) Rock DM, Macdonald RL, Taylor CP：Blockade of sustained repetitive action potentials in cultured spinal cord neurons by zonisamide (AD 810, CI 912), a novel anticonvulsant. Epilepsy Res 3：138-143, 1989
53) Kito M, Maehara M, Watanabe K：Mechanisms of T-type calcium channel blockade by zonisamide. Seizure 5：115-119, 1996
54) Suzuki S, Kawakami K, Nishimura S, et al：Zonisamide blocks T-type calcium channel in cultured neurons of rat cerebral cortex. Epilepsy Res 12：21-27, 1992
55) Kawata Y, Okada M, Murakami T, et al：Effects of zonisamide on K^+ and Ca^{2+} evoked release of monoamine as well as K^+ evoked intracellular Ca^{2+} mobilization in rat hippocampus. Epilepsy Res 35：173-182, 1999
56) White HS：Comparative anticonvulsant and mechanistic profile of the established and newer antiepileptic drugs. Epilepsia 40 (Suppl 5)：S2-S10, 1999
57) Rogawski MA, Löscher W：The neurobiology of antiepileptic drugs. Nat Rev Neurosci 5：553-564, 2004
58) 早川武敏, 捻橋芳久, 岸 高正, 他：小児てんかん新鮮例に対するZonisamide単剤投与時の血中濃度の検討. てんかん研究 12：249-254, 1994
59) Minato H, Kikuta C, Fujitani B, et al：Protective effect of zonisamide, an antiepileptic drug, against transient focal cerebral ischemia with middle cerebral artery occlusion-reperfusion in rats. Epilepsia 38：975-980, 1997
60) Suzuki Y：Zonisamide in West syndrome. Brain Dev 23：658-661, 2001
61) 坂本亘司, 黒川 徹, 富田 茂, 他：小児てんかんに対するZonisamide (AD-810) の治療効果. 診療と新薬 23：2571-2581, 1986
62) Yamatogi Y, Ohtahara S：Current topics of treatment. In Ohtahara S, Roger J (eds)：New trends in pediatric epileptology. pp 136-148, Okayama University Medical School, 1991
63) Miura H：Zonisamide monotherapy with once-daily dosing in children with cryptogenic

localization-related epilepsies : clinical effects and pharmacokinetic studies. Seizure 13 (Suppl 1) : S17-S23 ; discussion S24, 2004

64) Sills GJ : The mechanisms of action of gabapentin and pregabalin. Curr Opin Pharmacol 6 : 108-113, 2006

65) Gee NS, Brown JP, Dissanayake VU, et al : The novel anticonvulsant drug, gabapentin (Neurontin), binds to the alpha2delta subunit of a calcium channel. J Biol Chem 271 : 5768-5776, 1996

66) Petroff OA, Rothman DL, Behar KL, et al : The effect of gabapentin on brain gamma-aminobutyric acid in patients with epilepsy. Ann Neurol 39 : 95-99, 1996

67) Taylor CP : Gabapentin, Mechanisms of action. In : Levy RH, Mattson RH, Meldrum BS, et al (eds) : Antiepileptic drugs, 5th ed. pp 321-334, Lippincott Williams and Wilkins, Philadelphia, 2002

68) Welty DF, Schielke GP, Vartanian MG, et al : Gabapentin anticonvulsant action in rats : disequilibrium with peak drug concentrations in plasma and brain microdialysate. Epilepsy Res 16 : 175-181, 1993

69) Löscher W, Hönack D, Rundfeldt C : Antiepileptogenic effects of the novel anticonvulsant levetiracetam (ucb L059) in the kindling model of temporal lobe epilepsy. J Pharmacol Exp Ther 284 : 474-479, 1998

70) Otsuki K, Morimoto K, Sato K, et al : Effects of lamotrigine and conventional antiepileptic drugs on amygdala-and hippocampal-kindled seizures in rats. Epilepsy Res 31 : 101-112, 1998

71) Striano P, Coppola A, Madia F, et al : Life-threatening status epilepticus following gabapentin administration in a patient with benign adult familial myoclonic epilepsy. Epilepsia 48 : 1995-1998, 2007

72) Ben-Menachem E, Persson LI, Hedner T : Selected CSF biochemistry and gabapentin concentrations in the CSF and plasma in patients with partial seizures after a single oral dose of gabapentin. Epilepsy Res 11 : 45-49, 1992

73) 小林　実，渡邉雅範，中村譲治：新規抗てんかん薬トピラマート（トピナ錠）の薬理作用と臨床成績．日本薬理学雑誌 132：45-52, 2008

74) Wieser HG, Silfvenius H : Overview : epilepsy surgery in developing countries. Epilepsia 41 (Suppl 4) : S3-S9, 2000

75) Wauquier A, Zhou S : Topiramate : a potent anticonvulsant in the amygdala-kindled rat. Epilepsy Res 24 : 73-77, 1996

76) DeLorenzo RJ, Sombati S, Coulter DA : Effects of topiramate on sustained repetitive firing and spontaneous recurrent seizure discharges in cultured hippocampal neurons. Epilepsia 41 (Suppl 1) : S40-S44, 2000

77) Gryder DS, Rogawski MA : Selective antagonism of GluR5 kainate-receptor-mediated synaptic currents by topiramate in rat basolateral amygdala neurons. J Neurosci 23 : 7069-7074, 2003

78) White HS, Brown SD, Woodhead JH, et al : Topiramate enhances GABA-mediated chloride flux and GABA-evoked chloride currents in murine brain neurons and increases seizure threshold. Epilepsy Res 28 : 167-179, 1997

79) Dodgson SJ, Shank RP, Maryanoff BE : Topiramate as an inhibitor of carbonic anhydrase isoenzymes. Epilepsia 41 (Suppl 1) : S35-S39, 2000

80) Staley KJ, Soldo BL, Proctor WR : Ionic mechanisms of neuronal excitation by inhibitory GABAA receptors. Science 269 : 977-981, 1995

81) Ormrod D, McClellan K : Topiramate : a review of its use in childhood epilepsy. Paediatr Drugs 3 : 293-319, 2001

82) Sachdeo RC, Glauser TA, Ritter F, et al : A double-blind, randomized trial of topiramate in Lennox-Gastaut syndrome. Topiramate YL Study Group. Neurology 52 : 1882-1887, 1999

83) Coppola G, Capovilla G, Montagnini A, et al : Topiramate as add-on drug in severe myoclonic epilepsy in infancy : an Italian multicenter open trial. Epilepsy Res 49 : 45-48, 2002

84) Miller AA, Wheatley P, Sawyer DA, et al : Pharmacological studies on lamotrigine, a novel potential antiepileptic drug : I. Anticonvulsant profile in mice and rats. Epilepsia 27 : 483-489, 1986

85) Cramer CL, Stagnitto ML, Knowles MA, et al : Kainic acid and 4-aminopyridine seizure models

in mice : evaluation of efficacy of anti-epileptic agents and calcium antagonists. Life Sci 54 : PL271-PL275, 1994
86) Dalby NO, Nielsen EB : Comparison of the preclinical anticonvulsant profiles of tiagabine, lamotrigine, gabapentin and vigabatrin. Epilepsy Res 28 : 63-72, 1997
87) Stratton SC, Large CH, Cox B, et al : Effects of lamotrigine and levetiracetam on seizure development in a rat amygdala kindling model. Epilepsy Res 53 : 95-106, 2003
88) Xie X, Lancaster B, Peakman T, et al : Interaction of the antiepileptic drug lamotrigine with recombinant rat brain type IIA Na$^+$ channels and with native Na$^+$ channels in rat hippocampal neurones. Pflugers Arch 430 : 437-446, 1995
89) Lee CY, Fu WM, Chen CC, et al : Lamotrigine inhibits postsynaptic AMPA receptor and glutamate release in the dentate gyrus. Epilepsia 49 : 888-897, 2008
90) Gu J, Lynch BA, Anderson D, et al : The antiepileptic drug levetiracetam selectively modifies kindling-induced alterations in gene expression in the temporal lobe of rats. Eur J Neurosci 19 : 334-345, 2004
91) Biton V : Pharmacokinetics, toxicology and safety of lamotrigine in epilepsy. Expert Opin Drug Metab Toxicol 2 : 1009-1018, 2006
92) Elger CE, Schmidt D : Modern management of epilepsy : a practical approach. Epilepsy Behav 12 : 501-539, 2008
93) http://www.info.pmda.go.jp/iyaku_info/file/kigyo_oshirase_201112_5.pdf（2014年1月26日閲覧）
94) Rossetti AO, Bromfield EB : Determinants of success in the use of oral levetiracetam in status epilepticus. Epilepsy Behav 8 : 651-654, 2006
95) Kasteleijn-Nolst Trenite DG, Marescaux C, Stodieck S, et al : Photosensitive epilepsy : a model to study the effects of antiepileptic drugs. Evaluation of the piracetam analogue, levetiracetam. Epilepsy Res 25 : 225-230, 1996
96) Kossoff EH, Boatman D, Freeman JM : Landau-Kleffner syndrome responsive to levetiracetam. Epilepsy Behav 4 : 571-575, 2003
97) Aeby A, Poznanski N, Verheulpen D, et al : Levetiracetam efficacy in epileptic syndromes with continuous spikes and waves during slow sleep : experience in 12 cases. Epilepsia 46 : 1937-1942, 2005
98) Gelisse P, Crespel A, Genton P, et al : Dramatic effect of levetiracetam on epileptic negative myoclonus. Acta Neurol Scand 107 : 302-303, 2003
99) Labate A, Colosimo E, Gambardella A, et al : Levetiracetam in patients with generalised epilepsy and myoclonic seizures : an open label study. Seizure 15 : 214-218, 2006
100) Boccella P, Striano P, Zara F, et al : Bioptically demonstrated Lafora disease without EPM2A mutation : a clinical and neurophysiological study of two sisters. Clin Neurol Neurosurg 106 : 55-59, 2003
101) Crest C, Dupont S, Leguern E, et al : Levetiracetam in progressive myoclonic epilepsy : an exploratory study in 9 patients. Neurology 62 : 640-643, 2004
102) Magaudda A, Gelisse P, Genton P : Antimyoclonic effect of levetiracetam in 13 patients with Unverricht-Lundborg disease : clinical observations. Epilepsia 45 : 678-681, 2004
103) Andermann F, Kobayashi E, Andermann E : Genetic focal epilepsies : state of the art and paths to the future. Epilepsia 46 (Suppl 10) : S61-S67, 2005
104) Krauss GL, Betts T, Abou-Khalil B, et al : Levetiracetam treatment of idiopathic generalised epilepsy. Seizure 12 : 617-620, 2003
105) Glauser TA, Ayala R, Elterman RD, et al : Double-blind placebo-controlled trial of adjunctive levetiracetam in pediatric partial seizures. Neurology 66 : 1654-1660, 2006
106) Klitgaard H, Matagne A, Gobert J, et al : Evidence for a unique profile of levetiracetam in rodent models of seizures and epilepsy. Eur J Pharmacol 353 : 191-206, 1998
107) Yan HD, Ji-qun C, Ishihara K, et al : Separation of antiepileptogenic and antiseizure effects of levetiracetam in the spontaneously epileptic rat (SER). Epilepsia 46 : 1170-1177, 2005
108) Noyer M, Gillard M, Matagne A, et al : The novel antiepileptic drug levetiracetam (ucb L059) appears to act via a specific binding site in CNS membranes. Eur J Pharmacol 286 : 137-146, 1995
109) Kaminski RM, Matagne A, Leclercq K, et al : SV2A protein is a broad-spectrum anticonvulsant

target：functional correlation between protein binding and seizure protection in models of both partial and generalized epilepsy. Neuropharmacology 54：715-720, 2008
110) Lynch BA, Lambeng N, Nocka K, et al：The synaptic vesicle protein SV2A is the binding site for the antiepileptic drug levetiracetam. Proc Natl Acad Sci U S A 101：9861-9866, 2004
111) Ulloa CM, Towfigh A, Safdieh J：Review of levetiracetam, with a focus on the extended release formulation, as adjuvant therapy in controlling partial-onset seizures. Neuropsychiatr Dis Treat 5：467-476, 2009
112) 辻　貞俊：各種疾患―機能性疾患：てんかんガイドライン 2010．Annual Review 神経 2012：316-323, 2012
113) 亀山茂樹：どのような場合にてんかん専門医あるいはてんかんセンターに紹介すべきか？　治療 94：1723-1726, 2012
114) 伊藤　進, 小国弘量：日常生活における管理・指導―神経・筋疾患：小児難治性てんかん．小児科臨床 65：831-837, 2012
115) Fisher RS, van Emde Boas W, Blume W, et al：Epileptic seizures and epilepsy：definitions proposed by the International League Against Epilepsy(ILAE) and the International Bureau for Epilepsy(IBE)．Epilepsia 46：470-472, 2005
116) Laxer KD：難治性てんかん―薬が効かない．Epilepsy 5：65-69, 2011
117) 千葉　茂, 石本隆広, 稲葉央子, 他：てんかんに伴う精神症状とその治療．臨床精神薬理 10：599-606, 2007
118) 千葉　茂：鑑別診断上重要な症候群―偽発作．別冊 日本臨床 領域別症候群シリーズ No. 37 神経症候群　Ⅵてんかん症候群．pp 385-389, 日本臨床社, 2002
119) 千葉　茂：鑑別診断上重要な症候群―失神．別冊 日本臨床 領域別症候群シリーズ No. 37 神経症候群　Ⅵてんかん症候群．pp 390-393, 日本臨床社, 2002
120) 千葉　茂：てんかんにみられる精神症状とその治療．精神医学 53：469-477, 2011
121) 千葉　茂：てんかん．野村総一郎, 樋口輝彦, 尾崎紀夫, 他(編)：標準精神医学, 第 5 版．pp 431-449, 医学書院, 2012
122) 馬場好一：プライマリ・ケア医に必要なてんかん外科治療の知識―手術で治るてんかんの早期診断と早期治療．治療 94：1691-1696, 2012
123) 三原忠紘, 藤原建樹, 池田昭夫, 他：てんかん外科の適応に関するガイドライン．てんかん研究 26：114-118, 2008
124) 岩崎真樹, 中里信和：治療―てんかんの外科治療．Modern Physician 32：328-332, 2012
125) 二宮宏智, 中野直樹, 加藤天美：どのような場合に脳神経外科専門医に紹介すべきか？　治療 94：1714-1717, 2012
126) 森岡隆人, 橋口公章, 酒田あゆみ, 他：その他のポイント―外科治療．Clinical Neuroscience 29：71-75, 2011
127) 日本神経学会(監), 「てんかん治療ガイドライン」作成委員会(編)：てんかん治療ガイドライン 2010．医学書院, 2010
128) 亀山茂樹, 日本てんかん学会ガイドライン作成委員会：日本てんかん学会ガイドライン作成委員会報告―新皮質てんかんの外科治療ガイドライン．てんかん研究 23：167-170, 2005
129) 赤松直樹, 辻　貞俊：てんかんの深部脳刺激．BRAIN and NERVE 63：365-369, 2011
130) 川合謙介：てんかんに対する迷走神経刺激療法．BRAIN and NERVE 63：331-346, 2011
131) A randomized controlled trial of chronic vagus nerve stimulation for treatment of medically intractable seizures. The Vagus Nerve Stimulation Study Group. Neurology 45：224-230, 1995
132) Handforth A, DeGiorgio CM, Schachter SC, et al：Vagus nerve stimulation therapy for partial-onset seizures：a randomized active-control trial. Neurology 51：48-55, 1998
133) 大槻泰介：明日からのてんかん診療向上のための方策―てんかん診療ネットワークの構築．臨床神経学 52：1036-1038, 2012
134) てんかん診療ネットワーク(ECN-Japan) http://www.ecn-japan.com/(2014 年 2 月 2 日閲覧)
135) 井上有史：てんかんにおける医療連携．精神医学 53：461-467, 2011
136) Labiner DM, Bagic AI, Herman ST, et al：Essential services, personnel, and facilities in specialized epilepsy centers--revised 2010 guidelines. Epilepsia 51：2322-2333, 2010
137) 久保田英幹, 八木和一：てんかんの包括医療―社会資源の活用とリハビリテーション．鈴木二郎, 山内俊雄(編)：臨床精神医学講座 9 てんかん．pp 531-546, 中山書店, 1998
138) 千葉　茂, Steinhoff Bernhard, 武田洋司, 他：再考「てんかん治療のゴールとは何か？」―"Seiz-

ure Freedom"(発作消失)を主軸とする新たな包括医療を目指して．臨床精神薬理 13：2355-2363, 2010
139) レイ・サンダー：てんかんの包括医療—英国が理想とするモデル．Epilepsy 4：61-66, 2010
140) 加藤　敏：現代精神医学におけるレジリアンスの概念の意義．加藤　敏，八木剛平：レジリアンス—現代精神医学の新しいパラダイム．pp 2-24, 金原出版, 2009
141) Betts T, Crawford P(著), 千葉　茂(訳)：Women and Epilepsy—てんかんをもって生きる女性のために．ライフサイエンス, 2001
142) 千葉　茂：てんかんをもつ女性のための包括的治療戦略．BRAIN and NERVE 63：301-308, 2011
143) Crawford P：Best practice guidelines for the management of women with epilepsy. Epilepsia 46 (Suppl 9)：S117-S124, 2005
144) 和田一丸, 兼子　直：治療—妊娠可能女性てんかん患者の治療．Modern Physician 32：333-336, 2012
145) Battino D, Tomson T, Bonizzoni E, et al：Seizure control and treatment changes in pregnancy：observations from the EURAP epilepsy pregnancy registry. Epilepsia 54：1621-1627, 2013
146) Harden CL, Hopp J, Ting TY, et al：Management issues for women with epilepsy-Focus on pregnancy (an evidence-based review)：I. Obstetrical complications and change in seizure frequency：Report of the Quality Standards Subcommittee and Therapeutics and Technology Assessment Subcommittee of the American Academy of Neurology and the American Epilepsy Society. Epilepsia 50：1229-1236, 2009
147) Sabers A, et al：Seizure control during pregnancy. In：Harden CL, Thomas SV, Tomson T (eds)：Epilepsy in Women. pp91-100, Wiley-Blackwell, UK, 2013
148) Harden CL, Pennell PB, Koppel BS, et al：Management issues for women with epilepsy--focus on pregnancy (an evidence-based review)：III. Vitamin K, folic acid, blood levels, and breast-feeding：Report of the Quality Standards Subcommittee and Therapeutics and Technology Assessment Subcommittee of the American Academy of Neurology and the American Epilepsy Society. Epilepsia 50：1247-1255, 2009
149) 兼子　直, 管るみ子, 田中正樹, 他：てんかんをもつ妊娠可能年齢の女性に対する治療ガイドライン．てんかん研究 25：27-31, 2007
150) 山麿康子：女性とてんかん．Epilepsy 3：15-19, 2009
151) 兼子　直：抗てんかん薬内服女性の妊娠．脳神経外科ジャーナル 18：336-341, 2009
152) Hernández-Diaz S, Smith CR, Shen A, et al：Comparative safety of antiepileptic drugs during pregnancy. Neurology 78：1692-1699, 2012
153) Holmes LB, Hernandez-Diaz S：Newer anticonvulsants：lamotrigine, topiramate and gabapentin. Birth Defects Res A Clin Mol Teratol 94：599-606, 2012
154) Tomson T, Battino D, Bonizzoni E, et al：Dose-dependent risk of malformations with antiepileptic drugs：an analysis of data from the EURAP epilepsy and pregnancy registry. Lancet Neurol 10：609-617, 2011
155) Pennell PB：Pregnancy, epilepsy, and women's issues. Continuum (Minneap Minn) 19：697-714, 2013
156) Harden CL, Meador KJ, Pennell PB, et al：Management issues for women with epilepsy-Focus on pregnancy (an evidence-based review)：II. Teratogenesis and perinatal outcomes：Report of the Quality Standards Subcommittee and Therapeutics and Technology Subcommittee of the American Academy of Neurology and the American Epilepsy Society. Epilepsia 50：1237-1246, 2009
157) Meador KJ, Baker GA, Browning N, et al：Fetal antiepileptic drug exposure and cognitive outcomes at age 6 years (NEAD study)：a prospective observational study. Lancet Neurol 12：244-252, 2013
158) Klein A：The postpartum period in women with epilepsy. Neurol Clin 30：867-875, 2012
159) 管るみ子：Q150 出産時のアドバイスは？　ビタミンKの使用法は？　松浦雅人, 原　恵子(編)：てんかん診療のクリニカルクエスチョン 200, 改訂第2版．pp 239-241, 診断と治療社, 2013
160) Prudhomme C：Epilepsy and suicide. J Nerv Ment Dis 94：722-731, 1941
161) Blumer D, Montouris G, Davies K, et al：Suicide in epilepsy：psychopathology, pathogenesis,

and prevention. Epilepsy Behav 3：232-241, 2002
162) Matthews WS, Barabas G：Suicide and epilepsy：a review of the literature. Psychosomatics 22：515-524, 1981
163) Hesdorffer DC, Kanner AM：The FDA alert on suicidality and antiepileptic drugs：Fire or false alarm? Epilepsia 50：978-986, 2009
164) Bell GS, Gaitatzis A, Bell CL, et al：Suicide in people with epilepsy：how great is the risk? Epilepsia 50：1933-1942, 2009
165) Ettinger A, Reed M, Cramer J；Epilepsy Impact Project Group：Depression and comorbidity in community-based patients with epilepsy or asthma. Neurology 63：1008-1014, 2004
166) Mula M, Sander JW：Suicidal ideation in epilepsy and levetiracetam therapy. Epilepsy Behav 11：130-132, 2007
167) Food and Drug Administration, Levenson M, Rochester CG, et al：Statistical Review and Evaluation：Antiepileptic Drugs and Suicidality. US Department of Health and Human Services, Food and Drug Administration, Center for Drug Evaluation and Research, Office of Translational Sciences, Office of Biostatistics 2008（cited January 3, 2013）. http://www.fda.gov/Drugs/DrugSafety/PostmarketDrugSafetyInformationforPatientsandProviders/ucm100200.htm（2014年2月7日閲覧）
168) Ferrer P, Ballarin E, Sabate M, et al：Antiepileptic Drugs and Suicide：A Systematic Review of Adverse Effects. Neuroepidemiology 42：107-120, 2014

（藤村洋太，千葉　茂）

第 5 章

てんかんを併発しやすい精神疾患

● 自閉スペクトラム症

1 | 自閉症概念の変遷

　2013年，DSM-5が出版され，自閉症の診断基準も大きく変更された．DSM-Ⅳ-TRでは広汎性発達障害という上位カテゴリの下に自閉性障害，アスペルガー障害が位置づけられていたが，DSM-5では自閉スペクトラム症（autism spectrum disorder）というカテゴリにまとめられ，下位分類は削除された．ところで，発達障害と自閉症は同義語のように用いられているが，両者は出自も概念も異なる．実際，自閉症に関連する用語は多岐にわたるが，十分理解されているとはいいがたい．そこで，まずは自閉症概念の変遷史を振り返っておこう（表5-1）．

　自閉症の概念は1943年にKanner[1]が人間関係の樹立が困難で，変化することへの抵抗や同一性保持に対する欲求が異常に強く，言語発達の遅滞を示す児童11名を報告したことに始まる．

表 5-1　自閉症概念の変遷史

1943	Kanner	早期幼児自閉症
1944	Asperger	自閉性精神病質
1981	Wing	アスペルガー症候群
1987	DSM-Ⅲ-R	発達障害 →広汎性発達障害 　→自閉性障害・特定不能の広汎性発達障害
1993	ICD-10	広汎性発達障害 →小児自閉症・アスペルガー症候群
1994	DSM-Ⅳ	広汎性発達障害 →自閉性障害・アスペルガー障害ほか
1996	Wing	自閉症スペクトラム
2013	DSM-5	神経発達症 →自閉スペクトラム症 　→特定用語（知的能力障害，言語能力障害を伴うものほか）

Kannerはこの一群を早期幼児自閉症(early infantile autism)と呼んだが，この「自閉」とはEugen Bleulerが統合失調症の基本症状(連合弛緩，感情鈍麻，自閉，両価性)のひとつとして取り上げた「自閉」にほかならない．実際，Kannerは当初この一群を児童期の統合失調症と考えていたし，また予後の観点から疾病過程が存在することを想定していた．

Kannerの最初の報告の翌年にはAspergerが小児期の「自閉性精神病質(autistische Psychopathie)」と銘打った症例を報告している．AspergerはKannerとは異なり，この自閉症状をパーソナリティ障害としてとらえていた．そして，1950年代後半のヨーロッパでは小児期に自閉症状を示す病態には3種類あり，統合失調症の一型としてのKannerの早期幼児自閉症，パーソナリティ障害としてのAspergerの自閉性精神病質，自閉症状を伴う知的能力障害に分類できると考えられていたという[2]．とはいえ，Aspergerの症例報告はドイツ語で出版されていたために，英語圏ではさほど注目されなかった．

しかし，1981年にWing[3]がAspergerの症例報告を発掘し，言語発達の遅滞を伴わない点から自閉症とは異なることを指摘したうえで，精神病質という時代遅れで差別感のある名称の代わりにアスペルガー症候群という名称を新たに提案した．Wing[4]はその後，自閉症とアスペルガー症候群は社会的交流(対人関心・愛着の乏しさ)，社会的コミュニケーション(言語発達の遅れ，おうむ返し，言外の意味を解せないこと)，社会的イマジネーション(みたて遊びやごっこ遊びの遅れ)という3領域の障害が年齢および知的水準によって一見異なる障害のようにみえているにすぎず，実際には同じ連続体に属しているととらえ直し，この「三つ組の障害」によって定義される自閉症スペクトラムという概念を新たに提唱した．

発達障害はもともとは法律用語であり，1963年に米国で知的能力障害とそれに準ずる状態の総称として用いられたのが最初といわれている．発達障害が医学用語として公の場に初めて登場したのは1987年に出版されたDSM-Ⅲ-Rであり，精神遅滞，広汎性発達障害，特異的発達障害を包含する上位カテゴリとして導入された．広汎性発達障害と特異的発達障害は対をなす概念である．特異的発達障害は字義どおり特定領域の発達遅滞を意味し，これには言語，学習能力，運動機能の発達障害がある．一方，自閉性障害が属する広汎性発達障害は全般的だが不均一な発達遅滞を呈する一群である．DSM-Ⅲ-Rではアスペルガー症候群のような自閉性障害の診断基準を満たさない例は「特定不能の広汎性発達障害」に分類されていた．

1994年に出版されたDSM-Ⅳでは広汎性発達障害の下位カテゴリとして，自閉性

発達障害：2005年に施行された本邦の発達障害者支援法の「発達障害」の定義に知的障害は含まれていない．というのも，知的障害であれば以前から障害者総合支援法によって社会福祉サービスを受けることができていたからである．知的障害を伴わない広汎性発達障害や注意欠如・多動症は長年にわたり福祉の谷間に取り残され，社会福祉制度を活用することができなかった．この空白地帯を埋めるために新たに制定されたのが発達障害者支援法であり，必然的に知的障害は含まれていない．

障害に加えて，アスペルガー障害，小児期崩壊性障害，Rett 障害が新たに導入された．なお，DSM-Ⅳが出版された頃から高機能自閉症という用語が耳目を惹くようになったが，これはあくまでも自閉性障害の診断基準を満たし，なおかつ知的能力障害を伴わない場合（IQ 70 以上）の呼称であり，言語発達の遅滞を伴わないアスペルガー症候群とは異なる概念である．

DSM-5 では広汎性発達障害に代わって自閉スペクトラム症が導入された．そして，神経発達症という上位概念のもとに自閉スペクトラム症だけでなく，知的能力障害や注意欠如・多動症も包含された．自閉スペクトラム症は対人交流の障害と反復的・常同的な行動様式の 2 項目によって診断され，言語能力障害については問わない．この診断基準には DSM-Ⅳでは存在していた下位カテゴリは設けられてはいないが，「言語能力障害を伴うもの・伴わないもの」，「知的能力障害を伴うもの・伴わないもの」，「既知の素因と関連するもの」といった特定用語が設けられていて，実際には亜型診断が可能となっている．以下では自閉症も自閉スペクトラム症と同義として用いる．

2 | 自閉スペクトラム症のてんかん有病率

かつて自閉症は不適切な養育に対する幼児の心因性の反応であると考えられていた．この自閉症心因論を否定する契機となったのがてんかん発作であった．1960 年代，自閉症がてんかんを併発しやすいことが報告され始めると，自閉症は神経発達の障害であろうと広く認識されるようになり，自閉症心因論は退場することになった[5]．

自閉症のてんかん併発率は 30% 程度と考えられていて，0.7～1% と見積もられる一般人口の有病率に比べて著しく高い．ところが，自閉症のてんかん併発率は報告によってかなりの開きがあり，4% にすぎないという報告もあれば，40% を超えるという報告もある．この大きなばらつきには年齢，性別，併発疾患，自閉症状の重症度などのさまざまな因子が関わっているのだろうが，そのなかでも知的能力障害の及ぼす影響が最も強いと考えられている．知的能力障害は自閉症の中核症状ではないが，知的能力障害ではてんかんの併発率がきわめて高いこと[6]，自閉症の知的能力障害併発率が 50% に及ぶことを考えると，自閉症のてんかん併発に知的能力障害が影響を及ぼしていることは間違いないだろう．実際，アスペルガー症候群のてんかん併発率は約 4% と見積もられていて，自閉スペクトラム症のなかでは最も低い[7]．

Amiet ら[8]は知的能力障害レベルが自閉症のてんかん併発に及ぼす影響を検証するために，メタ解析を実施した．その結果，知的能力障害（IQ 70 未満）を伴う場合のてんかん有病率は 21.5%，伴わない場合の有病率は 7.5% と推計された．さらに，IQ が

Rett 障害：Rett 障害のほとんどは女児に生じ，その原因は X 染色体長腕 Xq28 領域に存在する MECP2 遺伝子の変異にある．正常な発達の後に退行が生じていること，手揉み動作などの常同症状を呈していることに気づけば診断がつく．重度の精神遅滞に加えて，側彎，てんかん，自律神経機能不全，手の異常運動，常同症を認めることが多い．

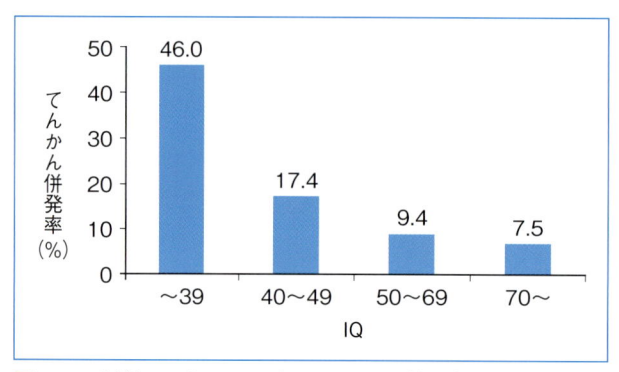

図 5-1 自閉スペクトラム症のてんかん併発率
IQ が低いほどてんかん併発率は高くなる.
(Amiet C, et al：Epilepsy in autism is associated with intellectual disability and gender：evidence from a meta-analysis. Biol Psychiatry 64：577-582, 2008 より)

低くなるほどてんかん併発率が高くなり，IQ が 40〜50 では 17.4%，40 以下では 46.0% に達していた（図 5-1）．したがって，自閉症のてんかん併発の過半は併発する知的能力障害によって説明することができる．とはいえ，知的能力障害のない自閉症であってもてんかん有病率は約 8% に及び，この割合は一般人口よりも明らかに高く，自閉症に併発するてんかんを知的能力障害だけによって説明することはできないだろう．

ところで，女児は男児に比べて自閉症有病率が低く，男女比は 4 対 1 と報告されているが，自閉症の女児は男児よりもてんかん併発率が高い[9]．自閉症女児では男児に比べて知的能力障害が重いことが高いてんかん併発率と関係しているのかもしれない．Amiet ら[8]のメタ解析によると，自閉症女児のてんかん有病率は 34.5%，一方，男児は 18.5% であり，やはり女児のてんかん併発率のほうが明らかに高かった．

自閉症がてんかんを併発しやすい理由のひとつとして，大脳皮質のミニカラムの形態異常が指摘されている[10]．ミニカラムは錐体細胞，介在神経細胞，軸索，樹状突起からなる垂直方向の配列であり，ミニカラムが組み上がってマクロカラムとなり，受容野が形成される．ミニカラムは皮質における情報処理の最小単位と考えられているが，自閉症ではミニカラムの数が多く，幅が細くなっている．このミニカラムの狭小化に伴って GABA 作動性の抑制性介在神経細胞が減少し，皮質の興奮性活動を十分に抑制できなくなるために，てんかんを併発しやすくなるのではないかと推測されている．自閉症ではたとえてんかんを併発していなくても，てんかん様脳波異常を認めることが多い．このことも介在神経細胞を介したネガティブ・フィードバックが機能不全に陥っていることを示唆するだろう．自閉症とてんかんが神経発達的原因を共有している可能性がある．

3 | 自閉スペクトラム症のてんかん発症年齢

自閉症のてんかん発症年齢には 2 つのピークがある．ひとつは小児期早期であり，

もうひとつは思春期である[5]．

　てんかんを1歳以前に発症していると自閉症発症リスクが高くなる[11]．4～15歳の自閉症児の調査では7%にてんかん発作を認め，その80%は生後1年以内にてんかんを発症していた．生後1年以内にてんかんを発症した乳児の6～7%は知的能力障害を伴う自閉症を併発することも報告されている[12]．発達早期の段階で上側頭溝あるいは紡錘状回などの情動や高次視覚表象に関わる神経回路網にてんかん焦点が形成されてしまうと，表情という信号を認識する能力の発達が妨げられてしまう可能性がある[13]．これはまさに自閉症の症状にほかならない．

　思春期にてんかん発症の第2のピークがある理由は不明だが，自閉症に特徴的である．脳性麻痺と知的能力障害では年齢が進むにつれててんかん発症率は低下するが，Down（ダウン）症候群と自閉症では高まるというのは対照的な現象であり，おそらく何らかの疾病過程を反映しているのだろう[14]．

4 | 結節性硬化症

　自閉症は脳疾患に続発することもある．そうした続発性自閉症の代表格のひとつが結節性硬化症（tuberous sclerosis）であり，結節性硬化症の研究を通じて，てんかんと自閉症の因果関係が浮き彫りにされてきた経緯がある．結節性硬化症はてんかんと知的能力障害を併発しやすいだけでなく，患児によっては自閉症状を呈することがある[15]．したがって，自閉症の発症には脳奇形の性状や部位，あるいは併発するてんかんが関与しているのではないかと考えられてきた．

　結節性硬化症の遺伝形式は常染色体優性遺伝であり，多臓器にまたがる多彩な臨床症状を引き起こす．頻度は出生6,000件に1件と見積もられている[16]．2つの責任遺伝子（*TSC-1*，*TSC-2*）が同定されており，2/3は突然変異による孤発例である．てんかん発作は85%に生じ，West（ウエスト）症候群やLennox-Gastaut（レンノックス・ガストー）症候群などの重症てんかんを発症することが多い．

　結節性硬化症児53名について結節（tuber，図5-2）の出現部位と自閉症の関連性を調査したBoltonら[17]によると，自閉症併発群では19名中17名（89%）が側頭葉内に結節を有していたのに対し，自閉症非併発群では34名中14名（41%）にすぎなかったという．しかも側頭葉に結節を認めた自閉症併発群では全例がてんかん焦点も側頭葉に存在することを示唆する脳波所見を示していた．したがって，側頭葉内に結節を有するだけでなく，側頭葉を巻き込むてんかん発作を併発していることが自閉症状の発症の決め手になるのではないかと考えられている．

5 | 自閉スペクトラム症と関連するてんかん症候群

　自閉症はWest症候群や側頭葉てんかんを併発しやすい．また，これらのてんかんに続発して自閉症状が生じることもある[18]．おそらく，これはてんかん発作に巻き込

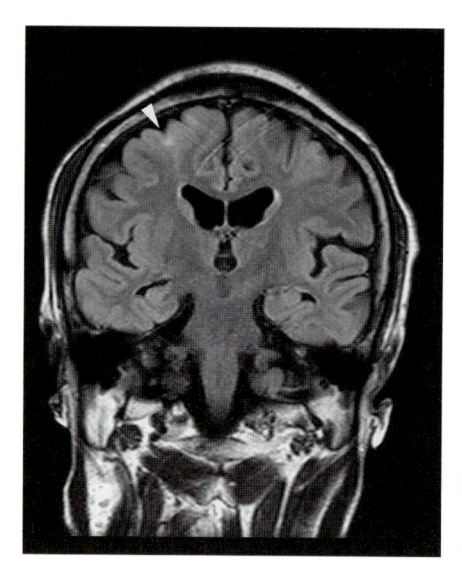

図 5-2 結節性硬化症の MRI(FLAIR)
37 歳男性．右前頭葉内に結節(tuber)を認める(矢頭)．

まれる脳領域と自閉症の中核症状を担っている脳領域が広く重複しているためなのだろう．こうした領域としては社会性やコミュニケーションにとって重要な神経回路網が考えられる．とはいえ，てんかんが自閉症の主たる病因であるとか，てんかんの治療が自閉症の改善や治癒につながるという考えは正しくない．原発性自閉症についてはてんかんが原因ではないというのが現在得られている結論である[19]．

(1) West(ウエスト)症候群

自閉症の心因論が盛んに唱えられていた時代に自閉症と West 症候群(乳児スパズム)の関係が見出され，自閉症を神経疾患と考える嚆矢となった．多くはないものの無視できない割合の自閉症児が West 症候群の既往を有していたのである[20]．

West 症候群の発症初期には周囲への関心の欠如，易刺激性，睡眠障害，そして目が見えないのではないかと疑いたくなるような視覚性注意の動揺性減弱を認めることがある．West 症候群では hypsarrhythmia と呼ばれる特徴的な脳波所見を呈する(図5-3)．この hypsarrhythmia は持続性のてんかん活動を反映していて，一種の「認知機能のてんかん重積状態」ともいえる[21]．この状態ではすべての上行性入力が途絶しているようにみえ，自発性や感情表出に欠け，外見上は自閉症のようにみえる．表情を読み取るのに必要な中枢性視覚機能が機能不全に陥り，情動発達に不可欠な視覚情報の認識が妨げられている可能性もある．また，PET 研究によれば，West 症候群の既往のある自閉的児では両側側頭葉の代謝低下を認めることがあるという[22]．この脳領域が自閉症と関連していることを考えると，興味深い知見である．

(2) 側頭葉てんかん

先に結節性硬化症の項でも触れたように，側頭葉てんかんと自閉症状は密接に関連

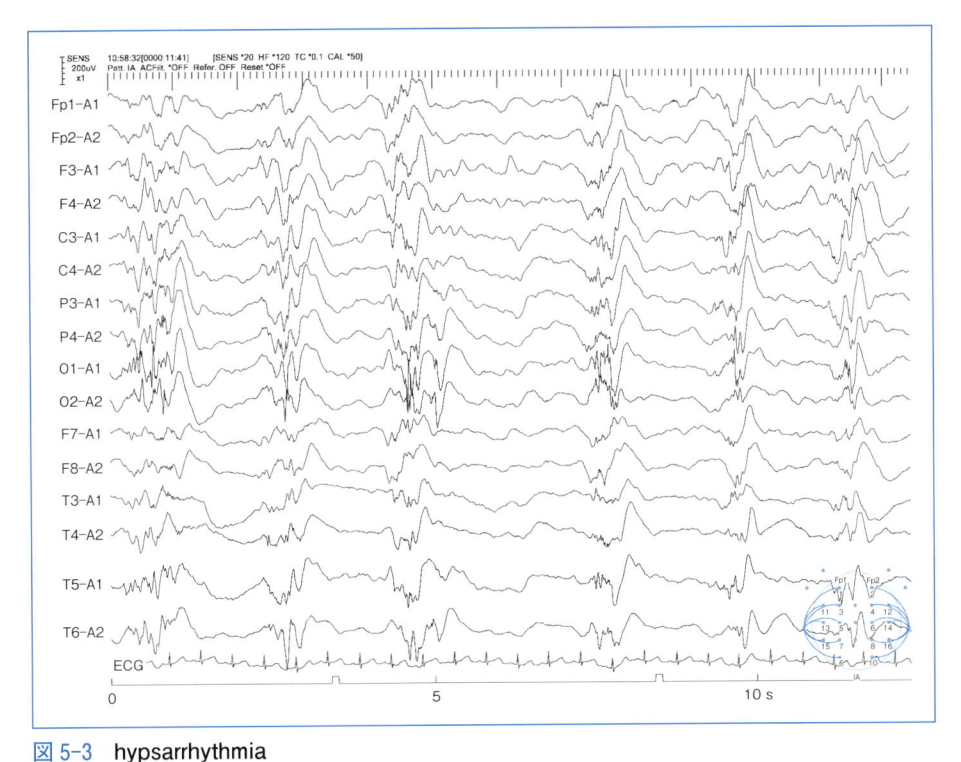

図 5-3 hypsarrhythmia
生後 6 カ月の女児．睡眠によって hypsarrhythmia に同期性と周期性が生じている．
（防衛医科大学校病院小児科　松本浩講師提供）

する．結節性硬化症以外の小児例（側頭葉の腫瘍や皮質異形成）でも，てんかん発作の発症あるいは増悪に伴って自閉症性の退行が生じ，発作の抑制とともに改善したという症例が報告されている[23]．

1990 年代になり，難治性側頭葉てんかんの外科治療が小児でも広く行われるようになると，手術前後の精神症状を体系的に評価する研究も始まった[24]．そして，自閉症状を認める場合，大半の症例で術後に自閉症状が改善することが明らかとなった．ただし，こうした改善例ではその自閉症状がいつ頃から生じていたのかは不明であり，また，どのような症状が改善するのかもよくわかっていない．側頭葉てんかんが自閉症状の発症に直接関与している可能性を検証するためには，こうしたてんかん外科症例の追跡研究が不可欠である[21]．

(3) 小児特発性局在関連てんかん

獲得性てんかん性失語とも呼ばれる特殊なてんかん症候群である Landau-Kleffner（ランドー・クレフナー）症候群では聴覚失認だけでなく自閉症状が現れることがある．Landau-Kleffner 症候群は小児特発性局在関連てんかんの最重症型であると考えられている．そして，その対極には発症率は高いものの軽症である Rolando（ローランド）てんかんが位置している．最近になり，Rolando てんかんであっても軽度の発達性言語能力障害や自閉症状が生じることがわかってきた[21]．その症状のタイプと程

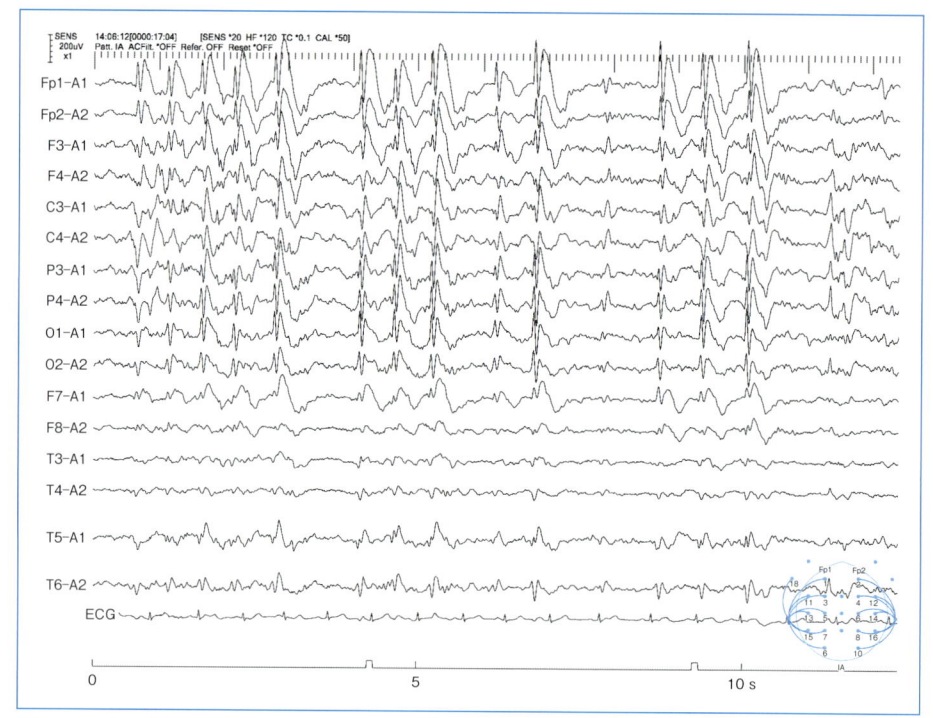

図 5-4　睡眠時持続性棘徐波（continuous spike-waves during sleep；CSWS）
Rolando てんかん児の睡眠中に生じたもの．

（防衛医科大学校病院小児科　松本浩講師提供）

度は Sylvius（シルヴィウス）裂周辺領域から生じるてんかん性放電の局在や拡延の仕方と関連すると考えられている[25]．自閉症状の場合は Sylvius 裂の外側に位置し，社会的認知や情動に関わる領域のてんかん活動を反映しているのかもしれない．なお，自閉症状を認める場合，睡眠時には睡眠時持続性棘徐波（continuous spike-waves during sleep；CSWS）と呼ばれる局在性あるいは全般性の棘徐波複合が連続することが多い（図 5-4）．

6　自閉症児のてんかん診療

　自閉症児は新奇で新しい環境に適応することが苦手なために，てんかん発作自体に戸惑うだけでなく，脳波などの検査にも耐えられず，問題行動がさらに悪化してしまうことがある．自閉症児ではてんかん発作に伴って体験する感覚症状（恐怖，自律神経症状，倦怠感）によって激しい情動反応（パニック，退行，攻撃性，易刺激性）が引き起こされることもある[21]．しかもその反応は発作自体よりも激越ですらある．さらに，診断につながる発作症状（感覚症状，自律神経症状，運動症状）を自閉症児は説明できないことが多いし，意識減損，動作停止，発語停止などの一瞬の発作症状を呈したとしても気づかれにくいだろう．

　自閉症でよくみられる常同症状はてんかん発作と酷似することもある．特に前頭葉

と側頭葉起源の複雑部分発作でみられる自動症は自閉症の常同症状と見誤りやすい．

　自閉症児によっては息を吸った後に呼吸を止めるValsalva（バルサルヴァ）強迫を繰り返すことがある．Valsalva強迫では最終的には失神に至るが，一瞬の意識消失と脱力の後に奇妙な姿勢を呈したり，けいれん性失神を呈することもある．こうした自閉症児ではてんかんも併発していることがあるので，てんかん発作との鑑別はきわめて難しい[26]．

　てんかん発作であると断定できたのであれば，さらに発作型の特定，既知のてんかん症候群との照合，自閉症状とてんかんの関連性の評価を進めていく．自閉症であっても，てんかん治療の原則はほかの小児となんら変わらない．とはいえ，自閉症児では抗てんかん薬によって認知面や行動面の副作用が生じやすい．ところが，そうした変化は副作用以外でも説明がついてしまうことがあり，薬剤性であるとは気づきにくい．難治性てんかんの場合，併用療法を余儀なくされるが，発作が抑制できるとはかぎらず，認知行動面の副作用だけが増悪することがあるので，発作抑制だけでなく，日常生活全般の変化にも目を向けていかなくてはならない[27]．

　てんかんの予後は病因によって大きく異なる．発作消失後の薬物治療終結の見込みについては個々の症例ごとに症候性か特発性かなどを考慮して判断すべきだろう．脳性麻痺や知的能力障害の長期追跡研究によれば，5年間てんかん発作が生じていなければ，少なくとも半数の症例で完全寛解が望める[21]．120名の自閉症児を13〜22年間追跡した地域研究によれば，てんかんが寛解したのは16%であったという[28]．とはいえ，この研究では高機能自閉症やアスペルガー症候群は除外し，重症例のみを追跡している．

7 | まとめ

　自閉症のてんかん併発率は知的能力障害を伴っていなくても8%に達し，小児期早期あるいは思春期にてんかんを発症することが多い．自閉症に併発するてんかん類型としてはWest症候群や側頭葉てんかんが多く，てんかん発作焦点と自閉症の中核症状を担う脳領域が広く重複している可能性がある．

　自閉症であっても，てんかん治療の原則はほかの小児となんら変わらない．とはいえ，自閉症児では抗てんかん薬によって認知面や行動面の副作用が生じやすいことを認識しておくべきである．

注意欠如・多動症（ADHD）

1 | ADHD概念の変遷

　注意欠如・多動症（attention-deficit/hyperactivity disorder；ADHD）は「不注意」，「多動」，「衝動」を特徴とする行動症候群である．小児であれば，集中し続けられな

い，じっとしていられない，待つことができないなどの行動上の問題はよくみられるが，ADHDの場合はこうした症状が年齢だけでは説明がつかないほど重度であり，しかも長期にわたって持続する．

ADHDの概念は1902年に英国の王立内科協会の年次講演会でGeorge Stillが「手に負えない子どもたち」について講演したのが嚆矢とされている[29]．この講演では正常知能にもかかわらず「意志による抑制」ができない児童20名を症例として提示し，その内容はLancetに3回に分けて掲載された．その後，流行性脳炎後（1918年の北米におけるエコノモ脳炎の大流行）[30]や頭部外傷後[31]の小児が多動，衝動行為，注意障害を呈することが報告されるようになり，軽微で検出できない脳損傷によって行動上の問題が生じるのではないかと考えられるようになっていった．こうした背景を受けて，1959年には微細脳損傷（minimal brain damage）[32]が，1962年には微細脳機能障害（minimal brain dysfunction）が仮説的概念として提唱された．しかし，その「軽微で検出できない脳損傷」という記述自体が不可知論的な色彩を帯びていたことから，これらの概念は必然的に衰退していった．

その一方で，多動などの症状に着目した症候学的定義が試みられるようになり，多動性衝動障害（hyperkinetic impulse disorder）[33]や多動児症候群（hyperactive child syndrome）[34]などの症候群が提案され，1968年に出版されたDSM-Ⅱでは小児期にみられる多動性反応（hyperkinetic reaction of childhood）がリストに加えられるに至った．当時は多動に焦点を当てた診断であったが，1980年に出版されたDSM-Ⅲでは注意欠如障害（attention deficit disorder）となり，不注意が定義の中核に置かれ，さらに多動の有無によって下位分類されていた．

病名としてADHDが初めて登場したのはDSM-Ⅲ-R（1987）である．DSM-Ⅳ（1994）になると，診断基準が不注意と多動・衝動に二分され，現症において「不注意」と「多動・衝動性」の両方を満たす混合型，片方しか満たさない多動・衝動性優勢型と不注意優勢型の亜型に分類された．DSM-5（2013）でも診断基準の基本構造は同じだが，DSM-Ⅳと大きく異なるのは診断閾値が引き下げられている点である．具体的には，発症年齢が7歳以前から12歳以前に引き上げられ，17歳以上では診断に必要な項目数が減らされている．また，DSM-5ではADHDは自閉スペクトラム症と同じく神経発達症に分類され，両者の併発診断も可能となっている．

1970年代まではADHDの症状は成長にしたがって消退していくと考えられていた．しかし，ADHD児の予後研究が開始されると，成長後も症状が持続しうることが認識されるようになり，成人期には多動が消退しても，不注意，落ち着きのなさ，衝動性が持続することが明らかとなった．男児の有病率は女児の2倍だが，成人では性差が縮まり，1.6倍となる．また，女性は男性に比べて不注意症状がよくみられるという[35]．

ADHDの薬物治療の発見にも逸話がある[36]．1930年代，正常知能にもかかわらず

DSM-Ⅱ：当時の米国は力動精神医学の支配下にあり，精神障害はすべて環境に対する「反応」であると考えられていた．統合失調症もschizophrenic reactionと呼ばれていた．

問題行動を繰り返す児童の検査のひとつとして髄液検査が行われていたが，腰椎穿刺後に生じる頭痛が問題となっていた．Bradley[37]は精神刺激薬のアンフェタミンが脈絡叢での脳脊髄液産生を促し，穿刺後の頭痛を軽減するのではないかと考え，実際に試みた．その結果，頭痛にはほとんど効果を示さなかったものの，就学上の問題が一時的にせよ劇的に改善したことを担任教師から知らされて，予想もしていなかったその効果に驚いたという．とはいえ，小児にこの種の薬剤を用いることへの批判も強く，アンフェタミンに比べて安全性の高いメチルフェニデート[38]の有効性が見出される1960年代まではこの発見はほとんど無視され続けたという．

2｜ADHDのてんかん有病率

てんかん児ではADHDの併発率がきわめて高い．非誘発性発作を初発した小児224名とその同胞135名の注意障害を調査したAustinら[39]によれば，発作を初発した児童の注意障害併発率(8.1%)は同胞(3.7%)の2.2倍に達し，しかもこの注意障害は発作を発症する前から存在していたという．さらに，2回以上の非誘発性発作を認めた小児，つまりてんかんと確定診断された小児に限ると注意障害併発率は15.8%にも上昇したのである．アイスランドの16歳未満の小児を対象とした地域住民調査[40]によると，てんかん児64名ではADHDの割合は15.6%，年齢，性別を一致させた対照群128名では5.5%であり，オッズ比は3.0(95%信頼区間1.1～8.6)にのぼり，しかもてんかんを発症する前からDSM-ⅣのADHD診断基準を満たしていた．また，発作と関連していたのはもっぱら不注意優勢型であった(オッズ比5.0，95%信頼区間1.0～25.8)．Hermannら[41]が2007年に報告した調査によると，特発性全般てんかんを新たに発症した8～18歳の小児75名の31.5%にADHDを認めたのに対し，年齢と性別を一致させた対照62名(従兄弟)では6.4%にすぎなかった．ADHDの82%はてんかんを発症する前から存在し，52%は不注意優勢型であった．

ADHD児のてんかん発症率についても複数のコホート研究が報告されている[42～45]．報告結果をまとめると，ADHD児では年率0.2～2%で非誘発性発作を発症すると見積もることができる[46]．5～16歳の小児における非誘発性発作の年間発症率は0.047%なので，ADHDでは4～44倍も非誘発性発作が生じやすいことになる．

先に紹介したAustinら[39]によると，てんかん発作を初発したと考えられた小児を詳細に調査したところ，1/3では以前から発作を繰り返していたことが判明したという．しかも，発作を繰り返していた群は初発群に比べて行動上の問題を認めることが多かった(34.2%対19.6%)．その後の追試でも発作初発と考えられた小児の35.9%は実際には以前から発作が生じていて，しかも「注意・実行・構成」に関する神経心理検査の成績が明らかに劣っていたことが報告されている[47]．したがって，てんかん発作を繰り返すことによって多動や不注意などの症状が増悪する可能性がある．

ADHD児の大半はてんかんを併発していなくても脳波異常を認める．ある研究によると，脳波が正常であったのは27.8%にすぎず，陽性棘波を34.1%に認め，焦点性

放電(23.9%),前頭覚醒律動(12.5%),過剰紡錘波(6.8%),両側性棘徐波(6.3%)がこれに続いた[48].前頭覚醒律動は聞き慣れないが,睡眠 stage 2 から覚醒する際に前頭領域に出現する鋭波群発を指す.Hughes ら[44]は ADHD の 19.7%に陽性棘波と前頭覚醒律動の両方を認め,対照群では 0.22%にすぎなかったことから,この脳波所見が ADHD と関連するのではないかと考えている.

3 | ADHD 併発てんかんの治療

多動や不注意などの ADHD の症状は難治性発作,てんかん様放電,抗てんかん薬によっても修飾を受ける[49].特に側頭葉てんかんでは成人[50]でも小児[51]でも認知・注意機能が損なわれやすい.抗てんかん薬のなかでもフェノバルビタールとベンゾジアゼピンは認知機能に対する影響が特に大きいので[52],不注意や多動を惹起していることが疑われれば,カルバマゼピン,バルプロ酸,ラモトリギン,レベチラセタムなどの認知機能に対する影響の少ない薬剤に置換するのがよいだろう[48].特にラモトリギンは ADHD 児では第一選択薬となりうる可能性を秘めている[53].

4 | ADHD 治療薬をめぐる問題

(1) 発作惹起作用

ADHD の治療には精神刺激薬であるメチルフェニデートやノルアドレナリン再取り込み阻害薬のアトモキセチンを用いることが多い.これらの薬剤の添付文書には「けいれん閾値を低下させ,発作を誘発するおそれがある」ので,てんかん患者には慎重に投与するようにとの警告が書き加えられている.したがって,ADHD 治療薬をてんかんを併発している患児に用いることに躊躇もあるだろう.

精神刺激薬の発作惹起作用とはどの程度のものなのだろうか.Hemmer ら[42]はてんかんと診断されたことのない ADHD 児 205 名を対象として,メチルフェニデートによる発作発症リスクを調査した.治療開始前の脳波では 30 名(14.6%)がてんかん様放電を示し,そのうち 12 名は Rolando 棘波だった.治療開始後,4 名(2.0%)にてんかん発作が生じたが,治療開始前の脳波が正常だったのは 1 名だけで,1 名は全般性放電,2 名は Rolando 棘波が記録されていた.脳波所見別の発作発症率を比較すると,正常脳波では 0.6%(1/175),Rolando 棘波では 16.7%(2/12)ということになり,てんかん素因を有していないかぎり精神刺激薬によって臨床発作が惹起されることはまれであると考えられる.先に紹介したように,初めて発作が生じたと考えられた患児の 1/3 では初発発作が見逃されていて,この一群では多動や不注意などの行動上の問題を認める割合がさらに高くなる[39,47].この知見を踏まえると,てんかんと診断されたことのない ADHD 児が精神刺激薬投与後に発作を起こしたとしても,過去に発作を起こしたことがないと断定することはできず,したがって,精神刺激薬と発作には因果関係があると結論づけることは難しい.

メチルフェニデートを服薬しているてんかん児に関する調査も複数報告されている．Feldmanら[54]による初期の研究では，発作頻度，抗てんかん薬血中濃度，脳波に影響を与えることはなかった．メチルフェニデート内服開始後2カ月間を追跡したGross-Tsurら[55]によると，発作がすでに抑制されていた患児では発作は再発しなかったが，発作が抑制されていなかった5名のうち3名では発作頻度が上昇したという．この結果からは，発作が抑制されていないADHD児についてはメチルフェニデートを用いる際には注意を払うべきということになる．この研究では17%に不眠が生じているが，不眠は発作の増悪因子であるし，こうした有害事象が発作頻度に変化をもたらした可能性も否定できない[48]．

一方，Gucuyenerら[56]は臨床発作を伴うADHD児と脳波異常のみを認めるADHD児の両方でメチルフェニデートによって脳波が改善したと報告している．後者では発作が生じることもなく，29%で脳波は正常化し，てんかん様放電を示す患児も半減した．てんかん併発児では正常脳波が4倍に増え，てんかん様放電の出現率も35%から19%に低下した．一方，1年間の調査期間中に発作回数が増加したのは8%にすぎなかった．このように臨床研究からは一貫した知見が得られていないので，総括することは難しいが，発作が十分抑制されていれば，中等度から重度のADHDに対してメチルフェニデートを試す価値はあるといえよう[53]．とはいえ，精神刺激薬を投与する前に抗てんかん薬の調節を終えておくことが望ましいだろう．なお，Gonzalez-Heydrichら[57]はADHD治療の相対的禁忌として未治療のてんかん，日単位で発作が生じているてんかん，てんかん様放電が持続している場合をあげている．

ADHDを併発している成人てんかん患者に対する精神刺激薬の影響については検討されたことがない．Mooreら[58]は精神刺激薬が成人てんかん患者の認知機能と抗てんかん薬による倦怠感や鎮静を改善しうるかを評価するために，8名にメチルフェニデートを3カ月間投与した．その結果，発作が抑制されていた6名のうち1名で3カ月後に発作が2回生じたという．とはいえ，この研究の対象はADHD併発てんかんではない．

アトモキセチンに関する報告はメチルフェニデートに比べると少ない．Wernickeら[59]は熱性けいれん以外には発作の既往のない小児および成人を対象としたアトモキセチン臨床試験31件のメタ解析と市販後調査の結果を報告している．アトモキセチン服薬中の発作出現率は小児0.2%，成人0.1%であり，プラセボおよびメチルフェニデートと変わらなかった．市販後副作用報告に基づく発作発症率は8/100,000であり，そのうち誘因が全く見つからなかったのは2%にすぎなかった．

(2)抗てんかん薬との相互作用

メチルフェニデートと抗てんかん薬には限定的ながら薬物動態学的相互作用が存在する．まず，メチルフェニデートはフェニトイン，プリミドン，フェノバルビタールの代謝を阻害する[49]．また，カルバマゼピンによってメチルフェニデートの血中濃度が著明に低下した症例が報告されている[60]．なお，アトモキセチンについては報告が

ない．薬力学的相互作用については報告されていないが，アトモキセチンではまれに肝不全が生じるので，バルプロ酸などの肝毒性を呈しうる抗てんかん薬と併用する際には注意したほうがよい[48]．

5 まとめ

ADHD児のてんかん発症率が高いだけでなく，てんかん児のADHD併発率も高い．したがって，ADHDとてんかんには双方向性の関係がある．さらに，抗てんかん薬によっては多動や不注意などのADHD関連症状を惹起することがあり，様相はさらに複雑になる．

ADHD治療薬にはてんかん閾値を低下させて発作を誘発させるおそれがあると注意喚起されているが，そのエビデンスとなると十分とは言い難い．したがって，現状では，てんかん発作が十分抑制されている中等度から重度のADHD児に対してであれば薬物治療の適応があると考えるのが適当だろう．

アルツハイマー病

1 アルツハイマー病の概要

アルツハイマー病の疾病概念は1889年にRedlichが認知症の大脳皮質に老人斑を見出したことに遡る[61]．その後，1906年にAlzheimerが初老期に発症し急速に進行した認知症例の剖検脳から老人斑に加えて嗜銀性の線維性構造物を発見した．この症例がいわゆる早発性アルツハイマー病のプロトタイプであり，嗜銀性の構造物は神経原線維変化と呼ばれるようになった．1970年代に入ると，早発性アルツハイマー病と老年痴呆は病理学的に区別がつかないことから，両者を併せてアルツハイマー痴呆という疾患単位に統合された．1980年代後半には蓄積蛋白のβ-amyloid（Aβ）やリン酸化tauの存在が明らかにされ，脳内に多量のAβが沈着する認知症を発症年齢にかかわらずアルツハイマー病と呼ぶのが主流となり，今日に至っている．

アルツハイマー病は脳内に多量のAβが沈着するという病理所見によって診断されるが，記憶障害が強く，取り繕いなどの特徴的な症状を呈することや，海馬領域の萎縮などの特徴的な画像所見を示すことから，ある程度正確に臨床診断を下すことができる[61]．

軽度認知機能障害（mild cognitive impairment；MCI）はアルツハイマー病の前駆状態を意味することが多いが，その定義をめぐっては最近まで混乱していたという[62]．現在最も周知されているMCIの定義[63]は①主観的な物忘れの訴え，②年齢以上に記憶力が低下（記憶検査で平均値の1.5SD以下），③日常生活動作は正常，④全般的な認知機能は正常，⑤認知症は認めない，である．しかしながら，この定義についても記憶障害に重点を置きすぎているという批判がある．なお，MCIから認知症への進

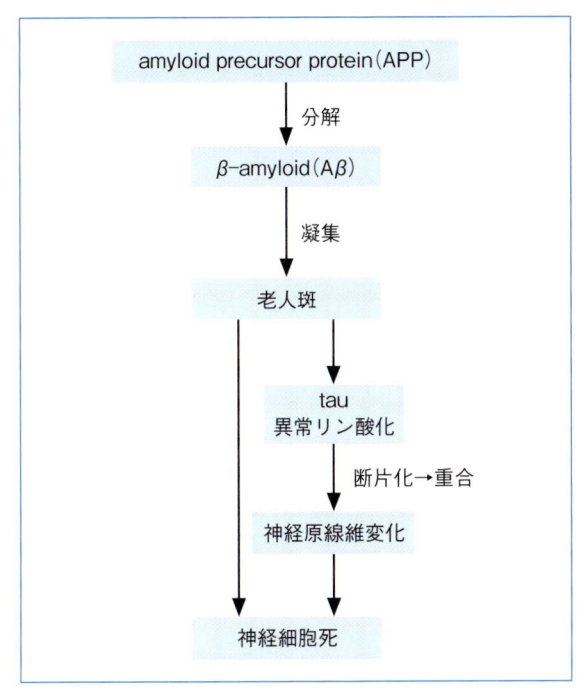

図 5-5　アミロイド・カスケード仮説

展は年間 10% 程度と見積られている[64]．MRI では海馬傍回の前方に位置する嗅内皮質の萎縮を認めることが多い[65]．

　アルツハイマー病脳に特徴的な病理学的変化は海馬を中心とする神経細胞脱落，細胞外に沈着する老人斑，細胞内に蓄積する神経原線維変化である．老人斑の主要構成成分が Aβ であり，神経原線維変化はリン酸化 tau 蛋白からなる．そして，Aβ の脳内蓄積がアルツハイマー病の病態機序の初期段階を担っていると考えられ，その疾病発現機序として amyloid cascade が想定されている[66]．このカスケード仮説(図 5-5)に従うと，まずアミロイド前駆蛋白(amyloid precursor protein：APP)が切断され，不溶性の Aβ が産生され，これが凝集し老人斑が形成される．次いで微小管形成を促進する蛋白質である tau に異常リン酸化が生じ，断片化・重合し，神経原線維変化が形成される．そして，最終的に神経細胞は死に至る．APP は 21 番染色体上にコードされている．21 番染色体のトリソミーである Down(ダウン)症候群では APP 産生量が正常の 1.5 倍に達するために，10 歳時には早くも老人斑の沈着が始まり，50 歳を過ぎると 50% がアルツハイマー病を発病する．また，65 歳未満で発病する早期発症型アルツハイマー病の 10% を占め，常染色体優性遺伝形式をとる家族性アルツハイマー病では APP，PSEN1，PSEN2 の病因遺伝子が同定されている．PSEN1 と PSEN2 はいずれも APP を切断する γ-secretase の活性中心に位置する蛋白質 presenilin をコードしており，その点突然変異によって不溶性の強い Aβ42 が産出されるために若年から Aβ が沈着してしまう．

　アポリポ蛋白質はリポ蛋白質と結合し，脂質代謝に関与する一群の蛋白質である．

そのサブクラスのひとつである apolipoprotein E（ApoE）には ε2, ε3, ε4 の 3 種の遺伝子多型が存在するが，ε4 はアルツハイマー病の最大の疾患感受性遺伝子としても知られている．ε4 を有する場合はアルツハイマー病の発病リスクが有意に高まる（ヘテロ接合型で 3 倍，ホモ接合型では 10 倍）だけでなく，より若年で発病しやすくなる．とはいえ，ε4 以外の遺伝型をもつアルツハイマー病が存在することや，ε4 を有していても発病しない場合があることから，ApoE4 自体がアルツハイマー病の直接的な原因として作用しているわけではない．

2｜高齢初発てんかん

てんかんは小児期に最も発病しやすく，75％は成人前に発病すると考えられてきたために，高齢者のてんかん問題に注意が払われることはあまりなかった．高齢者のてんかん発病率が想定以上に高いことに最初に気付いたのは米国の Hauser ら[67]のグループである．図 5-6 に示したように 1 歳までの発病率は高いが，小児期を通じて発病率は低下し，成人ではほぼ同じ発病率となる．しかし，60 歳を超えると発病率は反転上昇に転じ，右のほうが高い J 字型の発病率曲線になる．全年齢平均の年間発病率は 10 万対 44，40 歳代の発病率は 10 万対 23 であるのに対し，70 歳代は 10 万対 100，80 歳代は 10 万対 173 に達していた．高齢者のてんかん発病率は実に小児の 2～3 倍に及んでいたのである．

その後，Hauser らの報告に触発されて，複数の追試が実施された．まず，Wallace ら[68]が英国における発病率を推計した．平均発病率は 10 万対 81 であったが，75 歳以上の高齢者では 10 万対 135～160 に達し，全年齢で最も高かった．Forsgren ら[69]によるスウェーデンの疫学調査では平均発病率は 10 万対 56 だったが，60 歳を過ぎ

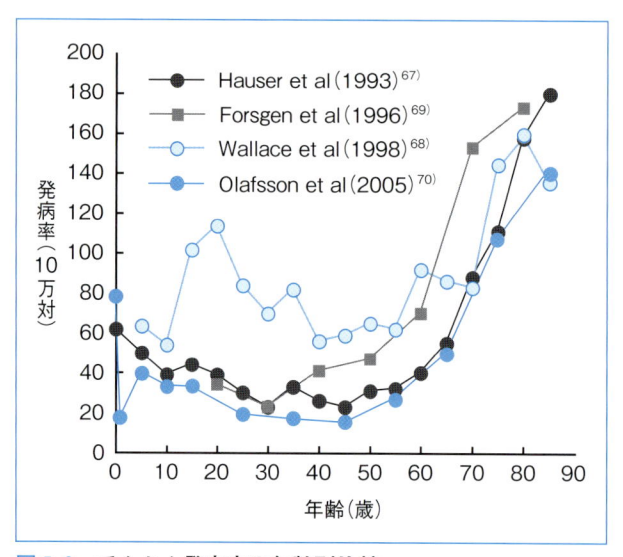

図 5-6　てんかん発病率の年齢別比較

ると急激に上昇し，65歳以上の発病率は139であった．Olafssonら[70]によるアイスランドの全人口を対象とした調査でもやはり高齢者の発病率が最も高かった．この疫学調査では発作の病因についても詳細な情報収集を行っており，てんかんを非誘発性発作（非急性症候性発作）を2回以上起こしたものと厳密に定義して発病率を見積もっている．そのため，平均年間発病率は10万対33と低めではあるが，65歳，75歳，85歳の発病率はそれぞれ10万対50，107，142と急激に上昇していた．

　日本にはこのような疫学情報はないが，複数の欧米諸国の年齢別発病率が同様の傾向を示していることから，日本でも高齢者のてんかん発病率が高率であることが推測されよう．てんかんは脳血管障害，認知症に次いで高齢者に多い神経疾患であるという認識が必要である．

　てんかん発作は慢性非誘発性発作とも呼ばれるように，病因として急性疾患が否定される反復性の発作であるが，高齢者では神経学的侵襲をもたらした疾患に続発することが多い．若年成人ではてんかん発作の原因が同定できるのは半数に満たないが，高齢者では75％で同定できる[71]．高齢初発てんかんの病因で最も多いものは脳血管障害であり，全例の30～50％を占める．次に多いのがアルツハイマー病をはじめとする変性疾患であり，病因の確認された群の20％を占める[71]．

3 アルツハイマー病とてんかん

(1) 併発率

　アルツハイマー病のてんかん併発率については複数の報告がある（表5-2）．初期の研究の多くは後向き調査であり，10～21％と見積もっている[72〜74]．このばらつきの大きさは調査対象の不均質性，たとえば脳血管障害の併発率の違いなどを反映していると考えられる．最近実施された前向き研究2件ではいずれもMini-Mental State Examination（MMSE）得点が16点以上の比較的軽症のアルツハイマー病患者を追跡調査している．236名を6年間追跡したAmatniekら[75]はてんかん発作が8％で疑われたと報告している．453名を5年間追跡したScarmeasら[76]は確実にてんかんと診

表5-2　アルツハイマー病のてんかん発作発症率

研究者	手法	対象者数	発作発症率
Hauserら[72]	後向き	81	10％
Mendezら[73]	後向き	446	17％
Volicerら[74]	後向き	128	21％
Romanelliら[77]	前向き7年 軽症	44	16％
Amatniekら[75]	前向き6年 MMSE 16以上	236	8％
Scarmeasら[76]	前向き5年 MMSE 16以上	453	2～10％

MMSE：Mini-Mental State Examination.

断しえたのは 2% にすぎなかったが，疑い例を含めると 10% に達したと報告している．前向き調査の限界として，てんかん発作の診断に必要な信頼できる情報を確実に得ることは極めて難しく，てんかん発作の疑われた対象にもれなく脳波検査を実施できるわけでもない．こうした理由から疑診断率と確定診断率が解離してしまうのである．とはいえ，アルツハイマー病ではてんかんを併発しやすいと考えてよいだろう．

(2) てんかん発作の発症時期

かつてはアルツハイマー病が進行した時期にてんかん発作が生じやすいと考えられ，アルツハイマー病発病後平均 6 年という報告が大半であった[73,77]．ところが，最近の報告ではもっと早い段階でてんかん発作が生じることが明らかとなっている．まず，Lozsadi ら[78]によると，新たにアルツハイマー病と診断された患者の 6.8% にすでにてんかん発作の既往を認め，その半数は認知機能が低下しはじめた時期に発作が生じていたと報告している．Vossel ら[79]はてんかん発作を併発したアルツハイマー病 35 名のてんかん発病時期の詳細を報告している(図 5-7)．まず，77% はアルツハイマー病の発病と同時あるいはそれよりも早くてんかんを発病していた．次に，何らかの認知機能が損なわれはじめた時期と比較すると，91% は同時あるいはそれより遅れててんかんを発病していた．したがって，てんかん発作は認知機能が低下しはじめた時期からアルツハイマー病を発病するまでの間に生じることが多いことになる．なお，てんかん発病時点の MMSE 得点をみると，57% は 24 点以上だった．

(3) 臨床発作像

高齢初発てんかんで最も多い発作型は複雑部分発作(43%)である[80]．とはいえ，複雑部分発作の典型的な発作症状は高齢者ではあまりみられない[71]．典型的な複雑部分発作では自律神経症状などの前兆を半数が経験し，その後に意識減損，無動凝視，自動症が続く．発作後もうろう状態の持続時間はせいぜい 5～15 分である．一方，高齢初発てんかんの複雑部分発作では前兆が少なく，認めたとしてもめまいのような非特異的な症状が多い．発作自体も自動症のような運動症状を伴うことは少なく，意識減損，不注意，もうろう，無反応，健忘などの非特異的な発作症状が多い．高齢初発作のもうひとつの特徴は発作後もうろう状態が長く続く点にあり，数時間あるいは数日にわたる場合もある．このような非定型的な発作症状からてんかんと診断することは容易ではない．

こうした臨床発作像の特徴はアルツハイマー病にも当てはまる．てんかんを併発したアルツハイマー病患者 39 名を調査した Rao ら[81]は複雑部分発作が 72% を占めていたと報告している．47 名(12 名は MCI)を調査した Vossel ら[79]によると，最も多い発作型はやはり複雑部分発作(47%)であり，そのうち 1/3 は二次性全般化を伴っていた．Vossel らの報告で注目すべきは，患者の 55% は非けいれん性発作だけが生じていた点である．具体的には未視感，既視感，感覚発作，精神発作，動作停止，失語発作，健忘発作が多かった．脳波によっててんかん性活動が検知されたのは 62% で

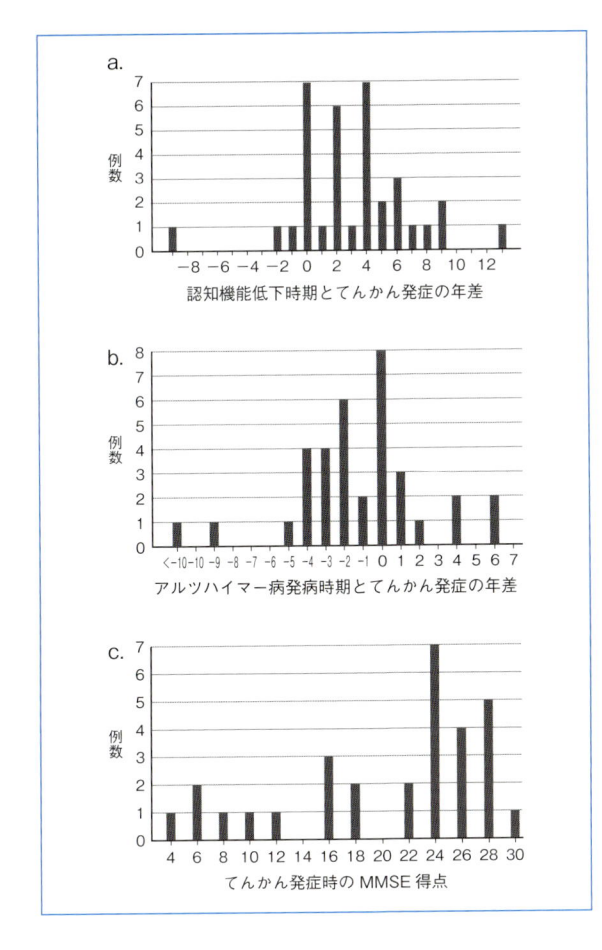

図 5-7 アルツハイマー病併発てんかんの発病時期

77%はアルツハイマー病の発病と同時あるいはそれよりも早くてんかんを発病し、91%はなんらかの認知機能が損なわれはじめた時期と同時あるいは遅れててんかんを発病していた。57%はてんかん発病時点のMMSE得点が24点以上だった。
(Vossel KA, et al：Seizures and epileptiform activity in the early stages of alzheimer disease. JAMA Neurol 70：1158-1166, 2013 より)

あった．とはいえ，ルーチン検査だけでは検出率は29%と低く，検出率の向上には睡眠賦活や複数回の検査が必要であった．てんかん性放電の40%は側頭領域に局在し，前頭側頭を含めると68%に及び，全般性放電を認めたのは6%にすぎなかった．

(4) 鑑別診断

高齢初発てんかん発作と鑑別すべき疾患を表5-3に示す．高齢者に広く用いられている薬剤のなかには発作閾値を下げ，発作を引き起こしうるものがあり，これにはテオフィリン，抗認知症薬，抗うつ薬，抗精神病薬などがある．高齢者では薬剤排出能力が損なわれていたり，発作閾値が低下しているために，薬剤誘発性の発作が特に生じやすい[82]．したがって，高齢者ではまずは薬剤誘発性の発作を除外する必要がある．

失神は一過性の脳循環障害によって生じる意識消失発作だが，高齢者の失神の発症率はてんかんよりはるかに高く，70歳以上では23%が失神を経験しているという[83]．失神の12%はけいれんを伴い，鑑別がさらに難しくなる[84]．けいれんとしてはミオクローヌスが多いが，自動症や偏向発作様の運動を呈することもある[85]．降圧剤や利尿剤は失神の原因ともなる[86]．失神はその原因によって反射性失神，心拍出量の低下

表5-3 高齢初発てんかん発作の鑑別診断

失神	起立性低血圧 反射性失神 心原性失神
脳循環障害	椎骨脳底動脈循環不全 一過性脳虚血(TIA) 一過性全健忘 片頭痛
代謝障害	低血糖 低ナトリウム血症 低カリウム血症
睡眠障害	閉塞性睡眠時無呼吸 入眠時ミオクローヌス ナルコレプシー 周期性四肢運動異常症 REM睡眠行動障害 むずむず脚症候群
心因性発作	

に伴う心原性失神，起立性低血圧に大別される．反射性失神はさらに神経反射経路の違いから血管迷走神経性失神，頸動脈洞失神，状況失神(咳嗽や排尿)に分類される．

一過性脳虚血(TIA)はてんかん発作と比較的鑑別しやすいが，脳循環障害の影響で脳波異常を呈することがあり，注意が必要である[87]．一過性全健忘はてんかん発作と見分けがつかないことがある．もっぱら睡眠中に発作が生じる場合は睡眠障害との鑑別が必要となる．特に周期性四肢運動異常症とREM睡眠行動障害は誤診されやすい[88]．

(5)薬物治療

高齢者のてんかん治療に際しては身体的老化，薬物動態の変化，併発身体疾患，多剤治療に伴う薬物相互作用を考慮する．

抗てんかん薬代謝に影響を与える加齢変化には蛋白結合，肝代謝能，腎排泄能がある．65歳をすぎると血清アルブミン濃度が低下し，一部は低アルブミン血症となる．低アルブミン状態では抗てんかん薬の蛋白結合分画が減少する．通常の抗てんかん薬血中濃度モニタリングでは蛋白結合分画と非結合分画の両方を測定しているが，抗てんかん作用を発揮するのは血液脳関門を通過できる蛋白非結合分画である．したがって，高齢者では抗てんかん薬の蛋白非結合分画が増えるために至適血中濃度が低くなる．特に蛋白結合率の高いバルプロ酸(95%)，フェニトイン(90%)，カルバマゼピン(80%)，フェノバルビタール(50%)，ゾニサミド(50%)では注意が必要である．

抗てんかん薬の多くは代謝酵素を誘導あるいは阻害する性質を有しているので，多様な薬物相互作用を引き起こす．高齢者では併発疾患のために多数の薬剤を服用していることが多く，薬物相互作用に対して特に注意が必要である．抗認知症薬のドネペジルとガランタミンはCYP3A4によって代謝されるので，このCYP3A4を誘導する

カルバマゼピン，フェニトイン，フェノバルビタール，プリミドンと併用すると，効果が減弱することがある．抗てんかん薬によるCYPの誘導はビタミンDの異化を加速し，カルシウム吸収の低下をもたらし骨粗鬆症の原因となる．フェニトインは高齢者の骨折リスクを約3倍に上昇させるとも報告されている[89]．

カルバマゼピンによる低Na血症は利尿剤を服用している患者で特に生じやすい[90]．バルプロ酸は認知機能および行動面の副作用は少ないが，用量依存性の振戦とパーキンソン症状が生じやすい[91]．また，薬物相互作用（CYP2C9とグルクロン酸転移酵素を阻害する）が生じることがある．ゾニサミドとトピラマートは発汗減少を惹起することがあるので，高齢者では熱中症に注意する[92]．ガバペンチンとレベチラセタムは薬物相互作用が生じないので使い勝手がよいが，腎から排泄されるので，腎不全や腎機能障害を認める場合には用量を減らす必要がある．ラモトリギンは認知機能に対する影響が少なく使いやすい．ただし，増量に時間がかかり，薬物相互作用の問題がある．

高齢者では抗てんかん薬の神経毒性の影響を受けやすく，忍容性が低い[93]．特に鎮静作用のあるフェノバルビタールとプリミドンや，認知機能に悪影響を及ぼすことのあるトピラマート[94]は高齢者には推奨できない．高齢者の副作用による治療中断率は若年成人の2倍に達し，投与量が若年成人の半分であっても治療脱落率は若年成人よりも高い[95]．したがって，高齢者の場合は一般成人の推奨初期用量の半量以下の用量から始めるとよい．そして，ゆっくり増量し，できるだけ低用量に抑えることが原則である[96]．

Vosselら[79]によると，アルツハイマー病併発てんかんに用いられる抗てんかん薬としてはラモトリギン，レベチラセタム，バルプロ酸，フェニトインが多く，忍容性はフェニトインを除いておおむね良好だという．また，発作寛解率はバルプロ酸（11%）とフェニトイン（17%）に比べて，ラモトリギン（53%）とレベチラセタム（44%）で高かった．高齢初発てんかんの治療反応性は良好であり，寛解率は85%に達すると報告されている[97]．Vosselらの報告をみるかぎり，アルツハイマー病併発てんかんの治療反応性は高齢初発てんかんのなかでは低いということになる．

4 | アルツハイマー病の病態生理とてんかん発作

アルツハイマー病では神経変性が進行した結果として，てんかん発作が生じやすくなると考えられた時期もあるが，これを支持するデータは少ない．また，複雑部分発作が生じる側頭葉てんかんでは海馬硬化（神経細胞の脱落とグリアの増殖を背景とする海馬萎縮）がよくみられるが，てんかん発作を併発したアルツハイマー病の剖検報告で海馬硬化を認めたという報告はない[76]．

先に，てんかん発作の大半は認知機能が低下しはじめた時期からアルツハイマー病を発病するまでの間に生じることを紹介したが，この事実からはamyloid cascadeの上流の段階でてんかん発作が生じていることが示唆されるだろう．つまり，Aβの蓄

積に伴っててんかん原性を獲得するのかもしれない．この仮説はAPP遺伝子を導入したマウスを用いて検証されはじめている．APP遺伝子を導入された遺伝子改変マウスでは脳内Aβ濃度が高まり，アルツハイマー病に似た病理所見と認知機能の低下を示すことが知られている．Palopら[98]はこの遺伝子改変マウスでは大脳皮質と海馬にてんかん性放電活動が生じるだけでなく，非けいれん性発作が生じることを見出した．そして，Aβによって生じた神経細胞の異常興奮性を抑制するための代償メカニズムが海馬神経回路に発動され，この代償性抑制によって神経回路が機能不全に陥り，認知機能障害が進行するのではないかと推定した．アルツハイマー病ではamyloid cascadeの進行に伴って神経細胞が変性，脱落し，認知機能障害が増悪していくが，初期にはこの代償性抑制メカニズムによって認知機能が障害されていると考えたのである．この考えは，APP遺伝子導入マウスにレベチラセタムを投与することによって，シナプスの機能だけでなく行動異常が回復することからも支持されている[99]．繰り返すが，神経変性モデルだけではアルツハイマー病のてんかん原性獲得を説明することはできない[100]．核上性麻痺，大脳皮質基底核変性症，認知症を伴うパーキンソン病などのAβを認めない神経変性疾患ではてんかん発作はほとんど生じないのである．

　アルツハイマー病を発病したDown症候群と家族性アルツハイマー病（presenilin 1 突然変異）ではてんかん併発率がきわめて高く，それぞれ68例中57例（84％）[101]，54例中19例（35％）[102]と報告されている．こうした若年から発病するアルツハイマー病ではAβが若年から過剰に蓄積する．しかも，やはりアルツハイマー病と診断されて間もない時期にてんかん発作が生じることが多い[103]．こうした知見もAβがてんかん原性獲得に重要な役割を演じていることを示す傍証となるだろう．

5｜まとめ

　アルツハイマー病はてんかんを併発しやすいが，これにはアルツハイマー病の発病過程自体が関わっている可能性がある．アルツハイマー病に併発するてんかんでは複雑部分発作をはじめとする非けいれん性発作が多いだけでなく，発作症状も非特異的であいまいなことが多い．さらに併発する循環器・神経疾患による失神や脳循環不全に加えて代謝障害や睡眠時随伴症に伴う発作エピソードとの鑑別が常に問題となり，その診断は困難をきわめることが少なくない．

　加齢に伴う生理学的変化は抗てんかん薬に対する反応を変化させ，さらに多剤服用による薬剤相互作用あるいは併発疾患のために薬剤不耐性や副作用が生じやすい．したがって，アルツハイマー病に併発したてんかんの治療には特別な配慮が必要である．

● 文献
 1）Kanner L：Autistic disturbances of affective contact. Nerv Child 2：217-250, 1943
 2）石川　元，市橋香代：アスペルガー症候群の歴史．日本臨床 65：409-418, 2007

3) Wing L : Asperger's syndrome : a clinical account. Psychol Med 11 : 115-129, 1981
4) Wing L : Autistic spectrum disorders. Br Med J 312 : 327-328, 1996
5) Volkmar FR, Nelson DS : Seizure disorders in autism. J Am Acad Child Adolesc Psychiatry 29 : 127-129, 1990
6) van Blarikom W, Tan IY, Aldenkamp AP, et al : Epilepsy, intellectual disability, and living environment : a critical review. Epilepsy Behav 9 : 14-18, 2006
7) Cederlund M, Gillberg C : One hundred males with Asperger syndrome : a clinical study of background and associated factors. Dev Med Child Neurol 46 : 652-660, 2004
8) Amiet C, Gourfinkel-An I, Bouzamondo A, et al : Epilepsy in autism is associated with intellectual disability and gender : evidence from a meta-analysis. Biol Psychiatry 64 : 577-582, 2008
9) Gillberg C, Steffenburg S, Schaumann H : Is autism more common now than ten years ago? Br J Psychiatry 158 : 403-409, 1991
10) Minshew NJ, Williams DL : The new neurobiology of autism : cortex, connectivity, and neuronal organization. Arch Neurol 64 : 945-950, 2007
11) Clarke DF, Roberts W, Daraksan M, et al : The prevalence of autistic spectrum disorder in children surveyed in a tertiary care epilepsy clinic. Epilepsia 46 : 1970-1977, 2005
12) Saemundsen E, Ludvigsson P, Hilmarsdottir I, et al : Autism spectrum disorders in children with seizures in the first year of life-a population-based study. Epilepsia 48 : 1724-1730, 2007
13) Leppanen JM, Nelson CA : Tuning the developing brain to social signals of emotions. Nat Rev Neurosci 10 : 37-47, 2009
14) McDermott S, Moran R, Platt T, et al : Prevalence of epilepsy in adults with mental retardation and related disabilities in primary care. Am J Ment Retard 110 : 48-56, 2005
15) Schwartz RA, Fernandez G, Kotulska K, et al : Tuberous sclerosis complex : advances in diagnosis, genetics, and management. J Am Acad Dermatol 57 : 189-202, 2007
16) Chu-Shore CJ, Major P, Camposano S, et al : The natural history of epilepsy in tuberous sclerosis complex. Epilepsia 51 : 1236-1241, 2010
17) Bolton PF, Park RJ, Higgins JN, et al : Neuro-epileptic determinants of autism spectrum disorders in tuberous sclerosis complex. Brain 125 : 1247-1255, 2002
18) Matsuo M, Maeda T, Sasaki K, et al : Frequent association of autism spectrum disorder in patients with childhood onset epilepsy. Brain Dev 32 : 759-763, 2010
19) Tuchman R, Cuccaro M, Alessandri M : Autism and epilepsy : historical perspective. Brain Dev 32 : 709-718, 2010
20) Taft LT, Cohen HJ : Hypsarrhythmia and infantile autism : a clinical report. J Autism Child Schizophr 1 : 327-336, 1971
21) Deonna T, Roulet-Perez E : Epilepsy and autistic spectrum disorders. Trimble MR, Schmitz B (eds) : Neuropsychiatry of Epilepsy, 2nd ed. pp 24-38, Cambridge University Press, 2011
22) Chugani HT, Da Silva E, Chugani DC : Infantile spasms : III. Prognostic implications of bitemporal hypometabolism on positron emission tomography. Ann Neurol 39 : 643-649, 1996
23) Hoon AH Jr., Reiss AL : The mesial-temporal lobe and autism : case report and review. Dev Med Child Neurol 34 : 252-259, 1992
24) Danielsson S, Viggedal G, Steffenburg S, et al : Psychopathology, psychosocial functioning, and IQ before and after epilepsy surgery in children with drug-resistant epilepsy. Epilepsy Behav 14 : 330-337, 2009
25) Deonna T, Roulet-Perez E : Early-onset acquired epileptic aphasia(Landau-Kleffner syndrome, LKS)and regressive autistic disorders with epileptic EEG abnormalities : the continuing debate. Brain Dev 32 : 746-752, 2010
26) Gastaut H, Broughton R, de Leo G : Syncopal attacks compulsively self-induced by the Valsalva manoeuvre in children with mental retardation. Electroencephalogr Clin Neurophysiol Suppl : 323-329, 1982
27) Pellock JM, Hunt PA : A decade of modern epilepsy therapy in institutionalized mentally retarded patients. Epilepsy Res 25 : 263-268, 1996
28) Danielsson S, Gillberg IC, Billstedt E, et al : Epilepsy in young adults with autism : a prospective population-based follow-up study of 120 individuals diagnosed in childhood. Epilepsia 46 : 918-

923, 2005
29) Spencer TJ：Attention-deficit/hyperactivity disorder. Arch Neurol 59：314-316, 2002
30) Ebaugh F, Franklin G：Neuropsychiatric sequelae of acute epidemic encephalitis in children. Am J Dis Child 25：89-97, 1923
31) Strecker E, Ebaugh F：Neuropsychiatric sequelae of cerebral trauma in children. Arch Neurol Psychiatry 12：443-453, 1924
32) Knobloch H, Pasamanick B：Syndrome of minimal cerebral damage in infancy. J Am Med Assoc 170：1384-1387, 1959
33) Denhoff E, Laufer MW, Solomons G：Hyperkinetic impulse disorder in children's behavior problems. Psychosom Med 19：38-49, 1957
34) Chess S：Diagnosis and treatment of the hyperactive child. N Y State J Med 60：2379-2385, 1960
35) American Psychiatric Association：Diagnostic and Statistical Manual of Mental Disorders, 5th ed. American Psychiatric Association, 2013
36) Gross MD：Origin of stimulant use for treatment of attention deficit disorder. Am J Psychiatry 152：298-299, 1995
37) Bradley C：The behavior of children receiving benzedrine. Am J Psychiatry 94：577-585, 1937
38) Clements SD, Peters JE：Minimal brain dysfunctions in the school-age child. Diagnosis and treatment. Arch Gen Psychiatry 6：185-197, 1962
39) Austin JK, Harezlak J, Dunn DW, et al：Behavior problems in children before first recognized seizures. Pediatrics 107：115-122, 2001
40) Hesdorffer DC, Ludvigsson P, Olafsson E, et al：ADHD as a risk factor for incident unprovoked seizures and epilepsy in children. Arch Gen Psychiatry 61：731-736, 2004
41) Hermann B, Jones J, Dabbs K, et al：The frequency, complications and aetiology of ADHD in new onset paediatric epilepsy. Brain 130：3135-3148, 2007
42) Hemmer SA, Pasternak JF, Zecker SG, et al：Stimulant therapy and seizure risk in children with ADHD. Pediatr Neurol 24：99-102, 2001
43) Holtmann M, Becker K, Kentner-Figura B, et al：Increased frequency of rolandic spikes in ADHD children. Epilepsia 44：1241-1244, 2003
44) Hughes JR, DeLeo AJ, Melyn MA：The Electroencephalogram in Attention Deficit-Hyperactivity Disorder：Emphasis on Epileptiform Discharges. Epilepsy Behav 1：271-277, 2000
45) Williams J, Schulz EG, Griebel ML：Seizure occurrence in children diagnosed with ADHD. Clin Pediatr（Phila）40：221-224, 2001
46) Hesdorffer DC, Krishnamoorthy ES：Neuropsychiatric disorders in epilepsy：epidemiology and classification. Trimble MR, Schmitz B（eds）：Neuropsychiatry of Epilepsy, 2nd ed. pp 3-13, Cambridge University Press, 2011
47) Fastenau PS, Johnson CS, Perkins SM, et al：Neuropsychological status at seizure onset in children：risk factors for early cognitive deficits. Neurology 73：526-534, 2009
48) Perr JV, Ettinger AB：Psychiatric illness and psychotropic medication use in epilepsy. Trimble MR, Schmitz B（eds）：Neuropsychiatry of Epilepsy, 2nd ed. Cambridge University Press, pp 165-196, 2011
49) Torres AR, Whitney J, Gonzalez-Heydrich J：Attention-deficit/hyperactivity disorder in pediatric patients with epilepsy：review of pharmacological treatment. Epilepsy Behav 12：217-233, 2008
50) Bocquillon P, Dujardin K, Betrouni N, et al：Attention impairment in temporal lobe epilepsy：a neurophysiological approach via analysis of the P300 wave. Hum Brain Mapp 30：2267-2277, 2009
51) Rzezak P, Fuentes D, Guimaraes CA, et al：Frontal lobe dysfunction in children with temporal lobe epilepsy. Pediatr Neurol 37：176-185, 2007
52) Perucca P, Carter J, Vahle V, et al：Adverse antiepileptic drug effects：toward a clinically and neurobiologically relevant taxonomy. Neurology 72：1223-1229, 2009
53) Parisi P, Moavero R, Verrotti A, et al：Attention deficit hyperactivity disorder in children with epilepsy. Brain Dev 32：10-16, 2010
54) Feldman H, Crumrine P, Handen BL, et al：Methylphenidate in children with seizures and attention-deficit disorder. Am J Dis Child 143：1081-1086, 1989

55) Gross-Tsur V, Manor O, van der Meere J, et al：Epilepsy and attention deficit hyperactivity disorder：is methylphenidate safe and effective? J Pediatr 130：670-674, 1997
56) Gucuyener K, Erdemoglu AK, Senol S, et al：Use of methylphenidate for attention-deficit hyperactivity disorder in patients with epilepsy or electroencephalographic abnormalities. J Child Neurol 18：109-112, 2003
57) Gonzalez-Heydrich J, Weiss M, Connolly M, et al：Pharmacological management of a youth with ADHD and a seizure disorder. J Am Acad Child Adolesc Psychiatry 45：1527-1532, 2006
58) Moore JL, McAuley JW, Long L, et al：An Evaluation of the Effects of Methylphenidate on Outcomes in Adult Epilepsy Patients. Epilepsy Behav 3：92-95, 2002
59) Wernicke JF, Holdridge KC, Jin L, et al：Seizure risk in patients with attention-deficit-hyperactivity disorder treated with atomoxetine. Dev Med Child Neurol 49：498-502, 2007
60) Behar D, Schaller J, Spreat S：Extreme reduction of methylphenidate levels by carbamazepine. J Am Acad Child Adolesc Psychiatry 37：1128-1129, 1998
61) 山口晴保：認知症疾患の呼称．日本認知症学会（編）：認知症ハンドブック．pp 1-7, 中外医学社, 2008
62) 朝田　隆：軽度認知機能障害（MCI）の概念．日本認知症学会（編）：認知症ハンドブック．pp 103-113, 中外医学社, 2008
63) Petersen RC, Smith GE, Waring SC, et al：Mild cognitive impairment：clinical characterization and outcome. Arch Neurol 56：303-308, 1999
64) Bruscoli M, Lovestone S：Is MCI really just early dementia? A systematic review of conversion studies. Int Psychogeriatr 16：129-140, 2004
65) Killiany RJ, Hyman BT, Gomez-Isla T, et al：MRI measures of entorhinal cortex vs hippocampus in preclinical AD. Neurology 58：1188-1196, 2002
66) 玉岡　晃, 東海林幹夫：アルツハイマー病．日本認知症学会（編）：認知症ハンドブック．pp 222-251, 中外医学社, 2008
67) Hauser WA, Annegers JF, Kurland LT：Incidence of epilepsy and unprovoked seizures in Rochester, Minnesota：1935-1984. Epilepsia 34：453-468, 1993
68) Wallace H, Shorvon S, Tallis R：Age-specific incidence and prevalence rates of treated epilepsy in an unselected population of 2,052,922 and age-specific fertility rates of women with epilepsy. Lancet 352：1970-1973, 1998
69) Forsgren L, Bucht G, Eriksson S, et al：Incidence and clinical characterization of unprovoked seizures in adults：a prospective population-based study. Epilepsia 37：224-229, 1996
70) Olafsson E, Ludvigsson P, Gudmundsson G, et al：Incidence of unprovoked seizures and epilepsy in Iceland and assessment of the epilepsy syndrome classification：a prospective study. Lancet Neurol 4：627-634, 2005
71) Ramsay RE, Rowan AJ, Pryor FM：Special considerations in treating the elderly patient with epilepsy. Neurology 62（Suppl 2）：S24-S29, 2004
72) Hauser WA, Morris ML, Heston LL, et al：Seizures and myoclonus in patients with Alzheimer's disease. Neurology 36：1226-1230, 1986
73) Mendez MF, Catanzaro P, Doss RC, et al：Seizures in Alzheimer's disease：clinicopathologic study. J Geriatr Psychiatry Neurol 7：230-233, 1994
74) Volicer L, Smith S, Volicer BJ：Effect of seizures on progression of dementia of the Alzheimer type. Dementia 6：258-263, 1995
75) Amatniek JC, Hauser WA, DelCastillo-Castaneda C, et al：Incidence and predictors of seizures in patients with Alzheimer's disease. Epilepsia 47：867-872, 2006
76) Scarmeas N, Honig LS, Choi H, et al：Seizures in Alzheimer disease：who, when, and how common? Arch Neurol 66：992-997, 2009
77) Romanelli MF, Morris JC, Ashkin K, et al：Advanced Alzheimer's disease is a risk factor for late-onset seizures. Arch Neurol 47：847-850, 1990
78) Lozsadi DA, Larner AJ：Prevalence and causes of seizures at the time of diagnosis of probable Alzheimer's disease. Dement Geriatr Cogn Disord 22：121-124, 2006
79) Vossel KA, Beagle AJ, Rabinovici GD, et al：Seizures and epileptiform activity in the early stages of alzheimer disease. JAMA Neurol 70：1158-1166, 2013
80) Rowan AJ, Ramsay RE, Collins JF, et al：New onset geriatric epilepsy：a randomized study of

gabapentin, lamotrigine, and carbamazepine. Neurology 64：1868-1873, 2005
81）Rao SC, Dove G, Cascino GD, et al：Recurrent seizures in patients with dementia：frequency, seizure types, and treatment outcome. Epilepsy Behav 14：118-120, 2009
82）Stephen LJ, Brodie MJ：Epilepsy in elderly people. Lancet 355：1441-1446, 2000
83）McKeon A, Vaughan C, Delanty N：Seizure versus syncope. Lancet Neurol 5：171-180, 2006
84）Lin JT, Ziegler DK, Lai CW, et al：Convulsive syncope in blood donors. Ann Neurol 11：525-528, 1982
85）Lempert T, Bauer M, Schmidt D：Syncope：a videometric analysis of 56 episodes of transient cerebral hypoxia. Ann Neurol 36：233-237, 1994
86）Bonema JD, Maddens ME：Syncope in elderly patients. Why their risk is higher. Postgrad Med 91：129-144, 1992
87）Lee H, Lerner A：Transient inhibitory seizures mimicking crescendo TIAs. Neurology 40：165-166, 1990
88）Thomas RJ：Seizures and epilepsy in the elderly. Arch Intern Med 157：605-617, 1997
89）Bohannon AD, Hanlon JT, Landerman R, et al：Association of race and other potential risk factors with nonvertebral fractures in community-dwelling elderly women. Am J Epidemiol 149：1002-1009, 1999
90）Ranta A, Wooten GF：Hyponatremia due to an additive effect of carbamazepine and thiazide diuretics. Epilepsia 45：879, 2004
91）Easterford K, Clough P, Kellett M, et al：Reversible parkinsonism with normal beta-CIT-SPECT in patients exposed to sodium valproate. Neurology 62：1435-1437, 2004
92）Low PA, James S, Peschel T, et al：Zonisamide and associated oligohidrosis and hyperthermia. Epilepsy Res 62：27-34, 2004
93）Cloyd J, Hauser W, Towne A, et al：Epidemiological and medical aspects of epilepsy in the elderly. Epilepsy Res 68（Suppl 1）：S39-S48, 2006
94）Fritz N, Glogau S, Hoffmann J, et al：Efficacy and cognitive side effects of tiagabine and topiramate in patients with epilepsy. Epilepsy Behav 6：373-381, 2005
95）Ramsay RE, Pryor F：Epilepsy in the elderly. Neurology 55（Suppl 1）：S9-S14, 2000
96）Pohlmann-Eden B：Issues when treating epilepsy in the elderly. Acta Neurol Scand Suppl 181：40-46, 2005
97）Mohanraj R, Brodie MJ：Diagnosing refractory epilepsy：response to sequential treatment schedules. Eur J Neurol 13：277-282, 2006
98）Palop JJ, Chin J, Roberson ED, et al：Aberrant excitatory neuronal activity and compensatory remodeling of inhibitory hippocampal circuits in mouse models of Alzheimer's disease. Neuron 55：697-711, 2007
99）Sanchez PE, Zhu L, Verret L, et al：Levetiracetam suppresses neuronal network dysfunction and reverses synaptic and cognitive deficits in an Alzheimer's disease model. Proc Natl Acad Sci U S A 109：E2895-E2903, 2012
100）Larner AJ：Epileptic seizures in AD patients. Neuromolecular Med 12：71-77, 2010
101）Puri BK, Ho KW, Singh I：Age of seizure onset in adults with Down's syndrome. Int J Clin Pract 55：442-444, 2001
102）Mann DM, Pickering-Brown SM, Takeuchi A, et al：Amyloid angiopathy and variability in amyloid beta deposition is determined by mutation position in presenilin-1-linked Alzheimer's disease. Am J Pathol 158：2165-2175, 2001
103）Janssen JC, Hall M, Fox NC, et al：Alzheimer's disease due to an intronic presenilin-1（PSEN1 intron 4）mutation：A clinicopathological study. Brain 123：894-907, 2000

〔吉野相英〕

第6章

てんかん特異的精神症候群

A　発作間欠期不快気分症

　発作間欠期不快気分症(interictal dysphoric disorder；IDD)は「てんかんそのものが不快気分状態を引き起こす」という考えから生まれ，百年以上かけて熟成された診断カテゴリである．諸家の理論を要約すると，意識の保たれた人格者に生じる反復性，短期間の不快気分エピソードとその最中にのみ現れる複合的な精神行動障害が浮かび上がる．これは発作後にみられる攻撃性(発作後もうろう状態，発作後精神病)とも異なるし，反応的，持続的な不快気分(パーソナリティ障害)とも異なる．さらに，既存の診断体系に属する精神障害とも完全には一致しない．かくして発作間欠期不快気分症はてんかん特異的精神症候群の一型に収まった[1]が，その臨床特徴に関しては未解明な部分が多い．本項では，Kraepelin, Blumer, Mula の理論を中心に取り上げ，発作間欠期不快気分症の臨床症状，診断，鑑別診断，治療について概説する．

● Kraepelin の周期性不機嫌症，てんかん性人格変化

　1913年発刊の Kraepelin の教科書[2]には早発性痴呆，躁うつ病，パラノイア，器質性精神病などと並びてんかん性精神病に関する一章が設けられている．てんかん性精神病は出現パターンに応じて急性挿間症(代理症)と慢性持続症に大別され，前者には周期性不機嫌症，もうろう状態，精神病状態，後者にはてんかん性人格変化，てんかん性痴呆が列挙されている．このなかで Kraepelin はてんかん患者に突発する気分変動状態(Verstimmungszustand)をてんかん性精神病の中心に据え，軽症例を周期性不機嫌症，重症例をてんかん性人格変化に関連づけた．

　周期性不機嫌症は間欠的，突発的，周期的な気分変動状態を呈する急性挿間症であり，意識清明下の多彩な精神症状と病前性格から際立つ問題行動によって特徴づけられる．気分変動状態の最中には苛立ち，抑うつ，疼痛，不安，不眠，多幸感の入り混じった情動が自生し，制御不能の感覚に陥る．頻度は低いが幻聴，妄想を認めることがある．病前性格は物静か，謙虚，献身的，友好的，勤勉，質素，実直，信心深さな

どの特徴を備え，人柄の良さが目立つ．問題行動には渇酒癖，遍歴，遁走，自殺企図が含まれるが，暴力行為はきわめて少ない．これらは不快気分に対する不適切な対処行動と解釈することができる．実際，渇酒癖に陥ると少量で意識混濁を生じたり（病的酩酊），気分変動状態そのものが長引く．遍歴，遁走は社会的な不利益を生じ，自殺企図は既遂に至る危険性が高い．気分変動状態は特に誘因なく突然始まり突然終わるのが特徴で，持続期間は数時間から数日間以内である．時に「壁にハエが止まった！」などの些細な出来事で苛立つことがある（易刺激性）．出現頻度は数日から数カ月に1回で，大抵はてんかん発作と無関係に生じるが，発作前，発作後に生じることもある．有病率は報告者によって異なり，Kraepelin の調査では 36.9%，Aschaffenburg の調査では 64〜70% であった．

てんかん性人格変化は著しい易怒性を呈するまれな慢性持続症であり，てんかん発症後5〜6年を経て生じ，緩徐に進行する精神的過程の遅れと自傷他害を含む問題行動を主徴とする．精神的過程の遅れには鈍化，粘着，迂遠などが含まれ，諸検査により細部へのこだわり，全体に対する理解力の低下，記銘力低下，比較・推論課題での成績低下などを特定することができる．猜疑心，宗教的観念，憤怒の爆発に伴い自己告発（事実に反して人を殺したと申し立てるなどの行動），器物損壊，自殺企図に至る．

周期性不機嫌症とてんかん性人格変化の相互関係に関する記述は見当たらず，Kraepelin 自身が両者の間に連続性を想定していたのかどうかは定かでない．20 世紀半ば以降，てんかん性人格変化という術語はあたかもてんかん患者がみな暴力的であるかのような印象を与え差別と偏見を助長するという理由で徐々に使われなくなった．そして，1950年代にてんかん性人格変化から反社会性を削除した形でGeschwind 症候群の概念が確立され，1990年代に周期性不機嫌症から問題行動を削除した形で発作間欠期不快気分障害（interictal dysphoric disorder；IDD）の概念が確立された．

Kraepelin は，周期性不機嫌症もてんかん性人格変化もてんかん診断の手がかりにはなりうるが決め手にはなりえないと注釈を加えている．これは「てんかん代理症に基づくてんかん診断」を提唱した Samt に対する批判である．もちろん，現在では発作間欠期の精神症状や行動変化が直接的にであれ間接的にであれてんかん診断の根拠とみなされることはない．しかし，昔も今も変わらないのは発作間欠期の精神症状や行動変化がてんかん発作と同等またはそれ以上に一部の患者を苦しめているという事実である．「てんかん患者の気分変動状態は独立した臨床単位を構成し，既存の精神障害とは一線を画する」という Kraepelin の診たては，後代のてんかん特異的精神症候群研究の礎となり，てんかん診療の新たな治療目標を定めたという点でてんかん精神病理学史上，最も重要な里程標のひとつである．

Blumer の発作間欠期不快気分障害

Kraepelin の理論を掘り起こし現代版てんかん性精神病を包括的に再定義したのは

精神科医のBlumerである．Zürich大学在学中からてんかん精神病理学に興味をもっていた彼は渡米後，精神科医のてんかん離れを目の当たりにし愕然としたという．その後，メンフィスてんかんセンターを拠点にしててんかん診療に携わる傍らGeschwind症候群の研究に長年従事し，1995年に満を持してIDDに関する原著を発表した．このなかで彼はてんかんに伴う精神障害と一般的な精神障害の異同を論じ，前者の中心にIDDを位置づけた．IDDは8つの中核症状(変動性抑うつ症状群：抑うつ気分，気力低下，疼痛，不眠/変動性情動症状群：不安，恐怖/特異症状群：易刺激性，多幸感)のうち3つ以上が日常生活に支障をきたすレベルで同時に存在する病態と定義される．これは周期性不機嫌症の自覚症状に気力低下と恐怖を加え，気分変動状態に伴う問題行動をすべて差し引いたものに等しい．IDDの診断には独自の自記式質問紙 The Seizure Questionnaire(SQ)を用いる．SQは中核症状に関する8項目からなり，本人，近親者からの聞き取りに基づいて各症状の有無を決定する(表6-1)．

　Blumerは2つの調査結果に基づいてIDD概念を確立した．最初の予備調査[3]では，抑うつ症状を伴う難治性側頭葉てんかん群15名，慢性疼痛群15名の2群比較を行い，側頭葉てんかんに特異的な7つの間欠性多型性症状(抑うつ気分，多幸感，疼痛，不安，易刺激性，幻覚，妄想)を特定した．これをもとにBlumerはてんかん患者向けの網羅的な質問紙 Epilepsy Questionnaire を簡素化してIDD診断に特化したSQを開発し，ほぼ同時期にGeschwind症候群の診断ツールである神経行動変化質問紙 Neurobehavioral Inventory(NBI)の開発を手がけた．NBIは側頭葉てんかん患者向けのBear-Fedio質問紙を一部改変したもので，7つの気分・感情変動因子，13の情動・人格特性因子を特定することができる(表6-2)．表6-1，表6-2から明らかなように7つの間欠性多型性症状はNBIの気分・感情変動因子とSQの中核症状の両方にまたがっている．この背景にはGeschwind症候群の三徴(情動反応性亢進，粘着，性機能低下)のうち前一者のみがてんかん特異的精神症候群に結びつき，後二者は人格変化を特徴づけるというBlumerの持論がある．これは紛れもなくGeschwind症候群をIDDの発症準備段階ととらえる試みにほかならない．

　2番目の横断調査[4]ではてんかんセンター受診者97名を対象にSQとNBIを実施し，てんかん群75名，非てんかん群22名に分けて精神障害のタイプと有病率を特定した．対象は男性40名，女性57名，平均年齢は30歳(4〜58歳)で，発作型に基づく内訳は複雑部分発作59名，単純部分発作3名，全般発作8名，その他5名であった．てんかん群の精神障害有病率は56%で，その内訳はIDD 44%(男女比0.57)，その他12%であった．これに対し，非てんかん群の精神障害有病率は95.5%で，その内訳はすべて心因性発作であった．IDD患者にみられた中核症状の数は3〜8つ(平均5.1)で，それぞれの出現率は46〜79%であった．2つの中核症状の組み合わせのなかで最も多かったのは抑うつ気分と易刺激性であり，全体の72.7%にみられた．幻覚は12.1%，自殺企図は21.2%にみられ，これらを伴うIDD患者はその他の患者に比べてIDD症状数が有意に多かった．IDDの不快気分エピソードは突然始まり突然終

表6-1 Seizure Questionnaire (SQ)

1	度々気分の落ち込みを感じることがありますか？	0 いいえ	1 はい
	それはいつ頃からですか？ それはどの位の期間持続しますか(数時間，数日間，数週間)？ それはどのくらいの頻度で現れますか？		
2	度々元気がでないと感じることがありますか？	0 いいえ	1 はい
	それはいつ頃からですか？ 元気が出ないのはずっとですか？　それとも周期的にですか？ もし周期的だとすると，どのくらいの頻度で現れ，どのくらいの期間持続しますか(数時間，数日間，数週間)？		
3	あちこち痛みますか？(痛みの場所と性質を教えて下さい)	0 いいえ	1 はい
	それはどのくらいの頻度で現れ，どのくらいの期間持続しますか？		
4	睡眠に関して困っていることはありますか？	0 いいえ	1 はい
	それはいつ頃からですか？ それはどのくらいの頻度で現れ，どんな風に困っていますか？		
5	イライラを抑えきれなくなることがありますか？	0 いいえ	1 はい
	それはどのくらい頻繁に起こりましたか？ どのくらいの頻度でイライラしますか？ イライラしたときはどのように対処していますか？		
6	突然幸せ一杯の気分になることがありますか？	0 いいえ	1 はい
	それはいつ頃からですか？ それはどのくらいの頻度で現れ，どのくらいの期間持続しますか？		
7	特定の状況で恐怖を感じることがありますか？	0 いいえ	1 はい
	それはいつ頃からですか？ どんな状況で恐怖を感じますか(人ごみの中，1人でいるとき，その他)？		
8	度々心配になることがありますか？	0 いいえ	1 はい
	それはいつ頃からですか？ とても心配になるのはどのくらいの頻度ですか？		

(Blumer D, Montouris G, Davies K：The interictal dysphoric disorder：recognition, pathogenesis, and treatment of the major psychiatric disorder of epilepsy. Epilepsy Behav 5：826-840, 2004 より)

表6-2 NBIの下位尺度

気分・感情状態	情動・人格特性
1 悲哀感	8 情動性
2 身体的苦痛	9 深刻さ
3 幸福感	10 書字の傾向
4 怒り・怒りっぽさ	11 規律
5 憎悪・復讐心	12 細かさ
6 猜疑心	13 保続
7 恐怖感	14 法感覚
	15 罪業感
	16 宗教性
	17 宇宙への関心
	18 運命感
	19 性感覚
	20 依存性

わるのが特徴で，持続期間は短くて数時間，長くても数日間であった．抑うつ気分は1カ月に平均5回生じ，平均12時間持続した．多幸感は活動性亢進を伴わない高揚感が中心で，1カ月に平均3回生じ，平均4時間持続した．易刺激性はうっ積した怒りに近く暴力を伴うことはなかった．IDD患者に併存するNBI上の行動変化は種類が少なくいずれも程度が軽かった．IDDに関連づけられる特定の発作型は見出されなかった．

　IDDの臨床特徴を描いた後，Blumerは次々と興味深い仮説を提示した．1番目は過剰な周辺抑制(surrounding inhibition)によりIDDが生じるという病態仮説である．これはLandoltの脳波強制正常化理論を踏襲したもので，てんかん発症とIDD発症の間に2年間のタイムラグを認めること，発作抑制後にIDDが好発することなどをその根拠とした．

　2番目は発作間欠期の人格変化，不快気分エピソード，精神病状態を三位一体とみなす側頭葉・辺縁系調節障害仮説である．これは側頭葉・辺縁系を巻き込むてんかん発作が慢性難治化すると最初に軽微な人格変化(Geschwind症候群の一部)，続いて不快気分エピソード(IDD)を生じ，重症化すると精神病状態に至るという考え方である．さらに，側頭葉・辺縁系にみられる精神病と統合失調症の鑑別点はIDDとGeschwind症候群の併存の有無であると断言した．その根拠として，難治性てんかん患者の約半数にIDDが発症すること，発作間欠期精神病状態の全例にIDDが先行すること，IDD患者のNBI上の行動変化が軽微であることなどをあげた．そのうえでBlumerはIDDの早期発見，早期治療により精神病状態への移行を未然に防ぐことができるという治療戦略を示した．

　Blumerの理論はIDDの診断ツール，診断基準，治療指針を示しただけでなく，いくつかの興味深い仮説を提起したという意味で高く評価される一方，科学的根拠に乏しいというアキレス腱をもつ．これは結果的にIDDの臨床単位としての独立性に対する疑問を生む要因となった[5,6]．

Mulaらの発作間欠期不快気分障害と発作後不快気分症状

　BlumerのIDD理論を継承しつつ2008年に新たな知見を報告したのはイタリアの大学病院に勤務する神経科医Mulaである．彼はドイツの研究者と協力してIDD質問票(IDDI)を開発し，IDDに関する3つの重要な調査を行った．IDDIはIDD診断に特化した38項目の自記式質問紙で，過去12カ月間の各症状の有無，出現頻度，重症度，症状に伴う機能障害を評価することができる(表6-3)．Blumerの診断基準に基づき，中等度から重度の症状が3つ以上存在するか，または中等度から重度の機能障害を引き起こしている症状が3つ以上存在する場合にIDDと診断する．さらに，IDDIを用いれば，総得点以外に3つの下位尺度得点(変動性抑うつ尺度，変動性情動尺度，特異尺度)を算出することもできる．

　Mulaは最初にIDDのてんかん特異性を検証し，続いてIDDと一般的な精神障害

表 6-3　IDD 質問票（IDDI）

この 12 カ月間に，あなたが経験されたことについてお尋ねします．
　最もよく当てはまるものを選び，○印で囲んでください．

1.1	時々，気力の低下を感じることがありましたか．		0 いいえ	1 はい
1.2	それはどのくらい頻繁に起こりましたか．	1 まれに	2 たまに	3 しばしば
1.3	それはいつもどのくらいの程度でしたか．	1 軽度	2 中等度	3 重度
1.4	それに伴いどのくらい支障がでましたか．	1 軽度	2 中等度	3 重度
2.1	時々，身体のどこかが痛むことがありましたか．		0 いいえ	1 はい
2.2	それはどのくらい頻繁に起こりましたか．	1 まれに	2 たまに	3 しばしば
2.3	それはいつもどのくらいの程度でしたか．	1 軽度	2 中等度	3 重度
2.4	それに伴いどのくらい支障がでましたか．	1 軽度	2 中等度	3 重度
3.1	時々，眠れなくなることがありましたか．		0 いいえ	1 はい
3.2	それはどのくらい頻繁に起こりましたか．	1 まれに	2 たまに	3 しばしば
3.3	それはいつもどのくらいの程度でしたか．	1 軽度	2 中等度	3 重度
3.4	それに伴いどのくらい支障がでましたか．	1 軽度	2 中等度	3 重度
4.1	時々，怖さやパニックを感じることがありましたか．		0 いいえ	1 はい
4.2	それはどのくらい頻繁に起こりましたか．	1 まれに	2 たまに	3 しばしば
4.3	それはいつもどのくらいの程度でしたか．	1 軽度	2 中等度	3 重度
4.4	それに伴いどのくらい支障がでましたか．	1 軽度	2 中等度	3 重度
5.1	時々，くよくよ悩んだり，重圧感を味わったり，動揺したり，または，不安を感じたりすることがありましたか．		0 いいえ	1 はい
5.2	それはどのくらい頻繁に起こりましたか．	1 まれに	2 たまに	3 しばしば
5.3	それはいつもどのくらいの程度でしたか．	1 軽度	2 中等度	3 重度
5.4	それに伴いどのくらい支障がでましたか．	1 軽度	2 中等度	3 重度
6.1	時々，憂うつになったり，気分が落ち込んだり，または大抵のことに興味がなくなったりすることはありましたか．		0 いいえ	1 はい
6.2	それはどのくらい頻繁に起こりましたか．	1 まれに	2 たまに	3 しばしば
6.3	それはいつもどのくらいの程度でしたか．	1 軽度	2 中等度	3 重度
6.4	それに伴いどのくらい支障がでましたか．	1 軽度	2 中等度	3 重度
7.1	時々，わけもなく，楽しくなったり，幸せになったり，または気力がみなぎったりすることはありましたか．		0 いいえ	1 はい
7.2	それはどのくらい頻繁に起こりましたか．	1 まれに	2 たまに	3 しばしば
7.3	それはいつもどのくらいの程度でしたか．	1 軽度	2 中等度	3 重度
7.4	それに伴いどのくらい支障がでましたか．	1 軽度	2 中等度	3 重度
8.1	時々，イライラしたり，怒りっぽくなったり，些細なことで自制心を失ったりすることはありましたか．		0 いいえ	1 はい
8.2	それはどのくらい頻繁に起こりましたか．	1 まれに	2 たまに	3 しばしば
8.3	それはいつもどのくらいの程度でしたか．	1 軽度	2 中等度	3 重度
8.4	それに伴いどのくらい支障がでましたか．	1 軽度	2 中等度	3 重度

付録　上記の症状の出現時期に関する質問
9　　これらのいくつかは一緒に現れましたか──────── 0 いいえ・1 はい
10　　一緒に現れやすい症状はどれですか
10_1　気力低下────────────────────── 0 いいえ・1 はい
10_2　痛み──────────────────────── 0 いいえ・1 はい
10_3　不眠──────────────────────── 0 いいえ・1 はい
10_4　恐怖・パニック───────────────── 0 いいえ・1 はい
10_5　不安──────────────────────── 0 いいえ・1 はい
10_6　抑うつ────────────────────── 0 いいえ・1 はい
10_7　多幸──────────────────────── 0 いいえ・1 はい

（つづく）

表6-3 つづき

10_8	易刺激性 ──────────────────── 0：いいえ・1：はい
11	症状が一緒に現れる場合，一連の症状はどのくらい頻繁に現れましたか． 1：今までに1回　2：今までに数回　3：年1回　4：年数回　5：月1回　6：週1回　7：それ以上
12	一連の症状はどのくらい続きましたか．今までで一番長かったときを思い出してください． 1：数時間　2：1日　3：数日　4：1週間　5：1週間以上　6：分からない
13	一連の症状はどのタイミングで現れましたか．
13_1	発作の前 ───────────────────── 0：いいえ・1：はい
13_2	発作の後 ───────────────────── 0：いいえ・1：はい
13_3	発作の最中 ──────────────────── 0：いいえ・1：はい
13_4	発作のない期間 ────────────────── 0：いいえ・1：はい

〔Mula M：The interictal dysphoric disorder. In：Trimble MR, Schmitz B(eds)：Neuropsychiatry in epilepsy. 2nd ed. pp 80-89, Cambridge University Press, 2011 より〕

との関連性，IDDとてんかん発作の時間的関係を検討した．最初の調査[7]では，成人のてんかん群117名と片頭痛群112名に対し，IDDI，精神疾患簡易構造化面接法（The Mini-International Neuropsychiatric Interview；MINI），Beck抑うつ質問票（Beck Depression Inventory；BDI），躁症状を評価する気分障害質問紙（Mood Disorder Questionnaire；MDQ）を実施し，2群間で比較した．てんかん群の内訳は局在関連てんかん72.6％，特発性全般てんかん18.8％，症候性全般てんかん8.6％で，調査時年齢は43.5±14.4歳，発症年齢は23.9±18.8歳，罹病期間は19.5±14.8年であった．

てんかん群の有病率はIDD 17.0％，気分障害29.6％，不安障害8.7％，精神病性障害2.6％で，単一の精神障害有病率は20.9％，複数の精神障害有病率は22.9％であった．これに対し片頭痛群の有病率はIDD 18.7％，気分障害11.9％，不安障害7.3％，精神病性障害0％で，単一の精神障害有病率は22.6％，複数の精神障害有病率は1.8％であった．てんかん群は片頭痛群に比して気分障害有病率，複数の精神障害有病率が有意に高かった．また，躁病エピソードを疑わせるMDQ陽性率（MDQ≧7点）はてんかん群が片頭痛群に比して有意に高かった．

これらの結果をもとにMulaらは，①てんかん患者の双極性障害有病率は定説に反して高い可能性がある，②IDDのてんかん特異性は否定的である，③IDDは気分障害，不安障害を併発しやすい，④IDDに最も関連するのは大うつ病性障害ではなく双極性障害かもしれないと結論した．次に①，④の検証が行われた．

2番目の調査[8]では，2つの大学病院神経内科に通院中の成人てんかん143名を対象にMINI，MDQを実施し，大うつ病エピソード，軽躁病・躁病エピソードの有病率と出現時期を特定した．対象は男性60名，女性83名，てんかん分類による内訳は局在関連てんかん70.0％，特発性全般てんかん22.4％，症候性全般てんかん4.9％，分類不能てんかん1.4％であり，調査時年齢は42.7±14.4歳，発症年齢は22.9±18.1歳であった．気分調整作用をもつ抗てんかん薬（カルバマゼピン，バルプロ酸，oxcarbazepine，ラモトリギンのいずれか）を服用中の者は83.9％であった．

対象者全体の双極性障害有病率は11.9％，MDQ陽性率は14.7％で，これらは抗て

んかん薬の気分調整作用の有無に関連していなかった．双極性障害17名のうちてんかん発作に無関係な気分エピソードを呈した者はわずか2名で，残りはIDDを認めた者が6名，発作周辺期気分症状を認めた者が9名であった．同様に，MDQ陽性者21名のうちてんかん発作に全く関係なく気分症状を呈した者はわずか3名で，残りはIDDと発作周辺期気分症状が半数ずつを占めた．

　これらの結果から，最初の調査で得た双極性障害有病率は発作周辺期症状を含んだものであり，真の発作間欠期双極性障害は定説どおり少数にすぎなかったと修正した．そのうえで，発作周辺期症状と発作間欠期症状の鑑別は治療方針の決定に有用であると結論した．これは前述した①の仮説を棄却し，④の仮説を一部修正したものである．

　3番目の調査[9]ではIDD症状を操作的にpure IDD（発作間欠期に限定した不快気分症状）と発作周辺期不快気分症状（periictal dysphoric symptoms；PDS）に大別し，両者の異同を検討した．対象は男性60名，女性82名，てんかん分類による内訳は局在関連てんかん72.1％，特発性全般てんかん22.1％，症候性全般てんかん4.3％，分類不能てんかん1.4％であり，調査時年齢は42.6±14.4歳，発症年齢は23.0±18.1歳であった．

　側頭葉てんかん群は側頭外てんかん群，特発性全般てんかん群に比してIDDI総得点，3つの下位尺度得点がすべて有意に高値を示したが，PDSを除外するとこれら3群間の有意差は消失した．IDD有病率は31名(21.8％)で，その内訳はpure IDD群14名(9.8％)，PDS群17名(12％)であった．さらにIDD症状の出現パターンで分けると，pure IDD群の内訳は一過性（数時間から数日間）21.4％，慢性持続性35.7％，変動性42.9％であったのに対し，PDS群の内訳は一過性58.8％，慢性持続性11.8％，変動性29.4％であった．

　これらの結果をもとにMulaらはBlumerの基準を満たすIDDのうち約半数はPDSであり，pure IDD有病率は9.8％にすぎないと指摘した．また，発作周辺期にのみ出現するPDSには発作そのものの抑制が必要であるのに対して，発作間欠期にのみ出現するIDDには発作コントロールとは別の精神科治療が必要であろうと結論した．

　Mulaらの研究はIDDとてんかん類型や一般的な精神障害との関係を明らかにしたという点で高く評価される．Blumerに対するMulaの反論は次の3点に要約することができる．まず，IDDはてんかんに特異的とはいえず，非てんかん由来のIDD症状とてんかん性活動の関係は実証されなかった．次に，側頭葉てんかんに由来するIDD症状の大半はPDSであった．最後に，pure IDDの持続期間は必ずしも数日以内とは限らない．これらを根拠にMulaは側頭葉てんかんに特異的な発作間欠期精神障害は存在せず，むしろ特定の発作焦点に関連づけられる発作周辺期症状が存在するのではないかと推論した．特に最初の2つの主張は，Kraepelinが提起した周期性不機嫌症のてんかん特異性仮説，Blumerが提起したIDDの側頭葉・辺縁系てんかん特異性仮説とは対立するものであり，興味深い．

不快気分の精神病理学史

　Kraepelin，Blumer，Mula らの理論的な特徴を際立たせるために不快気分の精神病理学史を今一度振り返っておく．不快気分を表す英語の dysphoria，ドイツ語の Dysphorie，フランス語の dysphorie はいずれも古代ギリシャ語の dysphoros に由来する．これは耐えがたいもの・人・状況とそれに伴う不平，不満，立腹，苛立ち，悲嘆，落胆，悲哀を表す多義語であり，当初から苛立ちを強調する用法と抑うつを強調する用法が混在していた．

　一般精神医学領域ではここから病的な不快気分に関するいくつかの定義が派生した[11]．まず，最も広義に解釈したのは Jaspers である．彼は不快気分を「さまざまな陰性感情の入り交じった複雑な気分状態」，「自生的なものもあるが多くは外的刺激によって惹起されたもの」と定義した．同様に，Haring と Leickert は不快気分を「苛立った気分と抑うつ気分の入り混じった気分状態」と定義した．

　これに対し，不快気分を苛立ちまたは抑うつのいずれかに限定する立場もある．第二次世界大戦後のドイツ精神医学界はやや「苛立ち，不満」寄りにとらえる傾向が強い．Tölle は不快気分を「非常に苛立った気分」と定義し，器質性精神障害に関連づけた．Scharfetter は 1980 年発刊の『一般精神医学書』のなかで「不快気分とは不機嫌とほぼ同義であり，気難しさ，苛立ち，怒りなどを伴う嫌な気分を意味し，時に不信感や敵意を含む」と定義した．これに対して，アメリカ精神医学界はやや「落胆，悲哀」寄りにとらえる傾向が強い．Mercier は「不快気分には自己卑下を伴うことが多く，身体面，精神面，経済面，道徳面にわたり自己評価が下がる」と述べた．同様に，Hinsie と Campbell は不快気分の特徴として落胆，やるせなさ，惨めさをあげ，Kaplan は落胆，不愉快，不満，落ち着きのなさ，抑うつ気分，不安などをあげた．

　苛立ちと抑うつを中心軸とする見方は現代の精神医学大系にも影響を与えている．アメリカ精神医学界の見方をそのまま反映した DSM-IV-TR は不快気分を「悲しみ，不安または易刺激性などの愉快でない気分」と定義している．

　近年，Starcevic は「不快気分に関する齟齬」と題する総説[12]を著し，不快気分という術語から曖昧さを排除するために，気分症状（易刺激性，悲哀），認知特性（他罰的傾向，猜疑心），行動特性（興奮，攻撃性）の3要素に基づく定義を提唱した．これに従うと，Kraepelin の気分変動状態はこの3要素すべてを備えたてんかん由来のもの，Blumer の IDD は気分症状中心でてんかん由来のもの，Mula の IDD は気分症状中心で疾患特異性をもたないもの，PDS は気分症状中心でてんかん由来のものと色分けすることができる．つまり，Kraepelin，Blumer，Mula と時代が下るにしたがい，てんかんに伴う不快気分の定義が狭まったのである．この点は，周期性不機嫌症（36.9〜70％），IDD（44％），pure IDD（9.8％）の順に有病率が下がる一要因と考えられる．

不快気分の鑑別手順

　てんかん患者の不快気分を鑑別するには，一般的な精神医学的診察だけでなくてんかん特有の生物学的・心理社会的要因を考慮した診断的アプローチが欠かせない．まず，IDDとの鑑別で重要なのは問題となる病像が間欠性，多型性，周期性などの特徴を備えているか否かである．特に，IDDIの項目に含まれていない行動面の変化については別途評価すべきであろう．また，病因を特定するには病前性格はどうか，精神障害，脳損傷，片頭痛の既往はあるか，てんかん発作はどの程度抑制されているか，最近変更された向精神薬・抗てんかん薬はないか，アルコール・依存性薬物の影響はないかなどの病歴を詳しく聴取する必要がある．以下，不快気分に関連する主な病態をあげIDDとの鑑別点についてまとめた．

てんかんに関連する精神症状との鑑別点

1 | 発作時精神症状

　てんかん発作の最中にみられる精神症状を発作時精神症状と呼ぶ．特に，IDDの鑑別対象となるのは単純部分発作時に伴う恐怖，パニック，うつ，非けいれん性発作重積に伴う不安，恐怖，躁，幻覚，妄想などである[13]．単純部分発作，複雑部分発作は大抵数分以内に終了するが，非けいれん性発作重積は数時間から数日間持続する．発作時恐怖，発作時パニックは局在関連てんかんの10〜15%にみられ，劣位半球の扁桃体焦点に関連づけられることが多い．発作時うつは側頭葉てんかんの10%にみられ，快楽消失，罪業感，希死念慮を主徴とするが，側性との関連性については結論が出ていない．非けいれん性発作重積は軽度のもうろう状態から完全な無反応までさまざまな程度の意識障害を呈する．古典的には側頭葉由来の精神運動発作重積ではしばしば恐怖，不安，抵抗症，易刺激性を伴うことが多いのに対し，前頭葉由来の複雑部分発作重積や欠神発作重積では周囲に対する無関心，混乱，無動，発語量低下，反応低下を生じることが多いとされる．

2 | 発作前・発作後精神症状

　差し迫るてんかん発作を数時間から数日前に予知できる患者が少なからず存在する．しかし，発作前精神症状に関する研究は驚くほど少ない．前述したとおりMulaらは発作前のPDS出現率を4.9%と報告した．一方，発作後精神症状に関してはKannerによる体系的な研究[10]が報告されている．これによると，難治性局在関連てんかん患者100名を調査した結果，発作後精神症状（発作後72時間以内に発症したもの）の出現率は発作後不安45%，発作後抑うつ43%，発作後軽躁22%，発作後精神病状態7%であった．発作後抑うつには易刺激性，不満耐性の低下，興味・喜びの喪

失，絶望感，無力感，号泣，希死念慮，自己評価の低下，罪業感が含まれており，18名が発作後うつ病エピソード(6種類の抑うつ症状が24時間以上持続するもの)を経験していた．発作後不安には持続性不安，パニック，広場恐怖，発作再発に関する恐怖，強迫観念，自意識過剰が含まれ，15名が発作後不安障害(4種類の不安症状が24時間以上持続するもの)を経験していた．発作後精神病状態には注察念慮，幻聴，被害妄想，宗教的妄想，幻視が含まれ，4名が発作後精神病エピソード(24時間以上持続するもの)を経験していた．発作後抑うつと発作後不安には高い相関が認められ，発作後精神病状態の全例に発作後抑うつと発作後不安の併存を認めた．これらのうちIDDと鑑別を要するのは，持続時間の長い発作後抑うつエピソード，発作後不安障害，発作後精神病エピソード，および発作後抑うつと発作後不安の併存例である．Mulaの言を借りれば，pure IDDとPDSを症候学的に鑑別するのは容易でなく，自己申告に基づいて操作的に区分する以外に方法がない．

3 | 発作間欠期精神症状

横断的地域住民研究によると，成人てんかん患者の精神障害有病率は5.9〜55.5%，自殺率は5%と報告されており，一般人口に対する成人てんかん患者のうつ病発症リスクは2〜2.9倍，不安障害発症リスクは1.9〜15倍，精神病発症リスクは2倍，自殺リスクは5倍とそれぞれ推定されている[14,15]．一方，縦断的地域住民研究では一部の精神障害とてんかんの双方向的な関連性が指摘されており，一般人口に対する気分障害患者のてんかん発症リスクは1.7倍，不安障害患者のてんかん発症リスクは2.7倍，統合失調症患者のてんかん発症リスクは6倍，自殺企図既往者のてんかん発症リスクは3.5倍とそれぞれ推定されている[16〜18]．IDDは定義上，既存の診断カテゴリーのいずれにも属さないが，一般的な精神障害が多重併存する場合には鑑別対象となりうる．こうした場合には，てんかん，IDDおよび一般的な精神障害の発症年齢をそれぞれ特定し，時系列にしたがって臨床症状を見きわめる必要があろう．

● 一般的な精神障害との鑑別点

1 | 月経前不快気分障害(PMDD)

月経前不快気分障害(premenstrual dysphonic disorder；PMDD)有病率は一般女性の3〜8%と推定されている．PMDDはDSM-Ⅳ-TR[19]付録の研究用基準案に収められていたが，DSM-5[20]では気分障害の一型に位置づけられた．Blumerが指摘したとおり，PMDDとIDDの臨床像は非常に似通っている．両者に共通する症状は抑うつ気分，不安，気力低下，易刺激性，疼痛，不眠であり，IDD固有症状には多幸感，恐怖感が，PMDD固有症状には緊張，興味の喪失，易疲労感，膨らむ感じ，食欲の変化がそれぞれ含まれる．これらの臨床症状を示す女性てんかん患者は，理論的に

IDD 単独，PMDD 単独，IDD・PMDD 併存，閾値下のいずれかに分けられる．これらのうち IDD 単独，PMDD 単独はいずれかのみの診断基準を満たす場合に確定し，閾値下はどちらとも満たさない場合に確定する．

鑑別診断上，問題になるのは IDD，PMDD 両方の診断基準を満たす場合である．たとえば，月経前にもそれ以外にも上記の臨床症状を認める場合，IDD の月経前悪化なのか，IDD・PMDD 併存なのかを吟味する必要がある．前者の場合，月経前とそれ以外の期間に同一の臨床症状を認め，かつ PMDD 固有症状を欠くことが必要である．一方，後者の場合，月経前とそれ以外の期間に異なる臨床症状を認めるか，月経前に限定される IDD・PMDD 複合症状を認めることが必要である．てんかん全体での PMDD 有病率は不明であるが，成人局在関連てんかん 99 名に関する筆者らの調査では，女性患者の 4.2%，女性 IDD 群の 11.1%（非 IDD 群との有意差なし）に PMDD を認め，IDD・PMDD 併存者はすべて月経前に限定される IDD・PMDD 複合症状を示していた．

2│間欠性爆発性障害

間欠性爆発性障害（intermittent explosive disorder；IED）は抗しがたい攻撃的衝動によって暴力行為，所有物の破壊に至るまれな精神障害であり，難治性てんかん患者にみられる発作間欠期攻撃行動の少なくとも一部を占めると考えられている．van Elst ら[21]は難治性側頭葉てんかん患者を IED 群 25 名と非 IED 群 25 名の 2 群に分けて，頭部 MRI，脳波，ウェクスラー成人知能検査，BDI，状態・特性不安尺度（State Trait Anxiety Inventory Scale；STAI）を実施したところ，IED 群では海馬硬化症の出現率，全検査 IQ，言語性 IQ，動作性 IQ が有意に低く，MRI 左側病変（脳炎後の扁桃体萎縮など），両側脳波異常の出現率，BDI 得点，状態不安得点，特性不安得点が有意に高かったと報告した．これらの結果をもとに彼らは IED は左側または両側の脳波異常，MRI 病変，低 IQ，抑うつ，不安に関連すると結論した．IED と IDD の関連性については全く研究されていないが，興味深いことに Blumer の報告には器物損壊に至った IDD 症例が記述されている．理論的には自覚症状に基づく IDD 診断と行動特性に基づく IED 診断は併存してもおかしくない．

● 治療

IDD に対する確立された治療法は存在しない．Kraepelin は周期性不機嫌症に対するアルコールの弊害を論じ，Blumer は IDD に対する抗てんかん薬，抗うつ薬の併用療法を推奨したが，いずれも科学的根拠が十分に示されているとは言い難い．この点は今後の研究が待たれるところである．

まとめ

　IDDは発展途上の臨床概念であり，既存の診断体系における位置づけも定まっていない．今後の研究課題としてあげられるのは，臨床単位としての独立性の検証，発症危険因子の特定，科学的な治療法の確立である．Kraepelin以降，てんかん特異的精神症候群の存在はいわば暗黙の了解とされてきたため，IDDの独立性についてはこれまでに検討されたことがない．これは操作的診断と構造化面接法を主とする現代精神医学と伝統的，記述的なてんかん精神病理学とを有機的に結びつけるうえで非常に重要なポイントになると思われる．IDDの独立性が実証されたとしたら，IDDに特有の治療法を開発する必要が出てくるだろう．また，IDDの早期発見，早期治療には危険因子の特定が欠かせない．この一点だけみても明らかなように，てんかん診療における精神科医の役割はこれから増えることはあっても減ることはない．

● 文献

1) Krishnamoorthy ES, Trimble MR, Blumer D：The classification of neuropsychiatric disorders in epilepsy：a proposal by the ILAE Commission on Psychobiology of Epilepsy. Epilepsy Behav 10：349-353, 2007
2) Kraepelin E：Psychiatrie, 8th ed. Leipzig：Barth, 1923
3) Blumer D：Epilepsy and disorders of mood. Smith DB, Treiman DM, Trimble MR (eds)：Neurobehavioral problems in epilepsy. pp 185-195, Raven, 1991
4) Blumer D, Montouris G, Hermann B：Psychiatric morbidity in seizure patients on a neurodiagnostic monitoring unit. J Neuropsychiatry Clin Neurosci 7：445-456, 1995
5) Kanner AM, Barry JJ, Gilliam F, et al：Anxiety disorders, subsyndromic depressive episodes, and major depressive episodes：Do they differ on their impacton the quality of life of patients with epilepsy? Epilepsia 51：1152-1158, 2010
6) Rai D, Kerr MP, McManus S, et al：Epilepsy and psychiatric comorbidity：A nationally representative population-based study. Epilepsia 53：1095-1103, 2012
7) Mula M, Jauch R, Cavanna A, et al：Clinical and psychopathological definition of the interictal dysphoric disorder of epilepsy. Epilepsia 49：650-656, 2008
8) Mula M, Schmitz B, Jauch R, et al：On the prevalence of bipolar disorder in epilepsy. Epilepsy Behav 13：658-661, 2008
9) Mula M, Jauch R, Cavanna A, et al：Interictal dysphoric disorder and periictal dysphoric symptoms in patients of epilepsy. Epilepsia 51：1139-1145, 2010
10) Kanner AM：Periictal psychiatric phenomena. Trimble MR, Schmitz B(eds)：The neuropsychiatry of epilepsy. pp 57-66, Cambridge University Press, 2011
11) Berner P, Musalek M, Walter H：Psychopathological concepts of dysphoria. Psychopathology 20：93-100, 1987
12) Starcevic V：Dysphoric about dysphoria. Australas Psychiatry 15：9-13, 2007
13) Mula M, Monaco F：Ictal and periictal psychopathology. Behav Neurol 24：21-25, 2011
14) Hesdorffer DC, Krishnamoorthy ES：Neuropsychiatric disorders in epilepsy：epidemiology and classification. Trimble MR, Schmitz B (eds)：Neuropsychiatry in epilepsy, 2nd ed. pp 3-13, Cambridge University Press, 2011
15) Harris EC, Barraclough B：Suicide as an outcome for mental disorders. A meta-analysis. Br J Psychiatry 170：205-228, 1997
16) Hesdorffer DC, Hauser WA, Ludvigsson P, et al：Depression and suicide attempt as risk factors for incident unprovoked seizures. Ann Neurol 59：35-41, 2006
17) Adelow C, Anderson T, Ahlbom A, et al：Hospitalization for psychiatric disorders before and after onset of unprovoked seizures/epilepsy. Neurology 78：396-401, 2012

18) Chang YT, Chen PC, Tsai IJ, et al：Bidirectional relation between schizophrenia and epilepsy：a population-based retrospective cohort study. Epilepsia 52：2036-2042, 2011
19) Diagnostic and statistical manual of mental disorders, 4th ed, text revision. American Psychiatric Association, 2000
20) Diagnostic and statistical manual of mental disorders, 5th ed. American Psychiatric Association, 2013
21) van Elst LT, Woermann FG, Lemieux L, et al：Affective aggression in patients with temporal lobe epilepsy：a quantitative MRI study of the amygdala. Brain 123：234-243, 2000

〔立澤賢孝〕

B 発作後精神病

　発作後精神病は，独特の精神病出現様態と多彩な精神症状を呈するてんかん患者に固有の精神病である．てんかん発作に引き続いて，強い幻覚妄想，激しい精神運動興奮などが急性に出現する[1]．患者自身や周囲が危険な状態に陥り，外来治療が困難になることも多い[2〜4]．またてんかん発作後に明らかな幻覚妄想を伴わない躁状態[5]や興奮・攻撃性亢進[6,7]などが生じることがあるが，これらも発作後精神病類似の機序によって出現するものと考えられている．本項では，それらの症例を提示するとともに，発作後精神病とその関連病態の症候を概観し，診断・治療の一助としたい．

症例（個人情報保護のため一部改変）

発作後精神病（情動変化を伴う）が反復出現した症例

〈症例1：31歳，男性〉

　家族歴：精神神経疾患の遺伝負因はなかった．

　既往歴：周生期異常なく，乳幼児期の発達は正常だった．対人緊張が強く，19歳頃より社交不安障害を呈した．大学中退後，数カ所の職場に勤めたが長続きせず，現在は無職．

　てんかん病歴：31歳時，高熱と全般性強直間代発作（generalized tonic-clonic seizure；GTC）を生じ，ウイルス性脳炎の治療を受けた．脳炎は約1カ月後に回復したが，その後もてんかん発作が続き，難治に経過した．右手または左手のしびれ，ピクつきの単純部分発作（SPS），短い無動凝視の複雑部分発作（CPS）がそれぞれ5〜10回/月出現した．また，右または左半身のけいれんから始まる二次性GTCが，1〜2回/月生じた．抗てんかん薬は，カルバマゼピンとバルプロ酸が主として使用された．一方，元来の不安緊張がより強まり，閉居がちとなった．また，談話内容も乏しく幼稚になり，根気がなくなった．

　神経学的所見，頭部MRIに，特記すべき異常はなかった．発作間欠期脳波で，両側前頭部に独立したsmall spikeが認められた（やや左に多い）．知能検査（WAIS-R）ではFSIQ 59，VIQ 66，PIQ 58と知能低下が認められた．

　てんかん診断：前頭葉てんかん（両側性）

　発作後精神病の臨床像：

第1回精神病

　てんかん発症5カ月後，GTCが4回連続して生じ，さらに翌日もう1度GTCを生じた．しばらくもうろう状態を呈したあと，意識回復して自室で休んだ．その夜より急激に興奮し，意味不明な言動が続いた．「ここは学校でしょ．ここには来たこと

がある」，「こだまが聞こえる，うるさい，いい加減にしてくれ」，「ピンク色の水玉が全体に浮かんでいる」，「すべてが偽りだった．自分はだまされている」などと述べ，不穏となった．幻覚妄想を伴う急性錯乱状態のため，精神科に緊急入院となった．入院後，てんかん発作は消失したが，精神運動興奮が強く，保護室隔離を要した．抗精神病薬として，リスペリドン3mgが処方された．5日目に幻覚妄想は消失したが，不安や身体不全感の訴えが続き，スタッフに甘えてまとわりつくなど依存的態度や脱抑制傾向が続いた．入院2週間後に，これらの症状はすべて消失した．

第2回精神病

32歳時，GTCが2回出現したあと，しばらくもうろう状態となったが，その後は普通に過ごした．翌日より幻聴が出現し，不安興奮を呈した．「変な音や音楽が聞こえる」，「怖い，怖い」などと意味不明な言動を繰り返し，興奮して床を転げ回るなど不穏な状態となった．緊急入院して保護室に隔離され，リスペリドン4mgを処方された．10日ほどで幻聴と精神運動興奮は消失した．しかしその後も不安焦燥が続き，職員に執拗に身体的不調を訴えるなど依存的，退行的態度が続いた．精神病発現3週後に，これらの症状はすべて消失した．

第3回精神病

さらにその2カ月後，GTCが3回出現し，しばらくもうろう状態となった．その後ほぼ通常の状態となっていたが，翌日より急激に幻覚妄想を伴う錯乱状態となった．「自分の姿を笑われている．ほかの人に見せないでくれ」，「キーボードがこっちに広がって襲ってくる」などと叫び，ところかまわず放尿し，ベッド上に立ち上がっては倒れこむ，急に部屋を飛び出るなど行動異常が顕著となった．入院隔離され，リスペリドン4mgが処方された．精神病発現10日後に精神病症状は消失し，3週後には不安・依存・退行などの症状もすべて消失した．

GTC群発後意識清明期を経て，幻覚妄想を伴う急性錯乱が繰り返し発現した．精神病症状は1週間以内に消退したが，その後も情動不安定が残存し，全症状消失まで2～3週間を要した．脳炎罹患後の難治前頭葉てんかんであり，前頭葉を含めた広範な器質障害が残存し，著しい知能低下が認められた．てんかん罹病期間は短いが，脳への強い侵襲が発作後精神病発症に繋がったものと推測された．

発作後躁病（明らかな幻覚妄想を伴わないもの）

〈症例2：65歳，男性〉

家族歴：姉に小児期のひきつけがあった．

既往歴：27歳より閉塞性動脈硬化症に罹患し，33歳時に左下肢切断を受けた．けいれんの既往はない．

てんかん病歴：49歳時に，突然意識消失して全身を硬直させる発作が出現した．当初は治療を受けずにいたが，発作が徐々に増え1回/月程度になったため，51歳

から治療を受けた（カルバマゼピン中心）．発作は，頭痛の前兆から始まり，話す言葉がまとまらず，自分で何を話しているのか不明になる．さらに頭部右偏位と右上肢けいれんが生じ，その後完全に意識消失するものが主であった（SPS と CPS）．

神経学的所見は著変なし．脳 MRI で多発性ラクナ梗塞および左頭頂葉軽度萎縮が認められた．脳波では左前頭部および側頭部に棘波が認められた．

てんかん診断：前頭葉てんかん（左側焦点）

発作後精神病（躁病）の臨床像：

1 回目精神病（躁病）

56 歳時，閉塞性動脈硬化症治療のため外科入院中に上記発作が出現し，数分後に意識回復した．2 日後より，突然躁状態となった．電話を頻繁にかけ，書類やメモをベッドに広げるなど，活動性亢進が認められた．多弁で，内容は著しく奇異ではないがまとまりは乏しかった．職員への要求が多く，本人に話を合わせると機嫌がよくなるが，意に沿わないとすぐに激高した．「痛みがあるのに何もしてくれない」などと，他責的・攻撃的な言動が増えた．向精神薬は使用しなかったが，3 日目から徐々に活動性亢進は収まり口調が穏やかとなった．4 日目にはほぼ通常の精神状態となった．エピソード中の記憶はあり，「発作出現への不安が強かった」と述べた．ただし躁状態については，十分な内省は得られなかった．

2 回目精神病（躁病）

65 歳で外科に検査入院中，服用中のカルバマゼピンを中断した．その後，動作停止と意識消失を伴う CPS が 1 回出現した．数分後に意識回復し，発作の記憶はあった．翌日より急に易怒的，不機嫌となった．職員の指示に従わず必要な検査を拒否する半面，血圧にこだわり繰り返し測定を要求した．ベッド上に荷物を広げ，段ボール箱から物を出し入れするなど，まとまりがない行動が続いた．会話には応じるが，ささいなことで怒り出し，病院への不満をまくし立てた．一方，話題によっては妙に上機嫌になるなど，気分は易変した．3 日目，苛々感は続いていたが，口調は穏やかになり，指示にも素直に従うようになった．5 日目にはほぼ通常の状態に落ち着き，予定していた検査を受けた．

発作後躁状態が繰り返し生じた例である．比較的高齢発症の前頭葉てんかんで，動脈硬化によるラクナ梗塞が原因と推測される．本例では CPS 後に，意識清明期を経て気分高揚，活動性亢進，易怒性を伴う躁状態が繰り返し発現したが，いずれも数日で症状が消失した．

subacute postictal aggression（幻覚妄想を伴わない発作後攻撃性亢進）

〈症例 3：59 歳，男性〉

家族歴：特記すべきことはない．

既往歴：乳幼児期に問題なく，学業成績は上位であった．大学卒業後，事務職とし

て勤めていた．

現病歴：17歳時，夜間睡眠中けいれん発作が出現した．その後は未治療であったが，発作は抑制されていた．42歳頃より，意識消失し，手で物をまさぐる（動作自動症），口をもぐもぐさせる（口部自動症），つじつまの合わないことを言う（言語自動症）などが数十秒間続くCPSが出現し，治療が開始された．46歳時より数十秒間相手の言葉は聞こえるが意味がわからなくなる発作が加わり，時に数時間断続的に群発した．発作後のもうろう状態はなかった．これらの発作は週数回出現し，治療抵抗性であった．

神経学的所見にて異常なし．脳波にて左後頭および後側頭部に反復性の棘波，両側前側頭部に独立性の棘波（左側優位）を認める．脳MRIで特記すべき所見はなく，SPECTでは両側後頭葉・左前頭側頭葉に低血流域が認められた．知能検査（WAIS-R）はFIQ 111，VIQ 102，PIQ 120だった．ウィスコンシンカードソーティングテスト（WCST）で，前頭葉機能不良が示唆された．

てんかん診断：側頭葉てんかん（左側焦点）

subacute postictal aggressionの臨床像：57歳より，CPS後に易怒的となり，隣室の妻のところに行き，暴言を吐く，首を絞める，物を投げるなどの行動が出現した．持続は30〜40分であり，終了後に自らの行動を想起して後悔し謝罪した．このようなエピソードが頻回となり，精神科てんかん専門病棟に入院した．入院中のエピソードは，いずれもCPSの約1分後に突然不機嫌となり，その場のスタッフに暴言を吐いた．「外出もさせてもらえない」，「不自由を我慢している」など，ある程度了解可能な内容であり，本気ともとれた．しかし10分以内に急速に穏やかとなり，通常の患者の表情に戻った．エピソード後半の記憶があり，「ひどいことを言って申し訳ない」と謝った．

発作直後に生じる著しい攻撃性亢進の症例である．発作後もうろう状態や発作後精神病の典型的病像とは異なっており，subacute postictal aggressionと思われた．てんかん診断は左側頭葉てんかんだが，脳波および画像所見から広範な障害が考えられ，神経心理検査で左言語半球ならびに前頭葉の機能不全も示唆された．長期のてんかん罹病期間および難治性発作が，発症要因と考えられた．

歴史的経緯

19世紀後半から20世紀前半にかけて，発作後に生じる精神運動興奮と自傷行為を含めた極端な攻撃性を呈する精神病状態が記載されており，その存在は古くから知られていた[8]．しかし，Dongierら[9]による挿間性精神病の国際共同研究のあと，これらの病態は長期にわたり注目されずにいた．Slaterら[10]によるてんかん精神病の定義では清明な意識下での発現が強調されたため，精神運動興奮が強く，多少の意識変容を伴う病態は，もっぱら発作後の意識障害（もうろう状態）とみなされていたものと考

えられる．

　1988年になり，Logsdail and Toone[1]が発作後精神病概念を再評価した．以来，その臨床特性，経過，発現要因などが詳細に報告され，本病態の概念が確立された[11,12]．その背景には，近年のてんかん外科治療の普及があげられる．術前評価として発作時脳波を捕捉するため減薬をすると，通常よりも強い発作や群発発作が誘発されやすく，結果として発作後精神病に遭遇する機会が増えた側面がある[4]．こうした長時間記録時には，通常外来ではなかなか得られない発作後精神病中の神経生理ならびに脳画像所見が得られやすい．それにより精神病発症機序に関連する生物学的知見が増えている．

臨床症状

　発作後精神病は，全般性強直間代発作（GTC）後または部分発作群発後に生じることが多いが，1回の部分発作後に生じることもある．てんかん発作終了後，一見すると無症状の清明期（lucid interval）を経て急激に生じることが多い．lucid intervalは多くの定義では1週間以内であり，通常3日以内とされる[1,11,12]．臨床的に，明瞭なlucid intervalが認められるのは発作後精神病全体の約5～7割である[13]が，その存在により発作後精神病の診断は確実になる．lucid intervalがきわめて短い場合や連続する発作の途中から精神症状が始まったときなどは，その確認が困難になることも多い．

　表出される精神症状は，興奮，錯乱，幻聴，幻視，被害妄想，罪業妄想など多彩である．攻撃性や衝動性が顕著に認められ，激しい暴力行為[2]や自傷[3]に至る例も多い．不安，焦燥，気分易変など，情動的色彩を帯びる傾向が強い[12]．また不眠，活動性亢進が生じやすく，気分高揚を背景として誇大妄想，宗教的妄想が生じることもある．既視感（déjà vu）や未視感（jamais vu）などの精神性前兆（psychic aura）が出現することもある．夢様状態（dreamy state）の中核症状である追憶（reminiscence），精神的複視（mental diplopia），切迫する死の予感（a sense of impending death）なども認められる[12]．エピソード中には応答が可能であり，かなり複雑な行動も取れるため，意識障害がないようにみえることも多い．しかし，エピソード時の言動を断片的あるいは曖昧にしか想起できないことも多く，必ずしも意識清明とは限らない．また，症例2のように躁病またはうつ病などの気分障害ときわめて類似することや[5]，症例3のように明確な精神病症状がなく，不安恐怖感や焦燥などの情動変化のみを呈すること[6,7]もある．精神症状の持続は短く1日～2週間以内に自然消失することが多く，1カ月以上続く例はまれである[14,15]．ただし，幻覚・妄想などの精神病が消退したあとも，情動不安定，不安などが遷延する例がある．難治な発作を繰り返している場合，発作後精神病の再発率は高い．また，発作後精神病を反復するうちに発作間欠期精神病に移行する例や間欠期精神病消退後に発作後精神病が出現した例も報告されている[14,16～18]．

さらに発作後精神病の亜型と考えられる病態として，Gerard[6]が報告した subacute postictal aggression があり，その後も症例報告が続いている[7]．突然特定の人物や物に対しきわめて激しい攻撃性や情動的表出を示し，短時間で自然消退する．本病態は，発作後の lucid interval なしに出現し，持続は 30 分以内で速やかに回復する．エピソード中の言動を想起可能で，それに対し自責・後悔を示すことが多い．発作後もうろう状態との鑑別として，①特定の相手を選んで攻撃する，②エピソード中に応答可能で，会話内容にある程度まとまりがある，③完全な健忘は残さず自責的になる，といった点があげられる．発症要因として，側頭葉てんかんおよび GTC を伴う難治例が多い．脳波記録では，発作性活動終了の数秒後に興奮が始まり，その間脳波異常は認められない[19]．激烈な暴力により自傷他害に至る可能性があり，司法精神医学的見地からも本病態の存在を認識する必要があると思われる．

発症要因と発症機序

てんかん類型では，大部分の例が部分てんかんであり，全般てんかん，特に特発性全般てんかんではほとんど認められない[1,11,12]．焦点部位では，側頭葉てんかんが最も多いが，前頭葉てんかんの報告もある[5,20,21]．発作後精神病の発症年齢は 30 歳以降と比較的高く，てんかん発症から精神病発症までの期間も 10 年以上と長いことが多い[15]．てんかんの病因として，脳炎や頭部外傷など広範な脳障害を伴うことが多い．MRI 所見で，内側側頭葉硬化に加え，側頭葉新皮質部位の異常が示唆されている[22]．脳波所見では，左右一側よりもむしろ両側性異常が多いとされる[21]．辺縁系を中心とし，広範囲な脳機能障害が発症に関与するものと推測される．さらに精神病の家族歴[17]や，発作間欠期精神病の既往歴がある例[18]を指摘する報告もある．

一方，発作後躁病では，報告症例が限られており，要因特定は困難である．発作後精神病要因に加え，てんかん発症年齢が高く，前頭葉てんかんが多いとする報告がある[5]．

発作後精神病の発症機序については，従来より Todd の麻痺に類似した発作後の一過性脳機能低下が推測されている[1]．しかし，生物学的知見による検証がないことに加え，この仮説では lucid interval の存在を説明できない．エピソード中の深部電極所見では，潜在的辺縁系発作重積(subclinical limbic status)[23]や，通常の辺縁系発作重積とは異なる徐波律動[24]が報告されている．エピソード中の SPECT にて前頭葉および側頭葉に脳血流上昇部位が検出された例[5,25]もある．しかし，いずれの所見も精神病エピソードと完全に一致しているわけではない．広範な器質および生理学的変化に加え，各種脳内伝達物質の変化が生じている可能性もある．さらに精神病遺伝負因や発作間欠期精神病との移行例などは，てんかんや脳器質因のみならず素因として精神病脆弱性(準備性)が存在することも考えられる．病態解明にはさらに知見集積が必要である．

治療

　本病態の治療は，精神症状出現時の対応とさらなる精神病出現の予防に分かれる[4,13]．

　精神症状出現時には，初期には興奮や不眠に対し対症的に睡眠薬や抗精神病薬を投与して鎮静を図る．ただし内因性精神病や間欠期精神病に比べて進行が早いため，すみやかに相当量の向精神薬が必要になることも多い．抗精神病薬によるてんかん発作出現が指摘されるが，十分量の抗てんかん薬服用中にてんかん発作が増悪する頻度は低い（Okazaki M, et al, 投稿中）．それよりも精神病による自傷他害で取り返しのつかない事態になる危険のほうが大きい．精神運動興奮や精神病症状が強いときには，すみやかに入院や保護隔離が必要である[4]．一方，十分な睡眠，安静のみで症状が消退することも多い．

　さらなる発作後精神病の出現を予防するには，てんかん発作抑制，特に大発作や発作群発を避けることが必要である．抗精神病薬の継続的投与が行われることがあるが，精神病出現予防についての知見は少なく，もっぱら日常生活におけるストレス軽減や睡眠の確保に有効と思われる．また，あらかじめ家族や関係者に精神病の症状や出現時の対応を教示し，再発時にはできるだけ早期に専門治療に繋げる体制を作ることが望ましい．

まとめ

　てんかん（特に部分てんかん）患者が，急激に通常の本人とは違う言動を呈したときには，発作後精神病の可能性を考慮して対応する必要がある．発作後精神病は，その短い持続時間にもかかわらず，症状の激しさから患者本人および周囲への影響が大きく，細心の注意と対応を要する．先行するてんかん発作に気づかれず，急性精神病として精神科救急病院に搬入される機会も少なくない．鑑別診断に際して本病態の存在ならびに臨床特性が認識されていなければ，不必要な治療が漫然と続く危険もある．発作後精神病はてんかん患者の精神病の代表的一型であり，精神科臨床の場においてその病態が周知される必要がある．

文献

1) Logsdail SJ, Toone BK：Post-ictal psychoses. A clinical and phenomenological description. Br J Psychiatry 152：246-252, 1988
2) Kanemoto K, Kawasaki J, Mori E：Violence and epilepsy：a close relation between violence and postictal psychosis. Epilepsia 40：107-109, 1999
3) Fukuchi T, Kanemoto K, Kato M, et al：Death in epilepsy with special attention to suicide cases. Epilepsy Res 51：233-236, 2002
4) Adachi N, Kanemoto K, de Toffol B, et al：Basic treatment principles for psychotic disorders in patients with epilepsy. Epilepsia 54（Suppl 1）：19-33, 2013
5) Nishida T, Kudo T, Inoue Y, et al：Postictal mania versus postictal psychosis：differences in clinical features, epileptogenic zone, and brain functional changes during postictal period.

Epilepsia 47：2104-2114, 2006
6) Gerard ME, Spitz MC, Towbin JA, et al：Subacute postictal aggression. Neurology 50：384-388, 1998
7) Ito M, Okazaki M, Takahashi S, et al：Subacute postictal aggression in patients with epilepsy. Epilepsy Behav 10：611-614, 2007
8) Jackson JH：Selected writings of John Hughlings Jackson. Basic Books, 1958
9) Dongier S：Statistical study of clinical and electroencephalographic manifestations of 536 psychotic episodes occurring in 516 epileptics between clinical seizures. Epilepsia 1：117-142, 1959
10) Slater E, Roth M, Mayer-Gross W：Clinical Psychiatry, 3rd ed. Baillière, Tindall & Cassell, London, 1969
11) Devinsky O, Abramson H, Alper K, et al：Postictal psychosis：a case control series of 20 patients and 150 controls. Epilepsy Res 20：247-253, 1995
12) Kanemoto K, Kawasaki J, Kawai I：Postictal psychosis：a comparison with acute interictal and chronic psychoses. Epilepsia 37：551-556, 1996
13) 兼本浩祐：発作後精神病—再発見と今後の課題．「てんかんの精神症状と行動」研究会（編）：てんかん—その精神症状と行動．新興医学出版社，pp 18-27, 2004
14) 伊藤ますみ，足立直人，加藤昌明，他：てんかん患者の精神病状態の長期経過および予後．てんかん治療研究振興財団研究年報 19：99-103, 2008
15) Adachi N, Ito M, Kanemoto K, et al：Duration of postictal psychotic episodes. Epilepsia 48：1531-1537, 2007
16) Tarulli A, Devinsky O, Alper K：Progression of postictal to interictal psychosis. Epilepsia 42：1468-1471, 2001
17) Adachi N, Matsuura M, Hara T, et al：Psychoses and epilepsy：are interictal and postictal psychoses distinct clinical entities? Epilepsia 43：1574-1582, 2002
18) Adachi N, Kato M, Sekimoto M, et al：Recurrent postictal psychosis after remission of interictal psychosis：further evidence of bimodal psychosis. Epilepsia 44：1218-1222, 2003
19) Yankovsky AE, Veilleux M, Dubeau F, et al：Post-ictal rage and aggression：a video-EEG study. Epileptic Disord 7：143-147, 2005
20) Adachi N, Onuma T, Nishiwaki S, et al：Inter-ictal and post-ictal psychoses in frontal lobe epilepsy：a retrospective comparison with psychoses in temporal lobe epilepsy. Seizure 9：328-335, 2000
21) 岡崎光俊，伊藤ますみ，加藤昌明：発作後精神病状態を呈した前頭葉てんかんの1例．てんかん研究 22：195-200, 2004
22) Kanemoto K, Takeuchi J, Kawasaki J, et al：Characteristics of temporal lobe epilepsy with mesial temporal sclerosis, with special reference to psychotic episodes. Neurology 47：1199-1203, 1996
23) Takeda Y, Inoue Y, Tottori T, et al：Acute psychosis during intracranial EEG monitoring：close relationship between psychotic symptoms and discharges in amygdala. Epilepsia 42：719-724, 2001
24) Kuba R, Brazdil M, Rektor I：Postictal psychosis and its electrophysiological correlates in invasive EEG：a case report study and literature review. Epilepsy Behav 23：426-430, 2012
25) Oshima T, Motooka H, Kanemoto K：SPECT findings during postictal psychoses：predominance of relative increase of perfusion in right temporal lobe. Epilepsia 52：1192-1194, 2011

（伊藤ますみ，足立直人）

C 発作間欠期精神病

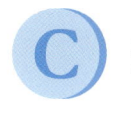

　てんかんをもつ人は，てんかんをもたない人に比べて，精神症状発現頻度が高いことが知られている[1]．その精神症状は，精神病性障害，感情病性障害，神経症性障害（解離性，転換性を含む）など多彩であり，さらに発達障害や認知機能障害などとの合併も多く複雑な病態を呈することが多い[1,2]．

　発作間欠期精神病とは，てんかん患者において，てんかん発作と時間的には関連なく，意識清明な状態で生じるすべての精神病を指す[3,4]．ここでの精神病は，もっぱら幻覚・妄想などの陽性症状が対象となり，いわゆる陰性症状は考慮されない[5]．一般的には，てんかん発症後に出現した精神病に限ることが多いが，精神病発症後にてんかんを呈した例でも類似した病態を示すことが指摘されている[6]．

　発作間欠期精神病の下位分類は，精神症状の持続時間による分類と推定病因による分類がある[5,7,8]．前者では，急に発症し短期間の持続で収束する急性挿間性精神病と，持続的に経過する慢性精神病がある．また後者では，交代性精神病（てんかん発作と精神病が交代に出現），薬剤性精神病（抗てんかん薬新規導入あるいは増量により出現する），術後精神病（てんかん外科後に新たに出現する）などの分類が用いられることがある．

　本項では，発作間欠期精神病の多様な病態，発症機序，治療予後を総合的に検討する．

● 症例（個人情報保護のため一部改変）

発作間欠期精神病

〈症例1：68歳，女性〉

　家族歴：精神神経疾患の遺伝負因はない．

　既往生活歴：周産期異常なく，精神運動発達も正常だった．家庭の経済状況など養育環境には特に問題なく，生来明るく活発で社交的な性格であった．高校卒業後，会社員として就業した後，28歳時に結婚退職し，妊娠・出産後は専業主婦として生活していた．

　てんかん病歴：小学生の頃，一点を凝視して無反応になり，口をぺちゃくちゃさせる自動症が数分間続く複雑部分発作と，引き続く両上下肢けいれん（二次性全般化）発作を生じた．疾患への無理解から，長期間未治療のままでおり，上記てんかん発作を年数回起こした．42歳時，周囲に勧められて当科を初診した．脳波で右前側頭部に棘波があり，頭部CTで異常はなかった．神経学的所見にも異常なく，精神症状や認知機能障害はなかった．フェニトイン200mg投与開始後すぐに発作は消失し，以

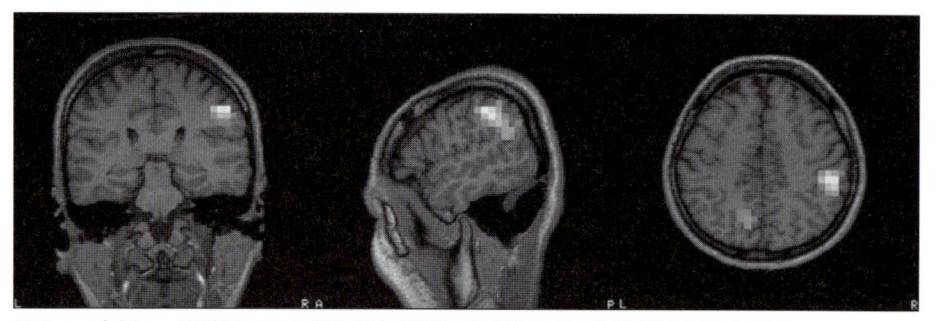

図 6-1 症例1:脳磁図による発作間欠期精神病出現時の右頭頂葉の活性化所見
(Ishii R, Canuet L, Iwase M, et al:Right parietal activation during delusional state in episodic interictal psychosis of epilepsy: a report of two cases. Epilepsy Behav 9: 367-372, 2006 より)

後外来通院を続けた.

てんかん診断:側頭葉てんかん(右側焦点)

発作間欠期精神病歴:フェニトイン 100 mg を継続服用して,てんかん発作の再発はなかった.67 歳時,日中に眠気があったため,抗てんかん薬の副作用と思い,服薬を自己中断した.約 1 カ月後に,発作はなかったが,易刺激性,不眠,幻聴,被害・注察妄想などの精神症状が出現した.「隣家からサリンをまかれている」,「誰かが家の中の会話を盗聴している」と言って,夜中に 2 階の窓から隣家に向かって水をまくなどの妄想に支配された行動が始まった.家人による介護困難のため,当科へ緊急入院した.少量の非定型抗精神病薬(リスペリドン 2 mg)を服用して数日で精神症状は消退した.フェニトイン 100 mg の服用を再開し,リスペリドンは漸減中止した.その後,発作,精神症状ともに再発していない.以前の明るい性格に戻り,近隣との人付き合いも再開するなど,陰性症状はみられていない.入院直後の妄想状態著明な時点の脳磁図記録では,右頭頂葉に高信号域が出現した(図 6-1)が,妄想症状消失時の脳磁図記録では消退していた[9].

若年発症の側頭葉てんかん症例で,高齢になって抗てんかん薬を中断した後に発作間欠期精神病を呈した.抗てんかん薬再服用後に精神病症状が消失しており,抗てんかん薬に何らかの精神安定作用があった可能性がある.

統合失調症発症後のてんかん症例

〈症例2:58 歳,女性〉

家族歴:精神神経症状の遺伝負因はない.

既往・生活歴:周産期に異常なく,精神運動発達は正常であった.大学卒業後,22 歳時に結婚し 1 男 1 女を得た.職歴はないが,夫の経営する食料品店を手伝い,近所付き合いも普通にできていた.

精神病歴:33 歳頃から「隣人に嫌がらせをされている」,「悪口を言われている」,

「カメラで監視されている」,「家の中に入られて物の置き場所を変えられた」という被害妄想が出現した．レジに座っていてジュースを飲むと「ドロボー」と言う声が聞こえたなど，幻聴もみられた．近医精神科診療所にて統合失調症と診断され，ハロペリドール3mgの服用を開始した．しかし気分不快や手指振戦などの副作用を嫌がり，通院・服薬は不規則であった．そのため症状は完全に消退しないまま経過していた．幻聴は軽微であったが，被害妄想は持続していた．内的体験に左右されての異常行動や精神運動興奮はみられなかった．「考えがまとまらない」,「考えていることが頭から抜かれていく」など思考過程の異常と自我障害がみられた．また独語，空笑もみられた．しかし，ひきこもることはなく，自営の店の店番や勘定，客への応対はかろうじてできていた．

　　てんかん病歴：それまで特に意識消失のエピソードはなかったが，49歳時に突然倒れて強直間代けいれん発作が生じた．近隣の総合病院に救急搬送され，てんかんが疑われて，当科に紹介された．脳波検査にて右後側頭部に棘徐波複合が出現し，頭部MRIでは異常はなかった．局在関連性てんかんの診断を受け，カルバマゼピン400mgの服用を開始し，その後全般発作は消失した．しかし，再び通院・服薬が不規則となり，前兆なく無動凝視・無反応になる複雑部分発作が年1～2回の頻度で認められている．本人が発作について話さず，日中は家人による観察が不十分のため，発作頻度はもう少し高い可能性がある．また精神病症状に対し，ペロスピロン8mgの服用を開始した．しかし通院・服薬は不定期であり，被害妄想は持続している．最近は同居家族が代理受診して処方を受け，本人に服薬させることが続いている．

　　てんかん診断：局在関連てんかん（おそらく後頭葉てんかん・右側焦点）

　統合失調症発症16年後に，局在関連てんかんが出現した症例である．精神病とてんかんのいずれも最重症ではなく，生活の障害は限定的である．ただし病識がなく通院・服薬が不規則のため，いずれの症状も十分抑制されていない．

抗てんかん薬服用後精神病

〈症例3：37歳，女性〉

　　家族歴：精神神経疾患の遺伝負因はない．

　　既往・生活歴：周産期に異常なく，精神運動発達は正常だった．短大卒業後，就職に失敗し，アルバイトは長続きせず，実家に同居し家事手伝いをしていた．

　　てんかん病歴：13歳時に学校で授業中に突然叫び声を上げて倒れ，全般性強直間代けいれん発作(GTC)を起こして救急搬送された．小児科で特発性全般てんかんと診断された．当初はGTCが頻発したが，フェニトイン200mg服用で発作は減少した．18歳時に紹介されて当科初診した．GTCが年1～2回生じており，欠神発作やミオクロニー発作はなかった．以後も通院，服薬を続けた．脳波では全般性両側性（右前頭部優位）高振幅棘徐波複合が頻発し，過呼吸によって増強した．頭部CTで，

異常所見はなかった．

てんかん診断：特発性全般てんかん（覚醒時大発作てんかん）

精神病歴：36歳時にGTCが増えて週1回程度生じた．レベチラセタム500 mgを服用開始して，発作は完全消失し，脳波でもてんかん性異常波は消失した．服薬3週後にレベチラセタムを1,000 mgに増量し，服薬4週後に精神病症状が出現した．「もうやめて」，「私は狂ってないよ」など妄想様発言を繰り返し，また「あんたでしょう」と延々と紙に書き続けるなど異常行動（保続・多書）もみられた．意欲低下が出現し，脱力，頭痛が増強した．てんかん発作はないが，脱力のため寝てばかりいる状態となり，あくびや泣き顔のような顔面の不随意運動（forced crying）が出現した．服薬6週後にレベチラセタムを中止したところ，7週後にはこれらの精神病症状はすべて消退し，ほぼ以前の状態に戻った．回復後に本人は，この期間のことはほぼ覚えているが，ボーッとしていたと述べた．紙に書き続けていたことについては，言葉に出して言うような内容ではないと思い，紙に書き続けるしかなかったと話した．現在はフェニトイン225 mgにて発作は消失し，精神的にも安定している．

難治なGTCのためレベチラセタム服薬開始後，発作間欠期精神病を呈した特発性全般てんかんの症例である．新規薬剤により精神・身体機能障害が生じ，意識水準の低下から精神病症状が出現したものと考えられる．

歴史的経緯

てんかんの経過中に，幻覚妄想を中心とした精神病性エピソードが生じることは古くから知られており，その記述も多い[10]．ただし19世紀末までは，てんかん自体が精神疾患と考えられていたため，てんかん患者の精神病としてさらなる「てんかん精神病」が想定されることはまれであった．20世紀に入り，てんかんは精神病と別の疾患単位と考えられるようになった[10,11]．この時期，てんかん患者の精神病は，てんかんと統合失調症の並存，てんかんが主であり統合失調症が合併したもの，統合失調症が主でありてんかんが合併したものなど混淆した状態だった[12]．しかし，てんかんと精神病の合併は比較的まれな状態と考えられ，そこから「てんかん」と「精神病」が拮抗するという概念が生まれた[10,11]．

その後，脳波計が開発されて電気生理的病態診断が可能となり，さらに新規抗てんかん薬開発や外科手術の進歩により，臨床てんかん学が発展した．Gibbs[13]は，精神病を呈するてんかん例では，側頭葉てんかんが多いことを示し，これが後に精神病側頭葉起源説に発展した．さらに1950～60年代の英国において，Hill，Pond，Slaterらにより，てんかん患者に固有の精神病としてのてんかん精神病（発作間欠期精神病）概念が確立した[3,14〜16]．そこでは，てんかん病態が精神病を引き起こすことが示唆された．一方，抗てんかん薬治療の影響，脳波が正常化することで精神症状が出現する（強制正常化現象）[17]，てんかん発作と精神病症状が交代に出現する（交代性精神病）な

ど，てんかん病態と精神病が相反する概念も引き続き提唱された[10]．

その後，欧米ではてんかんはもっぱら神経内科医の疾患となり，精神科医による研究がほとんどなくなった．ちなみに現在，てんかん医療に携わる精神科医は，本邦以外にはほとんどいない．さらに1988年に発作後精神病が再評価[18]されて以来，てんかん精神病への関心の多くが発作後精神病へと移り，発作間欠期精神病研究は停滞している．

20世紀後半のてんかん精神病の基本概念は，精神病はてんかんによるとするSlater理論からほとんど変わらぬままで推移した．現在の精神疾患国際分類[19,20]では，脳あるいは身体に由来する精神病（脳器質精神病）に抱合され，独立した病態とはみなされていない．しかし近年，てんかん精神病，統合失調症，双極性障害，発達障害，学習障害など多くの精神神経疾患の共通性が注目されはじめている[21]．

臨床症候と発症関連要因

1 | 臨床症候

発作間欠期精神病患者の精神症候では，幻覚妄想や思考様式障害から，自我障害，情意鈍麻，無為自閉に至るほぼすべての精神病症状が出現する[3,5]．PondやSlaterは，てんかん精神病一般では，妄想型が多く破瓜型が少ない，感情反応が比較的保たれているとした[3,10,15]．ただし，これらの報告は，詳細ではあるが対照群を設定した定量的比較ではなく，症例記述にすぎない．またSlater[16]自身，個々の症例での症候学的鑑別は不可能と記述している．さらに近年の精神症候学の定量的検討では，発作間欠期精神病と統合失調症に有意な差がない[22]，あるいは統合失調症とは症状の量的差異があるものの質的な差はない[23]とするものがほとんどである．また統合失調症の診断基準には陽性症状および陰性症状があげられている[19,20]が，てんかん精神病では陰性症状の要件はない[5]．つまり初めから対象設定が異なっており，そこで観察された差異の解釈は難しい．

発作間欠期精神病の持続期間は1日から数十年に及び，それぞれの精神病エピソードの平均は約83週，中央値は約17週である[24]．欧米での「慢性」状態の定義は1カ月以上であり，それに従うと各エピソードの約75％が慢性精神病に相当し，さらに5年以上の観察経過では約90％の発作間欠期精神病患者が慢性精神病を呈する[5,24]．これまで本邦では慢性をもう少し長く数カ月〜1年ととらえる傾向があった[25]が，近年は国際診断基準に準じる傾向にある[26]．当初は発作後精神病の形で発現し発作間欠期精神病に移行する例もある[27]．

精神病発症の好発年齢は20〜30歳代であり，統合失調症よりやや遅く[28]，発作後精神病よりは早い[4]．てんかん初発から平均14〜15年経過して精神病発症することが知られているが，約15〜20％の例ではてんかん初発から5年以内に精神病を呈する[29]．

2 | 発症関連要因

　てんかん類型では，全般てんかんよりも部分てんかんに多い[4,26,30]．部分（特に複雑部分）発作が多いことも，同様の病態を示唆している[30]．また焦点部位別にみると，これまで側頭葉てんかんが大きく注目されていたが[10,13]，実際には前頭葉てんかんにも多く[31]，その他の焦点でも出現しうる[29]．また一時期，左側焦点説が盛んであったが[32]，近年は否定的な報告が多い[26,30]．てんかん起始ではなくても，脳の器質的・機能的障害は拡がっている可能性があるため，てんかん焦点部位にさほどこだわる必要はないと思われる．また脳磁図や神経画像所見などにより特定部位との関連を示唆する報告もある[9]．ただしいずれも対象症例数の限界により，てんかんや精神病の相互関連する多くの要因を十分解析できていない．

　精神病の遺伝負因との関連について，Slater[16]が否定的な報告をして以来，長い間ほとんど研究されていなかった．2000年代に入り，いくつかの大規模研究により，精神病家族歴があると有意に発作間欠期精神病発症が増えることが示された[4,29,33]．

　また知能についての従来の報告では，一般のてんかん患者に比べ高いとするもの，低いとするもの，影響はないとするものなど一致した見解がなかった[10,34]．しかし近年の多くの研究で[4,35]，精神病例では，非精神病例に比べ知能が低い傾向が示されている．ただし重度精神発達遅滞例では，精神病症状を表現することが困難なことがあり，むしろ境界域（IQ 70〜84）から軽度精神遅滞例での精神病発現が多い[4]．

　抗てんかん薬新規服用開始後あるいは増量後に精神病が出現することも知られている[36]．ほとんどすべての抗てんかん薬による精神病発現の報告があるが，初期の欧米における報告はエトスクシミドが多く[10]，本邦ではゾニサミド使用時の報告が多かった[37]．最近の報告では，トピラマートによるものも多い[36]．ただし，こうした精神病発現には，服用（処方）頻度が反映していることが考えられる．また新規薬剤の副作用は注目されやすいことなど報告の偏りがある．これまで各種抗てんかん薬使用頻度ごとの精神病発症率は，十分検討されていない．さらに，抗てんかん薬多剤使用時には精神病発現が多くなることが指摘されている[38]．

3 | 統合失調症とてんかん発作

　統合失調症など精神病が生じたあとに，繰り返すてんかん発作が生じることがある[6]．Slaterの定義[3]によると，てんかん発症後の精神病ではないため，てんかん精神病にはあたらない．1930年代頃までは，統合失調症とてんかんのまれな合併例として報告されていた[12]．1980年代からは，精神病患者のてんかん発作の多くは，抗精神病薬の副作用とみなされることが多い[39]．しかし，こうした精神病が先行するてんかん例とてんかん精神病の臨床症候を比較すると，「てんかん」および「精神病」ともに類似しており，てんかん初発と精神病初発の間隔も連続的に分布している[6]．ちなみに近年，統合失調症とてんかんの双方向性が報告されており，統合失調症でのてん

かん発症頻度は非統合失調症の約5倍とされる[40].

発症機序

　発作間欠期精神病の発現機序として，3つの相反する想定がなされている．精神病がてんかん病態により二次的に生じているとする仮説と，精神病とてんかんは単なる合併にすぎないとする仮説，さらにてんかんと精神病は拮抗するという仮説である．

　てんかん患者での精神病有病率は，これまでの報告によると1～50%であるが，方法論的に妥当な近年の報告では約4.5～7%となる[10]．これは一般成人の精神病有病率よりも高い．ただし，てんかん専門施設の報告では対象が難治てんかんに偏りやすく，てんかん全体における頻度の把握は困難であった．近年，デンマーク全体の患者登録を用いた疫学的検討[33]で，てんかんをもつ人は，もたない人に比べ約3倍精神病発症率が高いことが示された．ちなみに成人てんかん患者における精神病の新規発症は，年間に約0.3～0.4%と報告[41,42]されており，これも統合失調症の発現率の約2倍に相当する．こうした精神病の発現頻度の高さは，てんかんと精神病の単なる合併とする説やてんかんがあると精神病が少なくなるという説では説明できない．つまり，てんかん病態により精神病発症が増加し，これらは「てんかん性」の精神病である可能性が高い．

　Slater以後長期にわたり，発作間欠期精神病の発症は，てんかんに関連して起こる脳の機能的，器質的変化によって二次性に出現していると考えられてきた．繰り返す発作が直接脳器質的障害をもたらすことに加え，発作間欠期の持続的なてんかん性異常波によって脳の機能的障害を引き起こす可能性が指摘されている[10]．ただし，これまでの研究の多くは脳器質的障害の局在との関連を示したものであり，てんかん性機序による精神病発現の直接的証拠はほとんどない．さらに，てんかんが重篤であっても精神病にならない例がある一方，きわめて軽症のてんかんでも精神病が生じる例がある．こうしたてんかんの重症度と精神病発現が関連していない場合，精神病発症機序を説明することは難しい．

　精神病の発症時期は発症機序などの総合的病態を反映するひとつの指標と考えられる．これまではてんかん発症後平均約15年で発作間欠期精神病が出現するとされてきた[10,16]が，個々の要因による違いについては知られていなかった．多数例により解析すると，精神病遺伝負因があると発症までの期間が短い傾向があり，さらに全般てんかん例や知能が高い例ほど精神病発症が早い傾向が認められた[29]．比較的てんかん病態の軽い症例で早期に精神病発現するこうした傾向は，てんかんによる後天的障害よりも，生来の精神病脆弱性の関与を示唆する[29]．こうした精神病脆弱性は，てんかんの有無にかかわらず均等に分布しているものと想定される．

　つまり，発作間欠期精神病では，てんかんによる獲得性障害と生来の精神病脆弱性が重畳混合していることが推定される．

治療と予後

1 | 治療

　発作間欠期精神病治療が一般の精神病治療と大きく異なる点として，精神病発症以前から（てんかんの）治療を受けていることがあげられる．そのため精神病症状についての治療関係も比較的構築しやすい．仮に精神病の病識がなく治療の同意が得られなくても，てんかんについての治療関係を維持していれば，状態次第で治療介入することができる．そのため，それまでの治療関係の維持が最も重要である[38]．

　これらの発作間欠期精神病症状に対する特異的な治療法はなく，精神障害一般の治療に準じる[43]．ただし，脳炎や脳血管障害など粗大な脳器質障害がある例では，抗精神病薬服用量は当初低めに設定し（通常の 50～70％ 程度），慎重な増量が求められる[8]．また高齢者・肝腎機能などの身体疾患合併例においても，同様に慎重な用量設定が必要である[8]．

　精神病性障害には，主として抗精神病薬を用い，状態に応じて抗うつ薬や抗不安薬も使用する[8]．その際，抗精神病薬や抗うつ薬による発作閾値低下が指摘されることがある．しかしこれまでの報告の多くは，実験動物によるてんかん閾値の低下，またはてんかん治療を受けていない内因性精神病症例における知見に拠っている[39]．抗てんかん薬治療が十分行われているてんかん患者では，抗精神病薬追加服用により，てんかん発作が著しく悪化することはほとんどない（Okazaki M, et al, 投稿中）．ただし抗精神病薬と抗てんかん薬の薬物相互作用が起きる可能性もあるため，服用中の抗てんかん薬の血中濃度を考慮する必要がある[8]．特に 3 剤以上の薬剤を服用中の場合，新規薬剤による血中濃度の変化は予想困難のことが多く，詳細な観察，理学的所見，血中濃度測定が重要である．抗てんかん薬服用による精神病出現可能性があるときは，まず当該抗てんかん薬の減量あるいは中止を要する[8,38]．

　不安・焦燥・不眠などの症状に対して，ベンゾジアゼピン系薬剤が使用されることも多い．これらの薬剤は抗てんかん薬とも相まって日中の眠気を生じやすい．眠気により発作頻度上昇，また脱抑制，感情統制困難などが生じることがあるため，漫然と使用することは避けたい[38]．一方，急な減量中止により発作頻発・重積など生じることがあるため時間をかけて漸減する必要がある．

　精神療法的介入も必要であるが，通常の外来診療において，てんかんと精神病の両方の治療を行うには時間的制限がある．しかし，てんかんや精神症状の病態についての治療教育を適切に行うことで，結果的に診療の円滑化も図りやすい[8]．認知機能障害や発達障害を合併する場合には，周囲との軋轢から，精神症状が悪化しやすいので，慎重な対応が望まれる．患者家族や周囲の援助者と連絡を密にとり，日常生活状況を把握することも重要である[38]．

2 | 予後

 発作間欠期精神病の予後についての研究報告は少ない．Slater らの報告[16]では 46.2％，Onuma らの報告[44]では 63.6％ が，慢性持続性の経過を辿った．さらに長期服用していた抗精神病薬の中断により，精神病症状が再燃することもある[38]．また精神病類型が移行することも知られている．てんかん精神病の 7.8％ で，発作後精神病から発作間欠期精神病，またはその逆の変化が認められた[27]．精神病既往例の診察時には，常に精神症状に気を配る必要がある．

まとめ

 発作間欠期精神病は，成人てんかん患者の約 5％ に認められる．精神病の存在は，てんかん発作のみならず，患者の生活を大きく障害するため，その診断と治療は重要である．本項では発作間欠期精神病のいくつかの類型を例示した．疾病概念についても歴史的な経過を確認し，発症関連要因と推定発症機序，治療と経過について総括した．それぞれがもつ精神病脆弱性と，てんかん病態や脳器質障害などが相まって精神症状が出現するものと考えられる．もとより，てんかんも精神病も単一の病態ではないため，その病態を単純に特定し類型化することは非常に困難である．既存の理論や仮説への当て嵌めにとどまらず，柔軟な理解と対応が求められる．

文献

1) Hesdorffer DC, Hauser WA：Epidemiological consideration. Ettinger AB, Kanner AM (eds)：Psychiatric issues in epilepsy, 2nd ed. Lippincott Williams & Wilkins, Philadelphia, pp 1-16, 2007
2) Sachdev P：Schizophrenia-like psychosis and epilepsy：the status of the association. Am J Psychiatry 155：325-336, 1998
3) Slater E, Roth M：Clinical Psychiatry, 3rd ed. Bailliere Tindall, London, 1969
4) Adachi N, Matsuura M, Hara T, et al：Psychoses and epilepsy：are interictal and postictal psychoses distinct clinical entities？ Epilepsia 43：1574-1582, 2002
5) 足立直人：てんかんと精神病─臨床研究における課題．精神神経学雑誌 108：260-265, 2006
6) Adachi N, Onuma T, Kato M, et al：Analogy between psychosis antedating epilepsy and epilepsy antedating psychosis. Epilepsia 52：1239-1244, 2011
7) 足立直人：症状性（器質性）精神障害の治療ガイドライン 第 5 章 てんかんに伴う精神症状・てんかんを主要な兆候の 1 つとする脳疾患 1）急性発作間欠期精神病（交代性精神病を含む）の治療．精神科治療学 21（増）：332-333, 2006
8) Adachi N, Kanemoto K, de Toffol B, et al：Basic treatment principles for psychotic disorders in patients with epilepsy. Epilepsia 54（Suppl 1）：19-33, 2013
9) Ishii R, Canuet L, Iwase M, et al：Right parietal activation during delusional state in episodic interictal psychosis of epilepsy：a report of two cases. Epilepsy Behav 9：367-372, 2006
10) Trimble MR：The psychoses of epilepsy. Raven Press, New York, 1991
11) Bruens JH：Psychoses in epilepsy. Magnus O, Vinken PJ (eds)：Handbook of clinical neurology, vol. 15. North Holland, Amsterdam, pp 593-610, 1974
12) Glaus A：Über kombinationen von schizophrenie und epilepsie. Zeitschr Ges Neurol Psychiat 135：450-500, 1931
13) Gibbs FA：Ictal and non-ictal psychiatric disorders in temporal lobe epilepsy. J Nerv Ment Dis 113：522-528, 1951

14) Hill D：Psychiatric disorders of epilepsy. Med Press 229：473-475, 1953
15) Pond D：Psychiatric aspects of epilepsy. J Indian Med Prof 3：1441-1451, 1957
16) Slater E, Beard AW, Glithero E：The schizophrenialike psychoses of epilepsy. Br J Psychiatry 109：95-9150, 1963
17) Landolt H：Serial electroencephalographic investigations during psychotic episodes in epileptic patients and during schizophrenic attacks. Lorenz de Haas AM (ed)：Lectures on epilepsy. Elsevier, Amsterdam, pp 91-133, 1958
18) Logsdail SJ, Toone BK：Post-ictal psychoses. A clinical and phenomenological description. Br J Psychiatry 152：246-252, 1988
19) World Health Organization：The ICD-10 Classification of Mental and Behavioural Disorders：Clinical descriptions and diagnostic guidelines. World Health Organization, Geneva, 1992
20) American Psychiatric Association：Diagnostic and statistical manual of mental disorders, 4th ed, DSM-Ⅳ. American Psychiatric Association, Washington DC, 1994
21) Clarke MC, Tanskanen A, Huttunen MO, et al：Evidence for shared susceptibility to epilepsy and psychosis：a population-based family study. Biol Psychiatry 71：836-839, 2012
22) Perez MM, Trimble MR：Epileptic psychosis--diagnostic comparison with process schizophrenia. Br J Psychiatry 137：245-249, 1980
23) Matsuura M, Adachi N, Oana Y, et al：A polydiagnostic and dimensional comparison of epileptic psychoses and schizophrenia spectrum disorders. Schizophr Res 69：189-201, 2004
24) Adachi N, Akanuma N, Ito M, et al：Interictal psychotic episodes in epilepsy：duration and associated clinical factors. Epilepsia 53：1088-1094, 2012
25) Matsuura M, Senzaki A, Terasaki O, et al：Classification of the clinical course of delusional and/or hallucinatory states in epilepsy. Jpn J Psychiatry Neurol 47：363-365, 1993
26) Kanemoto K, Tsuji T, Kawasaki J：Reexamination of interictal psychoses based on DSM Ⅳ psychosis classification and international epilepsy classification. Epilepsia 42：98-103, 2001
27) Adachi N, Kato M, Sekimoto M, et al：Recurrent postictal psychosis after remission of interictal psychosis：further evidence of bimodal psychosis. Epilepsia 44：1218-1222, 2003
28) Adachi N, Hara T, Oana Y, et al：Difference in age of onset of psychosis between epilepsy and schizophrenia. Epilepsy Res 78：201-206, 2008
29) Adachi N, Akanuma N, Ito M, et al：Epileptic, organic and genetic vulnerabilities for timing of the development of interictal psychosis. Br J Psychiatry 196：212-216, 2010
30) Adachi N, Matsuura M, Okubo Y, et al：Predictive variables of interictal psychosis in epilepsy. Neurology 55：1310-1314, 2000
31) Adachi N, Onuma T, Nishiwaki S, et al：Inter-ictal and post-ictal psychoses in frontal lobe epilepsy：a retrospective comparison with psychoses in temporal lobe epilepsy. Seizure 9：328-335, 2000
32) Flor-Henry P：Psychosis and temporal lobe epilepsy. A controlled investigation. Epilepsia 10：363-395, 1969
33) Qin P, Xu H, Laursen TM, et al：Risk for schizophrenia and schizophrenia-like psychosis among patients with epilepsy：population based cohort study. BMJ 331：23, 2005
34) Kristensen O, Sindrup EH：Psychomotor epilepsy and psychosis. I. Physical aspects. Acta Neurol Scand 57：361-369, 1978
35) Mellers JD, Toone BK, Lishman WA：A neuropsychological comparison of schizophrenia and schizophrenia-like psychosis of epilepsy. Psychol Med 30：325-335, 2000
36) Mula M, Monaco F：Antiepileptic drugs and psychopathology of epilepsy：an update. Epileptic Disord 11：1-9, 2009
37) Matsuura M：Epileptic psychoses and anticonvulsant drug treatment. J Neurol Neurosurg Psychiatry 67：231-233, 1999
38) 大沼悌一：精神症状をもつてんかんの治療．精神科治療学 2：553-560, 1987
39) Hedges D, Jeppson K, Whitehead P：Antipsychotic medication and seizures：a review. Drugs Today (Barc) 39：551-557, 2003
40) Chang YT, Chen PC, Tsai IJ, et al：Bidirectional relation between schizophrenia and epilepsy：a population-based retrospective cohort study. Epilepsia 52：2036-2042, 2011
41) Onuma T, Adachi N, Ishida S, et al：Prevalence and annual incidence of psychosis in patients with

epilepsy. Psychiatry Clin Neurosci 49：S267-S268, 1995
42) Tadokoro Y, Oshima T, Kanemoto K：Interictal psychoses in comparison with schizophrenia--a prospective study. Epilepsia 48：2345-2351, 2007
43) Kerr MP, Mensah S, Besag F, et al：International consensus clinical practice statements for the treatment of neuropsychiatric conditions associated with epilepsy. Epilepsia 52：2133-2138, 2011
44) Onuma T, Adachi N, Hisano T, et al：10-year follow-up study of epilepsy with psychosis. Jpn J Psychiatry Neurol 45：360-361, 1991

〔石井良平，足立直人〕

D 術後精神病

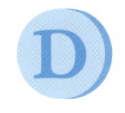

　難治てんかんに対する治療選択肢のひとつとして，脳神経外科的治療は現在広く普及している[1]．手術術式は，てんかん焦点部位を切除して発作消失を得る切除術と，てんかん発作の脳内伝播を遮断し発作活動を限局させる遮断（緩和）術の大きく2種類に分けられる．前者の代表的術式として，側頭葉切除術，選択的扁桃核海馬切除術，側頭葉以外の焦点皮質切除術，大脳半球切除術などがあり，後者の術式では軟膜下皮質多切術や脳梁離断術などがある．なかでも側頭葉てんかんに対する海馬扁桃体を含む側頭葉切除術は，発作消失率が高く，評価が確立されている[1]．

　一方，こうしたてんかんの外科治療後に，精神病症状が再発再燃あるいは新規に発現する例があり，近年では術前後の精神症状の評価が重要視されている[2]．術後に出現する精神症状は，不安，抑うつ，神経症，統合失調症様精神病，躁病など多彩である．てんかん外科治療後に何らかの精神症状を呈した例は，対象全体の10～70%と報告されている[3,4]．

　術後精神病は，てんかん外科治療後新たに幻覚妄想が出現する病態であり，発作間欠期精神病のことが多いが，発作の完全抑制が得られなかった場合には発作後精神病を呈する例もある[5]．さらに幻覚妄想を伴わない躁状態も類似の病態と考えられている[6,7]．本項ではこれら術後精神病自験例を提示し，その症状と発症機序を考える．

症例（個人情報保護のため一部改変）

〈症例1：32歳，女性〉

　家族歴：精神神経疾患はない．

　生活・既往歴：幼少時の精神運動発達は正常だった．大学卒業後，公務員として勤務し，職場内適応は良好だった．

　てんかん病歴：29歳時，全身強直間代発作が出現し，その後も数回同様の発作が生じた．左前頭葉の海綿状血管腫を指摘され，病変部切除術を受けた．発作は消失し，脳波でのてんかん性異常波は認めなかった．

　術後精神病歴：退院直後から精神的に不安定となり，苛々，不機嫌，易怒，家族への暴言，暴力がみられた．職場復帰後，職場内で「陰口を言われる」，「笑われる」，「隣席の同僚の立ち居振る舞いが気になる」と被害的になり，同僚に暴力を振るい，上司に反発するなど問題行動が続いた．そのため休職，自宅療養して，スルピリド100 mg，プロペリシアジン10 mgを内服した．次第に情動安定し，約半年後に症状は消失した．病識も出て，「当時は周囲がすべて敵にみえた，なぜかはわからない」と述べた．1年後に抗精神病薬は中止し，2年後に抗てんかん薬も中止したが，発

作・精神症状ともに消失している．

　左前頭葉腫瘍による前頭葉てんかん例である．皮質部分切除術1カ月後に易刺激性と幻覚妄想が出現した．発作は消失し，脳波上のてんかん性異常波もなかった．精神病症状は比較的すみやかに改善し，その後の再発はなかった．

〈症例2：38歳，女性〉

　家族歴：精神神経疾患はない．

　生活既往歴：周生期に異常はなかった．知的障害(IQ 50)があり，養護学校高等部卒業後，作業所通所していた．

　てんかん病歴：1歳頃，無熱時に動作停止し，チアノーゼを呈する発作が出現した．すぐに薬物治療が開始されたが，同様の発作は続いた．さらに，次第に眼球右偏位から右上肢のけいれんを伴う発作が頻発するようになった．また，知能低下も認められた．7歳時，右側頭葉の海綿状血管腫の診断により，病変部皮質切除術を受けた．以来発作は消失したが，脳波記録では右側頭部中心に半球全般性高振幅徐波の連続出現が引き続き認められた．

　術後精神病歴：21歳時，急に苛々して周りの人を叩き，大声を出した．「子供の声が気になる」，「悪口を言われる」，「苛められる」など，幻聴，被害妄想が出現した．病的体験に反応して急に泣き出し，知らない子供に暴力を振るうことがあり，独語空笑もみられた．28歳頃より，「ある人気歌手が家に来る」，「その歌が頭の中で聞こえる」と上機嫌になり，反対にそれがうるさいと泣くこともあった．34歳で当院通院開始後，リスペリドン4 mgを服用し，幻聴や被害妄想は徐々に軽減した．しかし現在も，作業所内の対人葛藤を機にほかの通所者に対して被害的・不機嫌になる．また作業所以外に外出せず，自閉的生活が続いている．

　海綿状血管腫による側頭葉てんかんで，右側頭部分切除術後に術後精神病を呈した例である．術後，発作は完全消失したが，14年後に幻覚妄想状態が出現し慢性化した．知的障害が強く，妄想の内容は現実逃避・願望充足的で非現実的な色彩を帯びていた．

歴史的経緯

　てんかんの外科的治療は，19世紀末に英国で開始された．1950年代にMaudsley病院(英国)やMontreal神経研究所(カナダ)などで現在の外科療法の基本がほぼ確立された[1]．初期のてんかん外科治療では，発作抑制と粗大な運動・言語機能障害の回避に主たる関心が払われた．次に認知機能や行動異常の報告が行われるようになった．Milnerとその同僚らによる，両側側頭葉切除術後の重篤な記憶障害の報告[8]は，代表的な成果であった．

術後精神病についての記述は，HillやSlaterらの限られた記載を除くと，当初脳神経外科医や神経内科医によるものが多く，その精神病像の理解は不十分だった[9]．2000年代に入り，精神科医の参画した多数例検討[10〜12]が増加し，より詳細な知見が蓄積されつつある．しかし現在のところ手術例のみの検討にとどまっており，手術をしていないてんかん精神病例や統合失調症などてんかんをもたない精神病例との比較検討は行われていない．

臨床症状，発症要因と機序

これまでの術後精神病報告は，てんかん手術のうち最も多い側頭葉切除術後の研究が中心である．その他の術式後に生じた術後精神病の検討は少ない．さらに脳腫瘍，頭部外傷，脳出血などの外科治療では，てんかん発作があっても，てんかんの外科治療とみなされないことが多い．そのため術後精神病が出現しても，検討されないことがある．さらに，てんかん外科専門施設以外からの精神病発症はない(報告されない・気づかれない)ことや，転医後の精神病発症は含まれないこともある．結果的に，術後精神病の多くが把握されていない可能性がある．

術後精神病の出現頻度は，これまでの研究全体[2〜4,10〜14]では1〜12%だが，近年の報告[2,10,11,14,15]では3〜7%に収束傾向にある．ただし追跡期間が短い研究が多く，術後長期間を経て発症する例が見逃された可能性はある．追跡期間の影響を除くため年発症率を換算すると，主要施設における新規精神病出現は年1%程度であった．これは前項で述べた成人てんかん患者全体における新規精神病年間発症率(0.3〜0.4%)よりも高い．ただし，術後1年以内に発症する例が多いこと[2,11]など，発症時期の偏りを考慮すると，単純平均での年間発症率の比較には限界がある．

精神病発症について，術後発作頻度とは関連は少ないとされる[2,11]．症例に示したように，発作が完全消失した後に術後精神病を発症した例も多い．術後に発作が抑制されない場合は，発作後精神病が新たに出現することもある[5,16]．その他の関連要因として，右側切除[2,14,17]，両側性の脳波異常[14]，反対側の扁桃体が小さいこと[14]，海馬硬化以外の病理所見[14]，神経節膠腫(ganglioglioma)や胚芽異形成性神経上皮腫瘍(dysembryoplastic neuroepithelial tumor；DNET)[16]などがあげられている．ただし各報告の対象症例は少なく，結果は一致していない．一方，外科手術後という条件はあるものの，前項にあげたてんかん精神病要因はほぼすべて，その精神病発現に影響する可能性がある．

術後精神病と類似する病態として，幻覚妄想を伴わない気分高揚，易刺激性，多弁多動などの躁状態(術後躁病)を呈する例もある[6,7,18]．術後数日から1か月以内に発症し，3〜4カ月で比較的すみやかに消褪し，再発はまれとされる[2,6,17]．術後躁病の発症頻度は，1.8〜3.9%[2,6,18]と報告されている．ただし精神病に比べその報告数は非常に少なく，前述した精神病の3〜7%とほぼ同等とは考えにくい．実際の発症頻度は，より少ないことが想定される．術後躁病の症例は少なく，関連要因を同定することは

できない．しかし術前の発作後精神病の既往[7]は，精神病と躁病の同種性として考えやすい．両側性脳波異常および右側焦点，術後発作抑制不良が術後躁病と関連するとした報告もある[18]．

精神症状発現機序として，術後の発作抑制により生活環境が変化し，行動範囲や社会的役割が増大することへの心理反応が指摘された[13]．しかし，すべての患者で術後の役割行動の変化が生じるわけではなく，発作抑制不良例にも当てはまらない．もとより精神病発現を心因だけで説明することは難しい．

てんかん発作およびそれを引き起こす生物学的要因の関与として，発作抑制または脳波異常の消失による「強制正常化」機序に伴うとの仮説[17]がある．しかし，強制正常化自体が仮説段階にあり，それによる説明には限界がある．また発作残存例での精神病出現を説明できない．また，一側の側頭葉切除により，反対側の側頭葉が代償性に過活動となり，精神症状が発現するとの仮説[11]もある．難治てんかん患者では脳器質異常や繰り返すてんかん性放電により脳内神経伝達網が広範に障害されており，局在するてんかん焦点部位のみが除去されても，残存する神経伝達網障害が精神症状発現に関与することも考えられる．これは側頭葉のみならずほかの部位の切除における精神病発症も説明することができる．

加えて，多くのてんかん外科治療が行われる10～20歳代は，てんかんをもたない人にとっても，精神病出現の好発年代であることにも注意を要する．観察された精神病が，通常の精神病の単なる合併である可能性があり，精神病脆弱性に手術侵襲が加わったことにより精神病が出現したことも考えられる[11]．

治療と予後

術後精神病の治療に関する研究報告はきわめて少ない[13]．現在のところ特異的治療法はないが，術後社会復帰の円滑化が提唱されている[13]．精神病症状への対応は，前項で触れた発作間欠期精神病ないし発作後精神病の治療法に準じることが望ましい．また精神病の予後についても，十分知られていない．術後一過性に出現するとの報告もあるが，慢性化例も散見される．

参考：精神病既往例とてんかん外科治療

長らく慢性発作間欠期精神病例や既往例については，手術適応外と考えられることが多かった．これは，術後発作抑制不良例が多いと報告されたことによる．加えて，管理上の問題として，侵襲を伴う詳細な術前検査に耐えられない例があること，精神症状悪化時に対応困難であること，手術侵襲や合併症の理解ができず同意能力に疑問があることなどが理由であった．

しかし，各患者のてんかん・精神病の病像はさまざまである．最近では，術前評価や手術に十分適応でき，かなりの確率でてんかん発作消失が期待できる例は，外科治

療の対象となる[19]．

慢性精神病例では，てんかん外科治療後も精神病症状は続くことが多い[19]．術前の精神病の既往と，術後の精神病再発再燃・気分障害発現は関連している[20]．そこでは，生来の精神病脆弱性の影響が強いことが推定される．

まとめ

本項では術後精神病について概観した．てんかんの外科治療は，難治てんかん治療の選択肢として確立している．手術症例の3%以上に術後精神病が出現する．しかし，術後精神病の発症要因，機序，治療，予後などは不明の点が多い．外科治療例増加に伴い，術後精神病例増加も予想される．てんかんおよび精神症状に関する知見集積により，術後精神病の病態解明が期待される．

文献

1) Feindel W, Leblanc R, de Almeida AN：Epilepsy surgery：historical highlights 1909-2009. Epilepsia 50 (Suppl 3)：131-151, 2009
2) Koch-Stoecker S, Kanemoto K：Psychiatry and surgical treatment. In：Engel J, Pedley TA, Aicardi J (eds)：Epilepsy：a comprehensive textbook. Lippincott-Raven Publishers, Philadelphia, pp 2169-2178, 2008
3) Macrodimitris S, Sherman EM, Forde S, et al：Psychiatric outcomes of epilepsy surgery：a systematic review. Epilepsia 52：880-890, 2011
4) Blumer D, Wakhlu S, Davies K, et al：Psychiatric outcome of temporal lobectomy for epilepsy：incidence and treatment of psychiatric complications. Epilepsia 39：478-486, 1998
5) Christodoulou C, Koutroumanidis M, Hennessy MJ, et al：Postictal psychosis after temporal lobectomy. Neurology 59：1432-1435, 2002
6) Kanemoto K：Hypomania after temporal lobectomy：a sequela to the increased excitability of the residual temporal lobe? J Neurol Neurosurg Psychiatry 59：448-449, 1995
7) Kanemoto K, Kawasaki J, Mori E：Postictal psychosis as a risk factor for mood disorders after temporal lobe surgery. J Neurol Neurosurg Psychiatry 65：587-589, 1998
8) Scoville WB, Milner B：Loss of recent memory after bilateral hippocampal lesions. J Neurol Neurosurg Psychiatry 20：11-21, 1957
9) Fenwick P：Long-term psychiatric outcome after epilepsy surgery. In：Lüders H (ed)：Epilepsy surgery. Raven Press, New York, pp 647-652, 1991
10) Inoue Y, Mihara T：Psychiatric disorders before and after surgery for epilepsy. Epilepsia 42 (Suppl 6)：13-18, 2001
11) Shaw P, Mellers J, Henderson M, et al：Schizophrenia-like psychosis arising de novo following a temporal lobectomy：timing and risk factors. J Neurol Neurosurg Psychiatry 75：1003-1008, 2004
12) Devinsky O, Barr WB, Vickrey BG, et al：Changes in depression and anxiety after resective surgery for epilepsy. Neurology 65：1744-1749, 2005
13) Koch-Stoecker S, Schmitz B, Kanner AM：Treatment of postsurgical psychiatric complications. Epilepsia 54 (Suppl 1)：46-52, 2013
14) Mayanagi Y, Watanabe E, Nagahori Y, et al：Psychiatric and neuropsychological problems in epilepsy surgery：analysis of 100 cases that underwent surgery. Epilepsia 42 (Suppl 6)：19-23, 2001
15) Cleary RA, Thompson PJ, Fox Z, et al：Predictors of psychiatric and seizure outcome following temporal lobe epilepsy surgery. Epilepsia 53：1705-1712, 2012
16) Andermann LF, Savard G, Meencke HJ, et al：Psychosis after resection of ganglioglioma or DNET：evidence for an association. Epilepsia 40：83-87, 1999

17) Mace CJ, Trimble MR：Psychosis following temporal lobe surgery：a report of six cases. J Neurol Neurosurg Psychiatry 54：639-644, 1991
18) Carran MA, Kohler CG, O'Connor MJ, et al：Mania following temporal lobectomy. Neurology 61：770-774, 2003
19) Reutens DC, Savard G, Andermann F, et al：Results of surgical treatment in temporal lobe epilepsy with chronic psychosis. Brain 120：1929-1936, 1997
20) Kanemoto K, Kim Y, Miyamoto T, et al：Presurgical postictal and acute interictal psychoses are differentially associated with postoperative mood and psychotic disorders. J Neuropsychiatry Clin Neurosci 13：243-247, 2001

〔伊藤ますみ，足立直人〕

E Geschwind 症候群

　てんかん患者の発作間欠期の性格傾向や行動異常については，古くから多くの議論がある．それらの典型的症状を呈する一群として，Geschwind（ゲシュヴィント）症候群がよく知られている[1,2]．これは，もっぱら側頭葉てんかん患者で認められる行動異常とされ，①哲学的・道徳的または宗教的関心の亢進，②多書，③性的活動の変化（主に性欲減退），④攻撃性，の4症状が代表的徴候としてあげられた．これらは行動異常（障害）としての側面だけでなく，病跡学などではてんかんをもつ芸術家（ドストエフスキーやゴッホなど）が示した優れた生産性につながる症状として議論されることもある[3]．

　もちろん，すべてのてんかんの患者がこのような特異な性格を呈するわけではない．現在のてんかん臨床の場では，こうした「てんかん性格」の存在を否定する意見も多い．Gastaut[4]はてんかん辞典において，「てんかん性性格変化」はてんかん患者が特有な行動特徴を示すという誤解に基づく慣用語であるとした．

　本項では，いわゆる Geschwind 症候群に相当する症例を提示し，てんかん患者の性格行動特性について，歴史的あるいは科学的な位置づけを再考したい．

● 症例（個人情報保護のため一部改変）

〈症例：41歳，女性〉

　家族歴：精神神経疾患はなかった．

　既往・生活歴：2人同胞の第2子として出生し，精神運動発達に大きな異常はなかった．大学薬学部を卒業後，研究開発職につき，26歳時にドイツの大学に留学した．

　てんかん病歴：28歳時に，他人の話がわからなくなる，言葉が出てこない，考えられないという単純部分発作（SPS）-複雑部分発作（CPS）とそれに引き続く全般性強直間代けいれん（GTC）で発症した．ドイツの神経科病院に40日入院し，治療開始された．

　神経学的所見では，特記すべき異常はなかった．頭部MRIでは，左側頭葉内側硬化像が認められた．発作間欠期脳波で，両側側頭部に独立した（やや右に多い）てんかん性異常波が認められた．知能検査（WAIS-R）ではFIQ 110，VIQ 113，PIQ 106であった．

　てんかん診断：側頭葉てんかん

　精神症状病歴：29歳時，ある宗教団体に入信し，「これからは宗教の力で治す」と主張してんかん治療を中断した．30歳で一時帰国した際に，周囲の勧めにより当院

初診したが，すぐに通院中断した．

34歳時，一時帰国中に発作が頻発した．「宇宙はどうしてできたのだろう，神様が生物を作ったのである，人間も生物だから病気は神様が治さないとおかしい」，「自分は人間ではない，中性子からできた」など宗教哲学的な妄想を大声で話し続け，当院精神科てんかん病棟に入院した．明らかな妄想は，数日で自然消退した．入院中はカルバマゼピン，フェニトインを渋々服用し，発作はまもなく消失したため4カ月で退院した．

退院後しばらく外来通院していたが，通院中に知り合った男性患者と突然婚約し，挙児希望を理由に服薬拒否した．結局婚約は解消されたが，服薬拒否傾向は続いた．その後発作頻発にもかかわらず，ドイツに再留学した．宗教活動には依然積極的であり，「教会で薬は必要ないといわれた」といって40歳頃には完全に服薬中断した．

その後また発作頻度が上昇し，前回同様の著しく奇異な行動や興奮が生じた．帰国し，家族の勧めで服薬再開したが，コンプライアンス不良であった．

41歳時には再度服薬中断して発作が頻発し，宗教的な訴えの亢進，「手足をばたばたさせる」衒奇的行動のため，当院入院となった．服薬再開により発作は完全に抑制され（カルバマゼピン400 mg），精神病症状も1週間ほどで消退した（ハロペリドール20 mg，クロルプロマジン125 mgの服用）．しかし執拗で好訴的な態度は続き，2カ月後に些細な事由で病棟職員と軋轢が生じ自己退院した．

退院後は外来通院と服薬を継続し，発作・精神症状ともに比較的安定していた．43歳時主治医交代を機に再度服薬中断し，CPSおよびGTCが増加，幻聴，作為体験などの精神病症状を呈して入院となった．精神病症状は，入院後すみやかに改善した（ハロペリドール9 mg服用）．面接時には，「宗教的理由により自分には服薬は必要ない」と主張し，大声で叫ぶこともあった．一方，通常の病棟活動時には服薬にこだわることはなく，薬を看護師が手渡すと特に拒絶もせず内服した．入院中は毎日，「お祈り」の儀式を行った．他患者から「声が大きい」などしばしば指摘されたが，全く取り合わず，内省はきわめて乏しかった．一方，他患者の些細な言動に立腹し過剰な謝罪を要求するなど，対人行動の柔軟性に乏しく，療養生活上のトラブルが続いた．自室ではドイツ語の物理や化学の本を読み，ノートにドイツ語を延々と書き連ねるなど多書が認められた．疾病教育を含む1年余の入院にもかかわらず，服薬意欲は不十分であり，家族も患者の退院に難色を示した．しかし，入院長期化による弊害が懸念され，ひとまず退院となった．

退院後まもなく，過鎮静を理由に服薬を自己中断した．その後も，てんかん発作頻発，精神症状悪化，入院・服薬による発作および精神症状の一時的改善，服薬中断を繰り返した．

Geschwind症候群（哲学的・宗教的関心の亢進，多書，性的活動変化，攻撃性）を呈した症例である．性格行動の逸脱により，治療拒否，てんかん発作頻発，精神症状悪化（時に，発作後精神病の発現），治療による一時的改善を繰り返した．

歴史的経緯

　19世紀から20世紀前半にかけて，てんかん患者の典型的性格行動特徴として，迂遠，冗長，緩慢，几帳面，粘着性，爆発などの症状が，ドイツ精神医学を中心として繰り返し記述されてきた[5]．これらの概念は，その後欧州から米国に渡った臨床研究者たちにも引き継がれていたと思われる．

　本症候群は，1970年代から1980年代にかけて，米国Harvard大学神経科のGeschwindとBearをはじめとするその同僚たちによって成された一連の業績[6]に由来している．概略すると，①通常みられるてんかん関連の行動変化は，哲学的・宗教的関心の亢進，宇宙的あるいは哲学的内容の多書，性的活動の変化，攻撃性であり，②側頭葉の間欠的なてんかん性異常波により大脳辺縁系の反応性が変化し，感情反応亢進や性機能変化など一連の症状が出現する，③てんかん発作，心理的ストレス，抗てんかん薬の影響などはそれらの成因として考えにくい，などである．

　1977年BearとFedio[7]は，Geschwind症候群の4症状に加え，それまでてんかん患者に特徴的とされてきた精神症状15項目を抽出し，Bear-Fedio質問紙を作成した．側頭葉てんかん患者27例と対照（神経筋疾患9例と健常者12例）の比較を行い，ほとんどすべての項目で側頭葉てんかん群が高い得点を示した．

　しかし，その後の対照研究による大規模追試でBear-Fedio質問紙の有効性・信頼性は否定され[8,9]，1990年代以降ほとんど使用されなくなった[10]．その後のてんかん患者の性格に関する臨床心理的研究[11]も，側頭葉てんかんまたは精神運動発作（複雑部分発作）に特有の性格傾向を十分実証していない．つまり，Geschwind症候群は科学的検証がほとんどないまま経過しており，実在する症候群か否かについて大きな疑問がある[2]．

臨床症状，発症要因と機序

　「Geschwind症候群」として示される性格行動特徴は，側頭葉てんかん患者の特有の精神症状・行動面の問題とされた．しかしこれらの性格行動は，側頭葉てんかん患者のすべてにみられるわけではなく，提示した症例のように4主徴ほぼすべてを満たす症例は非常に少ない．一方，側頭葉てんかん以外のてんかん患者がこれらの症状を呈することもある[11]．また，てんかんをもたなくても脳血管障害，頭部外傷，粗大な脳器質障害のある例[12,13]では，これらの性格行動は出現する．さらに統合失調症をはじめとする内因性精神病，学習障害，発達障害などの患者も，同様の行動パターンを呈することがある[8,9,12]．

　Geschwind症候群の発症機序について，Bearは側頭葉における知覚と辺縁系が過剰に結合している可能性をあげた[14]．さらにGeschwind[1]はBearの仮説を発展させて，辺縁系における発作間欠期異常が環境刺激の知覚や反応を変化させ，その結果行動変化が生じると想定した．しかしながら，それらは実証されておらず，あくまで想

像の域を出ない．

　一般的に難治てんかん患者では，広範な脳の障害をもつ例が多く，高次脳機能の低下や情報処理の困難が生じやすい[12]．側頭葉障害では，記憶機能低下が生じやすく，そのための確認強迫や迂遠冗長などが生じることがある．扁桃体障害では著しい興奮（感情の爆発）や易怒，前頭葉皮質障害では抑制不良なども認められる．また連合機能不全による思考や行動の流暢性障害により，不器用になりミスやトラブルが増えることもある．

　一方，Geschwindはその症候群におけるてんかん発作，抗てんかん薬や心理的ストレスなどの影響を否定したが，これらの要因が精神症状や行動に影響することは多い[12]．頭部外傷例の性格行動に関する研究では，てんかん発作をもつ例では発作をもたない例よりも性格変化が強いことが示されている[11]．抗てんかん薬による眠気，倦怠感，集中力の低下は迂遠冗長につながり，さらに脱抑制による感情統制困難や攻撃性亢進も起こりうる[15]．また心理社会的ストレスにより，慢性的不安，心気傾向，自信欠如，粘着性，感情爆発などが生じる可能性もある．

　性格や行動特性は，個々の素因や能力に加えて，さらに後天的な環境，教育，生活経験などにより複雑に規定される．てんかん患者においても，てんかん病態のみならず多くの要因が関与している．もとよりてんかん自体がきわめて多彩な病態をもつ症候群であり，その発症時期や重症度も異なる．そのため定型的な性格行動の傾向を想定することはきわめて困難である[12]．

治療

　粘着性，攻撃性，宗教的関心，多書などの症状は何らかの生産的活動につながることもあるが，むしろ社会生活上の障害となるため治療が必要となることが多い[2]．

　こうした症状を呈する患者の治療には根気と忍耐が必要であり，何はともあれ規則的な通院治療を維持することが最も重要である[15]．次に，薬物治療の再検討を行う．難治なてんかんの経過のなかで，期せずして抗てんかん薬が多剤・高用量になることが多い．上述した抗てんかん薬の副作用として生じる精神および行動症状は，適切な減量整理により改善が期待できる[15,16]．気分調整作用のある抗てんかん薬（カルバマゼピン，バルプロ酸，ラモトリギンなど）に変更し，不安焦燥や易怒に対応することもある．さらに強い精神運動興奮や攻撃性亢進が認められるときには，向精神薬（抗精神病薬，抗うつ薬，抗不安薬）の使用が必要であり，十分量の投与をすべきである[16]．精神療法的接近も必要であるが，認知機能低下などを合併していることも多く，短時間の外来診療では難しいことも多い．患者家族や関係者との情報交換や環境調整は重要である[16]．

まとめ

側頭葉てんかん患者の特徴的な性格行動変化として知られる Geschwind 症候群について，概観した．興味深い概念ではあるが，その科学的検証は少なく，現在のところ独立した症候群としての要件を満たしていない．しかし，てんかんとその関連病態により，性格行動変化が生じる可能性はあり，臨床的対応が必要なことも多い．

●文献

1) Geschwind N：Interictal behavioral changes in epilepsy. Epilepsia 24 (Suppl 1)：S23-S30, 1983
2) Benson DF：The Geshwind syndrome. In：Smith D, Treiman D, Trimble M (eds)：Neurobehavioral problems in epilepsy. Advances in Neurology, vol. 55. Raven Press, New York, pp 411-421, 1991
3) Devinsky O：Interictal behavioral changes in epilepsy. In：Devinsky O, Theodore WH (eds)：Epilepsy and behavior. Wiley-Liss, New York, pp 1-21, 1991
4) Gastaut H：Dictionary of epilepsy. Part 1：Definitions. World Health Organization, Geneva, 1973〔和田豊治（訳）：てんかん事典．金原出版，1974〕
5) Kraepelin E：Psychiatrie：ein Lehrbuch für Studirende und Aerzte. Verlag von Johann Ambrosius Birth, Leipzig, 1899〔西丸四方，西丸甫夫（訳）：精神医学 2—躁うつ病とてんかん．みすず書房，1986〕
6) Geschwind N, Devinsky O, Schachter SC (eds)：Selected publications on language, behavior, and epilepsy. Newton, Butterworth-Heinemann, 1997
7) Bear DM, Fedio P：Quantitative analysis of interictal behavior in temporal lobe epilepsy. Arch Neurol 34：454-467, 1977
8) Rodin E, Schmaltz S：The Bear-Fedio personality inventory and temporal lobe epilepsy. Neurology 34：591-596, 1984
9) Mungas D：Interictal behavior abnormality in temporal lobe epilepsy. A specific syndrome or nonspecific psychopathology? Arch Gen Psychiatry 39：108-111, 1982
10) Devinsky O, Vorkas CK, Barr W：Personality disorders in epilepsy. In：Ettinger AB, Kanner AM (eds)：Psychiatric issues in epilepsy. A practical guide to diagnosis and treatment, 2nd ed. Lippincott Williams & Wilkins, Philadelphia, pp 286-305, 2007
11) Swanson SJ, Rao SM, Grafman J, et al：The relationship between seizure subtype and interictal personality. Results from the Vietnam Head Injury Study. Brain 118：91-103, 1995
12) 足立直人：てんかんに特有な性格傾向はある？　松浦雅人，原　恵子（編）：てんかん診療のクリニカルクエスチョン 200，改訂第 2 版．診断と治療，pp 83-84, 2013
13) Postiglione A, Milan G, Pappata S, et al：Fronto-temporal dementia presenting as Geschwind's syndrome. Neurocase 14：264-270, 2008
14) Bear DM：Temporal lobe epilepsy--a syndrome of sensory-limbic hyperconnection. Cortex 15：357-384, 1979
15) 大沼悌一：精神症状をもつてんかんの治療．精神科治療学 2：553-560, 1987
16) Adachi N, Kanemoto K, de Toffol B, et al：Basic treatment principles for psychotic disorders in patients with epilepsy. Epilepsia 54 (Suppl 1)：19-33, 2013

（岡崎光俊，足立直人）

略語一覧

AAN American Academy of Neurology：米国神経学会
ADHD attention-deficit/hyperactivity disorder：注意欠如・多動症
ADNFLE autosomal dominant nocturnal frontal lobe epilepsy：常染色体優性夜間前頭葉てんかん
AED antiepileptic drugs：抗てんかん薬
AHI apnea-hypopnea index：無呼吸・低呼吸指数
APA American Psychiatric Association：米国精神医学会
APP amyloid precursor protein：アミロイド前駆蛋白
ASE absence status epilepticus：欠神発作重積状態
AV法 average potential reference：平均基準電極法

BDI Beck Depression Inventory：ベック抑うつ質問票
BETS benign epileptiform transients of sleep：小鋭棘波
BiPLED bilateral independent periodic lateralizing epileptiform discharge：両側独立性PLED
BZD benzodiazepine：ベンゾジアゼピン

CLB clobazam：クロバザム
CPAP continuous positive airway pressure：持続陽圧呼吸療法
CPS complex partial seizure：複雑部分発作
CPSE complex partial status epilepticus：複雑部分発作重積
CPZ chlorpromazine：クロルプロマジン
CSAS central SAS：中枢性睡眠時無呼吸症候群
CSWS continuous spike-waves during sleep：睡眠時持続性棘徐波

DES Dissociative Experience Scale：解離体験尺度
DIHS drug-induced hypersensitivity syndrome：薬剤性過敏症症候群
DLB dementia with Lewy bodies：レビー小体型認知症
DNET/DNT dysembryoplastic neuroepithelial tumor：胚芽異形成性神経上皮腫瘍
DSM-5 Fifth Edition of the Diagnostic and Statistical Manual of Mental Disorders：精神障害の診断と統計の手引き 第5版

ECG electrocardiogram：心電図
EEG electroencephalography：脳波検査

EMDR eye movement desensitization and reprocessing：眼球運動による脱感作と再処理法
EMG electromyogram：筋電図
EOG electronystagmography：眼電図
EPC epilepsia partialis continua：持続性部分てんかん
ESM ethosuximide：エトスクシミド
ESS Epworth Sleepiness Scale：エプワース眠気尺度
eZIS easy Z-score Imaging System

FDA Food and Drug Administration：米国食品医薬品局
FLE frontal lobe epilepsy：前頭葉てんかん
FLEP scale frontal lobe epilepsy and parasomnia scale：夜間前頭葉てんかんと睡眠随伴症の鑑別スケール

GABA γ-aminobutyric acid：γ-アミノ酪酸
GBP gabapentin：ガバペンチン
GCS Glasgow Coma Scale：グラスゴー・コーマ・スケール
GTC generalized tonic-clonic convulsion：全般性強直間代けいれん
GTC generalized tonic-clonic seizure：全般性強直間代発作

HDS-R Revised Hasegawa's Dementia Scale：長谷川式認知症スケール
HLA human leukocyte antigen：ヒト白血球組織適合抗原
HUT試験 head-up tilt test：頭部挙上試験

ICSD-2 International Classification of Sleep Disorders：睡眠障害国際分類 第2版
IDD interictal dysphoric disorder：発作間欠期不快気分症/発作間欠期不快気分障害
IED interictal epileptiform discharge：発作間欠期てんかん様発射
IED intermittent explosive disorder：間欠性爆発性障害
ILAE International League Against Epilepsy：国際抗てんかん連盟
ILR implantable loop recorder：植込み型ループ式心電計

JCS Japan Coma Scale：ジャパン・コーマ・スケール

LEV levetiracetam：レベチラセタム
LTG lamotrigine：ラモトリギン

MAD mandibular advancement devices：口腔内装置
mCBF mean cerebral blood flow：大脳半球平均脳血流量
MCI mild cognitive impairment：軽度認知機能障害
MDQ Mood disorder questionnaire：気分障害質問紙
MEG magnetoencephalography：脳磁図
MELAS mitochondrial myopathy, encephalopathy, lactic acidosis and stroke-like episodes：ミトコンドリア脳筋症・乳酸アシドーシス・脳卒中様発作症候群
MES maximal electroshock seizure：最大電撃けいれん
MINI The Mini-International Neuropsychiatric Interview：精神疾患簡易構造化面接法
MMPI Minnesota Multiphasic Personality Inventory：ミネソタ多面人格目録
MMSE Mini-Mental State Examination：ミニメンタルステート検査
MRI magnetic resonance imaging：核磁気共鳴画像法
MSA multiple system atrophy：多系統萎縮症
MSLT multiple sleep latency test：睡眠潜時反復検査
MTLE mesial temporal lobe epilepsy：内側側頭葉てんかん

NAEP National Association of Epilepsy Centers：米国てんかんセンター連合
NBI Neurobehavioral Inventory：神経行動変化質問紙
NCSE nonconvulsive status epilepticus：非けいれん性てんかん重積状態
NFLE nocturnal frontal lobe epilepsy：夜間前頭葉てんかん
NILE nocturnal insular lobe epilepsy：夜間島てんかん
NMDA N-Methyl-D-aspartate：N-メチル-D-アスパラギン酸
NRBD non-rapid eye movement sleep behavior disorder：NREM 睡眠随伴症
NREM 睡眠 non-rapid eye movement sleep：ノンレム睡眠
NTLE nocturnal temporal lobe epilepsy：夜間側頭葉てんかん

OCD obsessive compulsive disorder：強迫性障害
ODI oxygen desaturation index：酸素飽和度低下指数
OSAS obstructive sleep apnea syndrome：閉塞性睡眠時無呼吸症候群

PA panic attack：パニック発作
PB phenobarbital：フェノバルビタール
PD panic disorder：パニック障害

PD Parkinson's disease：パーキンソン病
PDS periictal dysphoric symptoms：発作周辺期不快気分症状
PEMA phenylethyl-malonamide：フェニルエチルマロンアミド
PHT phenytoin：フェニトイン
PLEDs periodic lateralized epileptiform discharges：周期性一側性てんかん形放電
PNES psychogenic non-epileptic seizure：心因性非てんかん性発作
PRM primidone：プリミドン
PSG polysomnography：終夜睡眠ポリグラフ検査
PTSD post-traumatic stress disorder：心的外傷後ストレス障害
pure IDD pure interictal dysphoric disorder：発作間欠期に限定した不快気分症状

QOLIE Quality of Life in Epilepsy Inventory：てんかん患者用 QOL 質問票

RBD rapid eye movement sleep behavior disorder：REM 睡眠行動異常症
RBDSQ rapid eye movement sleep behavior disorder screening questionnaire：REM 睡眠行動異常症スクリーニング質問票
RSWA REM sleep without atonia：筋緊張消失がみられない REM 睡眠

SAD separation anxiety disorder：分離不安障害
SAD social anxiety disorder：社交不安障害
SAS sleep apnea syndrome：睡眠時無呼吸症候群
scPTZ minimal subcutaneous pentylenetetrazol seizure：最小ペンチレンテトラゾール誘発けいれん
SDB sleep disordered breathing：睡眠呼吸障害
SJS Stevens-Johnson syndrome：スティーブンス・ジョンソン症候群
SLE systemic lupus erythematosus：全身性エリテマトーデス
SMR standardized mortality ratio：標準化死亡比
SNRI serotonin-noradrenaline reuptake inhibitor：セロトニン・ノルアドレナリン再取込み阻害薬
SOREMP sleep onset REM period：入眠期 REM 睡眠
SPS simple partial seizure：単純部分発作
SPSE simple partial status epilepticus：単純部分発作重積
SQ The Seizure Questionnaire
SRBDs sleep related breathing disorders：睡眠関連呼吸障害
SREDA subclinical rhythmic electroencephalographic discharges of adults：成人潜在性律動性脳波発射
SRF sustained repetitive firing：持続性反復発火

SSRI selective serotonin reuptake inhibitor：選択的セロトニン再取込み阻害薬
STAI State Trait Anxiety Inventory Scale：状態・特性不安尺度
subtle GCSE subtle generalized convulsive status epilepticus：微細全般けいれん重積

TEN toxic epidermal necrolysis：中毒性表皮壊死症
TGA transient global amnesia：一過性全健忘
TIA transient ischemic attack：一過性脳虚血発作
TLE temporal lobe epilepsy：側頭葉てんかん
TLoC transient loss of consciousness：失神（2009 年版欧州心臓病学会失神診療のガイドラインによる定義）

TPM topiramate：トピラマート

VAS visual analogue scale：視覚的評価スケール
VNS vagus nerve stimulation：迷走神経刺激法
VPA sodium valproate：バルプロ酸ナトリウム

WAIS-R Wechsler Adult Intelligence Scale：ウェクスラー成人知能検査
WCST Wisconsin Card Sorting Test：ウィスコンシンカードソーティングテスト

ZNS zonisamide：ゾニサミド

■索引

和文

● あ

アーチファクト 93
　──,眼囲由来の 97,99
　──,基礎波と誤りやすい 97
　──,筋電と体動の 97
　──,筋電の混入 94,95,96
　──,舌由来の 100
　──,心電の混入 93,94
　──,体動の 98
　──,電極接着不良 98
　──,突発波と誤りやすい 93
アスペルガー症候群 150
アトモキセチン 161
アポリポ蛋白質 163
アミロイド・カスケード仮説 163
アミロイド前駆蛋白 163
アメリカにおけるてんかん診療システム 131
アルツハイマー病 162
　──のてんかん併発率 165
　──の病態生理とてんかん発作 169
　──併発てんかんの発病時期 167
アンジェルマン症候群 28,31

● い

医師-患者関係と服薬 106
異常行動 64
意識減損の判定,てんかんにおける 20
意識障害 52,184
　──の判別のポイント,発作による 20
意識消失 39
意識と解離性障害 52
一過性全健忘 57,168
　──の診断基準 58
一過性てんかん性健忘 57
一過性脳虚血 168

● う・え・お

ウエスト症候群 154

エプワース眠気尺度 46
　──日本語版 47
鋭徐波複合 84
鋭波 84,86
遠隔記憶 56

嘔気 21

● か

カルバマゼピン 113,169
ガバペンチン 117,169
ガランタミン 168
家族性アルツハイマー病,常染色体優性遺伝形式をとる 163
過運動発作 9
過呼吸賦活 79
過度の飲酒,てんかん発作の誘因 108
過眠(症) 45
　──の問診のポイント 45
　──を呈する疾患の問診,診断フローチャート 46
過労,てんかん発作の誘因 108
海馬硬化,側頭葉てんかんにおける 124,169
開閉眼試験 79
解釈性錯覚 11
解離型ヒステリー 52
解離体験尺度 60
解離性健忘 59
解離性昏迷 53
解離性障害 14,51,59
　──と意識 52
　──の対応 54
覚醒度 20
患者指導の原則,治療導入における 106

間欠性爆発性障害 186
間代発作 91

感情発作 13
緩和(遮断)術 208
緩和的手術 124
環状20番染色体症候群 28,31
眼位由来のアーチファクト 97,99
眼球運動による脱感作と再処理法 54

● き

気分障害質問紙,躁症状を評価する 181
記憶 56
　──の分類,Squireらによる 56
記憶障害,てんかん発作に起因する 57
記憶障害発作 12
既視感 11,21,193
起立性低血圧による失神 40
基準電極誘導 76
基礎波と誤りやすいアーチファクト 97
規則的な服薬を維持する対策 107
器質病変が検出された部分てんかん 125
器質病変を認めない部分てんかん 125
偽発作 68
逆向性健忘 56
　──,限局性焦点性 57
急性錯乱,幻覚妄想を伴う 190
急性挿間性精神病 197
恐怖感 21
恐怖発作 12,73
　──,てんかん性 16
　──の鑑別,パニック発作と側頭葉てんかんによる 74
強制正常化 200,211
強直間代けいれん 8
強直発作 91
局在関連性てんかんおよび症候群 7,199
棘徐波複合 84,86
　──(群発) 90
棘波 84,85,86

棘波複合 84
近時記憶 56
筋電と体動，アーチファクト 97,98
筋電の混入，アーチファクト 94,95,96

● く

クロナゼパム 115
クロバザム 115
群発・抑制パターンの脳波像 83

● け

ゲシュヴィント症候群 177,214
→ Geschwind 症候群も見よ
けいれん発作重積状態 78
外科治療
―，難治てんかんに対する 124
― が可能なてんかん 124,125
― の実施の決定 127
経験性幻覚 11
軽度認知機能障害 162
欠神てんかん 30
―，若年(性) 8
欠神発作重積 27,30
―，定型 30
―，非定型 31
欠神発作と複雑部分発作の鑑別，自動症を伴う 20
結節性硬化症 153
― の MRI 154
月経てんかん 108
月経前不快気分障害 185
健忘 56
― をきたす原因 57
幻覚妄想を伴う急性錯乱 190
幻覚妄想を伴わない発作後攻撃性亢進 191
幻嗅 21
言語化の練習法，脳波判読 102
言語障害発作 12

● こ

コジェウニコウ症候群 28,32
こみあげてくる感覚 21
児の神経発達障害と抗てんかん薬との関連 136
口部自動症 21
広汎性発達障害 150
交代性精神病 197,200
抗 NMDA 受容体抗体脳炎 35
抗うつ薬，発作間欠期精神病に対する 204
抗精神病薬，発作間欠期精神病に対する 204

抗てんかん薬
―，自殺企図または自殺念慮との関連性が検討された 140
―，従来型の 110
―，新規 116
―，発作間欠期精神病に対する 204
― と ADHD 治療薬との相互作用 161
― と児の神経発達障害との関連 136
― と催奇形性 134
― と自殺 138
― と新生児仮死との関連 136
― と胎児の発育との関連 136
― と妊娠 132
― による精神病発現 202
― の主な副作用，新規の 120
― の作用機序 109
― の重要な副作用，従来型の 113
抗てんかん薬服用後精神病 199
抗不安薬，発作間欠期精神病に対する 204
後頭葉てんかん 9,199
高齢者の失神 167
高齢者のてんかん薬物治療 168
高齢者の薬剤相互作用 168
高齢者の薬剤誘発性の発作 167
高齢初発てんかん 164
― の臨床発作像 166
― の鑑別診断 167,168
構造幻覚発作 13
根治的手術 124

● さ

催奇形性と抗てんかん薬 134
錯覚発作 13
三相波 83
産褥期の注意点 137

● し

ジアゼパム 115
ジャクソンマーチ 22,26
死の予感，切迫する 193
視覚的パターン認識の練習法(脳波判読) 100
自殺
― と抗てんかん薬 138
― と心因 140
― とその要因，てんかんにおける 138
― とてんかん性脳機能障害 138
自殺企図または自殺念慮との関連性が検討された抗てんかん薬 140

自殺率，てんかんにおける 138
自動症 19
―，口部 21
― を伴う欠神発作と複雑部分発作の鑑別 20
自閉症，早期幼児 150
自閉症概念の変遷 149
自閉症児のてんかん診療 156
自閉スペクトラム症 149
― と関連するてんかん症候群 153
― のてんかん発症年齢 152
― のてんかん有病率 151
持続性前兆 14
持続性反復発火 109
持続性部分てんかん 32
持続性陽圧呼吸療法 50
舌由来のアーチファクト 100
失神 6,40
―，高齢者の 167
― と鑑別を要する疾患 41
― とてんかんとの鑑別 44
― における診察の流れ 42
― の検査 41,42
― の高リスク基準 43
― の診断のための問診 41
― の定義 40
― の分類 40
― の予後 44
失立発作をもつ難治てんかん 126
実験てんかんモデルの抗てんかん薬作用機序 109
遮断(緩和)術 208
若年(性)欠神てんかん 8
若年(性)ミオクロニーてんかん 8,30
周期性同期性放電 83
周期性不機嫌症 175
周期性片側性てんかん型発射 32,83
終夜睡眠ポリグラフ検査 49,66
重症薬疹 114
従来型の抗てんかん薬 110
― の重要な副作用 113
出産時，出産後の注意点 137
術後精神病 197,208
― の機序 210
― の出現頻度 210
― の治療 211
― の発症要因 210
― の予後 211
― の臨床症状 210
― の歴史的経緯 209
術後躁病 210
術中頭蓋内脳波記録 126
女性特有のてんかん発作誘発因子 108
徐波群発 93

小児特発性局在関連てんかん　155
小児良性後頭葉てんかん　32
小発作　6
症候性全般てんかん　91
症候性てんかん　7
症状聴取　6
焦点性(発作)　4
焦点性運動発作　22
焦点切除術　125
常染色体優性夜間前頭葉てんかん
　　　67
情動脱力発作　48
心因性偽発作　123
心因性非てんかん発作　6, 22, 68
　── の診断の原則　70
心因と自殺　140
心原性(心血管性)失神　40
心的二重視　12
心電図　77
心電の混入，アーチファクト
　　　93, 94
神経原線維変化　163
神経細胞レベルの抗てんかん薬作用
　機序　109
神経節膠腫　210
診断　48
新規抗てんかん薬　116
　── の主な副作用　120
新生児仮死，抗てんかん薬との関連
　　　136
新皮質てんかん　21
人格変化，てんかん性　175, 176

● す

スティーブンス・ジョンソン症候群
　　　114
睡眠関連呼吸障害(群)　49
睡眠関連てんかん　51, 66
睡眠呼吸障害　50
睡眠時持続性棘徐波　156
睡眠時随伴症　64
睡眠時無呼吸症候群　50
　──，閉塞性　68
　── の診断基準　50
睡眠障害　168
睡眠潜時反復検査　49
睡眠日誌　46
睡眠賦活　79
睡眠不足，てんかん発作の誘因
　　　107
睡眠発作　48
睡眠麻痺　47

● せ

精神運動発作　23

精神疾患，てんかんを併発しやすい
　　　149
精神疾患簡易構造化面接法　181
精神性前兆　193
精神的負荷，てんかん発作の誘因
　　　108
精神的複視　12, 193
精神病既往例とてんかん外科治療
　　　211
精神病発現，抗てんかん薬による
　　　202
精神病有病率，てんかん患者の
　　　203
精神発作　10
　── と関連脳部位　10
　── の鑑別診断　13
精神療法的介入，発作間欠期精神病
　に対する　204
切除術　124, 208
切迫する死の予感　193
先天性QT延長症候群　43
潜因性てんかん　7
選択的扁桃核海馬切除術　125
全身けいれん　8
全般性(発作)　4
全般性強直間代けいれん　43, 199
全般性強直間代発作　189, 193
全般てんかんおよび症候群　7
全般発作　2
前向性健忘　56
　──，超長期的な　57
前兆　5, 21, 73
　──，持続性　14
　──，精神性　193
前頭葉てんかん
　　　9, 22, 189, 191, 202, 209
前部側頭葉切除術　125

● そ

ゾニサミド　116, 169
双極性障害　181
双極誘導　76
早期幼児自閉症　150
躁症状を評価する気分障害質問紙
　　　181
即時記憶　56
側頭葉切除術　125, 208, 210
側頭葉てんかん
　　　9, 21, 59, 154, 192, 198, 209, 214
　── による夢様状態　14
側方性　7
側方徴候　8

● た

多棘徐波複合　87
　──(群発)　90

多棘波　84
多形性紅斑　114
多動性反応，小児期の　158
体幹と筋電のアーチファクト
　　　97, 98
胎児の発育，抗てんかん薬との関連
　　　136
大発作パターン　90
脱同期化　93
単極誘導　76
単純部分発作　4, 19, 73
　── 重積　32
　── と複雑部分発作の鑑別　19
短期記憶　56

● ち・つ

治療　49
治療抵抗性てんかん　121　→難治
　てんかんも見よ
治療導入における患者指導の原則
　　　106
中枢性睡眠時無呼吸症候群　50
中毒性表皮壊死症　114
注意欠如障害　158
注意欠如・多動症　157　→ADHD
　も見よ
長期記憶　56
陳述記憶　56

追憶　193

● て

てんかん
　──，外科治療が可能な　124, 125
　──，治療抵抗性　121　→難治て
　んかんも見よ
　──，統合失調症発症後の　198
　── 性恐怖発作　16
　── 性人格変化　175, 176
　── 性突発波，発作間欠期の　84
　── 性脳機能障害と自殺　138
　── 性脳症　28, 31
　── 性脳波異常　82, 83
　── 性放電，発作時の　90
　── と失神との鑑別　44
　── と眠気の鑑別　51
　── における意識減損の判定　20
　── における自殺(率)　138
　── に関連する精神症状と不快気
　分の鑑別点　184
　── に対する外科治療　124, 125
　── の薬物治療　106
　──　　　　高齢者の　168
　── 発症年齢，自閉スペクトラム
　症の　152
　── 発病率の年齢別比較　164

―― を併発しやすい精神疾患　149
てんかん医療システム，ドイツにおける　130
てんかん患者の性格行動特性　214
てんかん患者の精神病有病率　203
てんかん外科治療と精神病既往例　211
てんかん原性領域　1
てんかん重積状態
　―― ，非けいれん性　27
　―― の原因，非けいれん性　29
　―― の分類，非けいれん性　28
てんかん症候群，自閉スペクトラム症と関連する　153
てんかん症候群ごとにみたてんかん発作　7
てんかん診療システム，米国における　131
てんかん診療ネットワーク　89,129
てんかんセンター　129
てんかん特異的精神症候群　175
てんかん併発率
　―― ，ADHD の　159
　―― ，アルツハイマー病の　165
　―― ，自閉スペクトラム症の　151
てんかん発作　1
　―― ，てんかん症候群ごとにみた　7
　―― とアルツハイマー病　169
　―― と統合失調症　202
　―― と妊娠　132
　―― に起因する記憶障害　57
　―― の特徴　6
　―― の判別のポイント　5
　―― の誘因　107
　―― 誘発因子，女性特有の　108
てんかん発作型分類，1981 年　2,3
てんかん発作型分類（案），2010 年　4,5
低血圧による失神，起立性　40
定型欠神発作重積　30
転換型ヒステリー　52
転換性障害　52
電極接着不良，アーチファクト　98

● と

トピラマート　118,169
ドイツにおけるてんかん医療システム　130
ドネペジル　168
ドラベー症候群　118
統合失調症　201
　―― とてんかん発作　202
　―― 発症後のてんかん　198
頭蓋内脳波記録法　126
特異的発達障害　150

特発性全般てんかん　30
特発性てんかん　7
突発性律動波　87
突発波　87,88,89
　―― ，発作間欠期に現れる　83
　―― と誤りやすいアーチファクト　93

● な

ナルコレプシー　47,65
内側側頭葉てんかん　21,73
　―― ，海馬硬化を伴う　124
軟膜下皮質多切除術　125
難治てんかん　121
　―― ，失立発作をもつ　126
　―― ，みかけの　123
　―― に対する外科治療　124
　―― の診断の問題点　123
　―― のための包括医療　128

● に

ニトラゼパム　115
二次性全般化　4
　―― ，部分発作の　92
日中ルーチン脳波　80
入眠時幻覚　48
乳児スパスム　154
妊娠
　―― と抗てんかん薬　132,134
　―― とてんかん発作　132,133
　―― の可能性のあるてんかん患者への対応　133
認知障害発作　13

● ね

熱性けいれん　23
眠気，日中の　45
眠気診断フローチャート　48
眠気とてんかんとの鑑別　51

● の

ノンレム睡眠時随伴症　66
脳波　76
　―― ，群発・抑制パターンの　83
　―― ，術中頭蓋内　126
　―― ，日中ルーチン　80
　―― でわかりやすい病態　79
　―― の検査法としての長所と短所　77
　―― の判読　80
　―― の判読報告書（レポート）　81
　―― の賦活　79
　―― の練習法　99,102
脳波異常，ADHD 児の　159

脳波異常，てんかん性　82,83
脳波像の区別　81
脳部位，精神発作と関連する　10

● は

バルサルヴァ強迫　157
バルプロ酸　115,169
パナエトポラス症候群　28,32
パニック障害　16,72
パニック発作　12,72
波形の区別，脳波　81
胚芽異形成性神経上皮腫瘍　17,210
発達障害　150
反射性（神経調節性）失神　40
反応性　20

● ひ

ヒステリー　52,68
　―― の下位分類　52
ヒステリー性昏迷　53
ヒト白血球組織適合抗原　49
ビデオ・脳波同時記録　80,89
非けいれん性てんかん重積状態　27,184
　―― の鑑別診断　32
　―― の原因　29
　―― の分類　28
非進行性持続性部分てんかん　32
非陳述記憶　56
非定型欠神発作重積　31
非てんかん性発作　123
光刺激　79

● ふ

フェニトイン　112,169
フェノバルビタール　110,169
フェンシング姿位　9,23
プリミドン　111,169
不快気分
　―― とてんかんに関連する精神症状との鑑別点　184
　―― の鑑別手順　184
　―― の精神病理学史　183
不快気分障害，月経前　185
賦活，脳波の　79
部分てんかん　194,202
　―― ，器質病変が検出された　125
　―― ，器質病変を認めない　125
　―― ，持続性　32
　―― ，片側半球の広範な病変による　126
　―― ，慢性進行性　32
部分発作　4,19,193
　―― の二次性全般化　92
服薬と医師-患者関係　106

服薬を維持する対策　107
複雑部分発作　4, 9, 19, 166
　──　重積　31
　──　と欠神発作の鑑別，自動症を伴う　20
　──　と単純部分発作の鑑別　19

● へ

ベック抑うつ質問票　181
ベンゾジアゼピン系薬剤　114, 204
　──, 発作間欠期精神病に対する　204
閉塞性睡眠時無呼吸症候群　50, 68
米国におけるてんかん診療システム　131
片側半球の広範な病変による部分てんかん　126

● ほ

ホスフェニトイン　112
ポリソムノグラフィ　80
補足運動発作　22
包括医療，難治てんかんのための　128
発作
　──, 高齢者の薬剤誘発性　167
　──　が母体と胎児に及ぼす影響　134
　──　による意識障害　20
　──　の完全な消失　131
　──　の問診のポイント　7
発作間欠期のてんかん性突発波　82, 83, 84, 87
発作間欠期精神症状　185
発作間欠期精神病　197
　──　に対する抗不安薬　204
　──　の治療　204
　──　の発症関連要因　202
　──　の発症機序　203
　──　の予後　205
　──　の臨床症候　201
　──　の歴史的経緯　200
発作間欠期不快気分症　175
発作後攻撃性亢進，幻覚妄想を伴わない　191
発作後精神病　189
　──　の治療　195
　──　の発症要因と発症機序　194
　──　の臨床症状　193
　──　の歴史的経緯　192

発作後精神病状態　185
発作後躁病　190, 194
発作後不安　185
発作後抑うつ　184
発作時恐怖　73, 184
発作時精神症状　184
発作時のてんかん性放電　90
発作時パニック　184
発作惹起作用，ADHD治療薬による　160
発作周辺期不快気分症状　180
発作症状出現域　1
発作性脱分極変位　109
発作前・発作後精神症状　184
発作発射　83
　──　の分類　90
本態性てんかん　7

● ま

慢性進行性部分てんかん　32
慢性精神病　197
慢性頭蓋内脳波記録　126

● み

ミオクロニー脱力てんかん　31
ミオクロニーてんかん，若年(性)　8, 30
ミオクロニー発作　8
未視感　11, 21, 193
見かけの難治　123
満ち足りた無関心　52
脈波　99

● む

無呼吸・低呼吸指数　50
夢様状態　10, 11, 193
　──, 側頭葉てんかんによる　14

● め

メチルフェニデート　160
迷走神経刺激法　126

● も

もうろう状態　192
問診のポイント
　──, 過眠の　45
　──, 失神の　41

　──, 発作の　7
問診票　6

● や

夜間異常行動の鑑別　67
夜間前頭葉てんかん　66
　──, 常染色体優性　67
　──　の分類　67
夜間側頭葉てんかん　66
夜間島てんかん　66
夜間突発性覚醒　67
夜間放浪状態　66
夜間発作性ジストニア　67
薬剤性過敏症症候群　114
薬剤性精神病　197
薬剤誘発性の発作，高齢者　167
薬物相互作用，高齢者　168
薬物治療　106, 168
　──, 高齢者のてんかんの　168

● ゆ・よ

誘導法，脳波測定の　76

陽性棘波　87

● ら・り

ラクナ梗塞　191
ラスムッセン症候群　28, 32
ラモトリギン　119, 169
ランドー・クレフナー症候群　155

離断術　124

● れ

レジリアンス　132
レット障害　151
レベチラセタム　120, 169
　──　の投与量，クレアチニンクリアランスの値に応じた　121
レム睡眠行動異常症　64
　──　の診断　66
レンノックス・ガストー症候群　28, 31, 91

● ろ

ローランドてんかん　12, 155
老人斑　163

索引

欧文

数字・ギリシャ

4の字徴候　9
6 Hz spike-wave phantom　87
1981年てんかん発作型分類　2,3
2010年てんかん発作型分類（案）
　　4,5
β-amyloid（Aβ）　162

A

a sense of impending death　193
Aβ（β-amyloid）　162
absence status epilepticus（ASE）
　　27,**30**
activation　79
ADHD　157
　――の概念の変遷　157
　――の脳波異常　159
　――のてんかん有病率　159
　――併発てんかんの治療　160
ADHD治療薬
　――と抗てんかん薬との相互作用
　　　161
　――の発作惹起作用　160
　――をめぐる問題　160
Alzheimer disease　162　→アルツハイマー病も見よ
amnesia　56
amyloid cascade　163
amyloid precursor protein（APP）
　　163
Angelman症候群　28,31
apnea-hypopnea index（AHI）　50
apolipoprotein E（ApoE）　164
Asperger　150
attention deficit disorder　158
attention-deficit/hyperactivity disorder（ADHD）　157　→ADHDも見よ
aura　5,21,73
aura continua　14,32
autism spectrum disorder　149
automatism　19
autosomal dominant nocturnal frontal lobe epilepsy（ADNFLE）　67

B

Beck Depression Inventory（BDI）
　　181
benign epileptiform transients of sleep（BETS）　87
Blumer　176

burst suppression　83
BZD　114,204

C

cataplexy　48
CBZ　113,169
central SAS（CSAS）　50
complex partial seizure（CPS）
　　4,9,19,166
complex partial status epilepticus（CPSE）　31
continuous positive airway pressure（CPAP）　50
continuous spike-waves during sleep（CSWS）　156
conversion hysteria　52
cryptogenic epilepsy　7

D

declarative memory　56
definite RBD　66
déjà vu　21,193
Dissociative Experience Scale（DES）　60
dissociative amnesia　59
dissociative disorder　51
dissociative hysteria　52
dissociative stupor　53
diurnal routine EEGs　80
Dravet症候群　118
dreamy state　10,11,193
drug-induced hypersensitivity syndrome（DIHS）　114
dysembryoplastic neuroepithelial tumor（DNT/DNET）　17,210
dysrhythmia　82

E・F

early infantile autism　150
ECGの混入，アーチファクト
　　93,94
ECN-Japan　89
EEGs, diurnal routine　80
EEGs, reading　80
elektrenkephalogramm　77
epilepsia partialis continua（EPC）
　　32
Epworth Sleepiness Scale（ESS）　46
excessive daytime somnolence　48
experiential hallucination　11
eye movement desensitization and reprocessing（EMDR）　54

frontal lobe epilepsy（FLE）
　　9,**22**,189,191,202,209

G

ganglioglioma　210
GBP　117,169
generalized tonic-clonic convulsion（GTC）　43,199
generalized tonic-clonic seizure（GTC）　189,193
Geschwind　216
Geschwind症候群　177,214
　――の4症状　214
　――の治療　217
　――の発症要因と機序　216
　――の臨床症状　216
　――の歴史的経緯　216

H

HLA　49
hyperkinetic reaction of childhood
　　158
hypermotor seizure　9
hypnagogic hallucination　48
hypsarrhythmia　83,154,155
hysteria　**52**,68

I

ictal discharge　83,90
ictal fear　12,73
　――の鑑別，パニック発作と側頭葉てんかんによる　74
IDD質問票（IDDI）　179,180
idiopathic epilepsy　7
immediate memory　56
interictal dysphoric disorder（IDD）
　　175
interictal epileptiform discharge（IED）　82,83,84,87
intermittent explosive disorder（IED）　186
interpretative illusion　11
intractable epilepsy　121　→難治てんかんも見よ

J

jamais vu　21,193
Japanese version of the Epworth Sleepiness Scale（JESS）　47

K

Kanner 149
Kojewnikow 症候群 28,32
Kraepelin 175

L

la belle indifférence 52
Landau-Kleffner 症候群 155
late-onset *de novo* absence status epilepticus 27,31,34
Lennox-Gastaut 症候群 28,31,91
LEV 120,169
long-term memory 56
LTG 119,169
lucid interval 193

M

mental diplopia 12,193
mesial temporal lobe epilepsy（MTLE） 21,73,124
mild cognitive impairment（MCI） 162
Mini-International Neuropsychiatric Interview（MINI） 181
Mood Disorder Questionnaire（MDQ） 181
Mula 179
multiple sleep latency test（MSLT） 49

N

narcolepsy 47,65
Neurobehavioral Inventory（NBI） 177
――の下位尺度 178
nocturnal frontal lobe epilepsy（NFLE） 66
nocturnal insular lobe epilepsy（NILE） 66
nocturnal temporal lobe epilepsy（NTLE） 66
non-localized arrhythmic theta/delta 83
nonconvulsive status epilepticus（NCSE） 27
nondeclarative memory 56
NREM（non-REM）睡眠時随伴症 66

O

obstructive SAS（OSAS） 50,68

ocular artifacts 97,99
oral automatism 22
oroalimentary automatism 22

P・Q

Panayiotopoulos 症候群 28,32
panic attack（PA） 12,72
panic disorder（PD） 16,72
parasomnia 64
PB 110,169
periictal dysphoric symptoms（PDS） 180
periodic lateralized epileptiform discharges（PLEDs） 32,83
periodic synchronous discharge 83
PHT 112,169
polysomnography（PSG） 49,66
post tetanic potentiation 112
premenstrual dysphonic disorder（PMDD） 185
PRM 111,169
probable RBD 66
pseudo-resistance 123
pseudoseizure 68
psychic aura 193
psychogenic non-epileptic seizure（PNES） 6,22,68

QT 延長症候群，先天性 43

R

rapid eye movement sleep behavior disorder（RBD） 64,66
Rasmussen 症候群 28,32
reading EEGs 80
recent memory 56
REM sleep without atonia（RSWA） 64
REM 睡眠行動異常症 64
――の疫学および臨床症状 65
――の鑑別診断 66
――の診断基準，睡眠障害国際分類による 66
reminiscence 193
remote memory 56
resilience 132
Rett 障害 151
Rolando てんかん 12,155

S

Seizure Questionnaire（SQ） 177,178
seizure freedom 131

short-term memory 56
simple partial seizure（SPS） 4,19,73
simple partial status epilepticus（SPSE） 32
sleep apnea syndrome（SAS） 50
sleep disordered breathing（SDB） 50
sleep paralysis 47
sleep related breathing disorders（SRBDs） 49
Stevens-Johnson 症候群 114
subacute postictal aggression 191,194
subtle generalized convulsive status epilepticus（subtle GCSE） 28,32
surgically remediable epilepsy 124,125
sustained repetitive firing（SRF） 109
symptomatic epilepsy 7

T

tau 163
temporal lobe epilepsy（TLE） 9,21,59,154,192,198,209,214
toxic epidermal necrolysis（TEN） 114
TPM 118,169
transient global amnesia（TGA） 57,168
transient ischemic attack（TIA） 168
transient loss of consciousness（TLoC） 41
triphasic wave 83
tuberous sclerosis 153

V

vagus nerve stimulation（VNS） 126
Valsalva 強迫 157
VPA 115,169

W・Z

West 症候群 154

ZNS 116,169